JN057097

『はたらく細胞ゼミナール』の
細胞博士 鈴川茂が教える
人体のしくみとはたらき
「基本のキホン」

わかるから楽しい

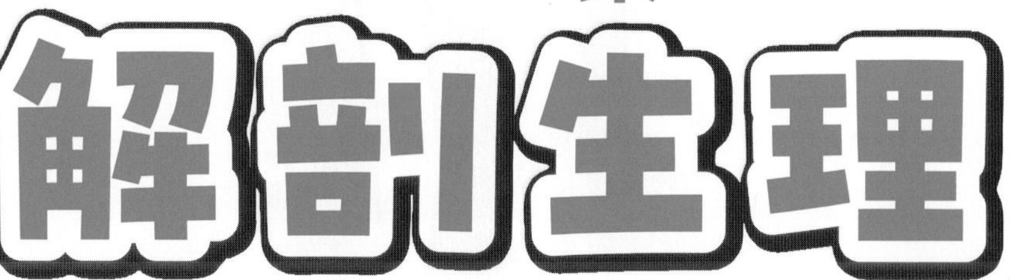

テーマ▶**50**

著　細胞博士 鈴川 茂

サイオ出版

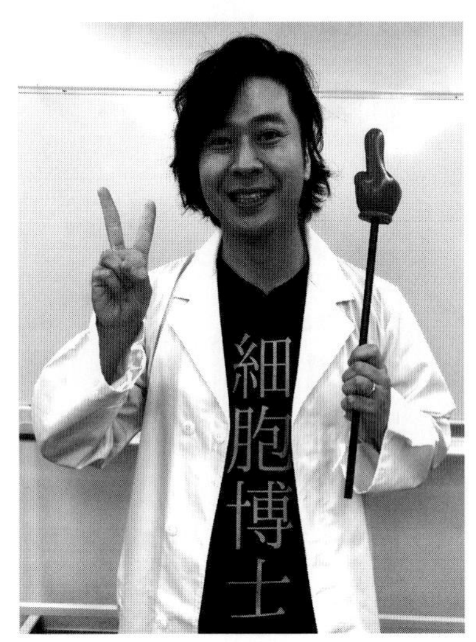

鈴川 茂 Suzukawa Shigeru

代々木ゼミナール生物講師。湘南平塚看護専門学校「国家試験対策講座」の担当講師。ＴＶアニメ「はたらく細胞」の細胞博士。新星出版社「世界一やさしい！細胞図鑑」の監修者を担当（←YouTubeにて、「はたらく細胞ゼミナール」や「細胞図鑑」の動画を好評配信中！）。

2020年には代々木ライブラリーより「鈴川のとにかく伝えたい生物基礎テーマ75」と「鈴川のとにかく伝えたい生物テーマ200」、2021年には教学社より「共通テスト生物基礎満点のコツ」を刊行。2022年には、日本テレビ「世界一受けたい授業」に出演し、「細胞」に関する授業を展開。北里大学理学部生物科学科卒業。大学在学中は「古細菌」の研究に専念。

今現在は、細胞や解剖生理に関する講演会を行いながら、「細胞や解剖生理のおもしろさを多くの人に知ってもらいたい！」という思いで、日本全国をまわり、熱い講義を展開する日々を送っている。「細胞や解剖生理に興味をもってくれる人が増えれば世の中はもっとよくなる。」そう信じながら、今日も教壇に立っている。

はじめに

からだの勉強は自分の勉強!!

こんにちは。TVアニメ「はたらく細胞」の細胞博士の鈴川茂です。このたびは、本書を手にとっていただき、本当にありがとうございます。

本書は、「解剖生理って、難しい単語ばかりでなかなか勉強が進まない〜（涙）」「国家試験の対策として、気軽に読み進める本がほしい〜！」というすべての看護学生の救済のための本です。本当に「覚えるべき知識」だけを厳選しました。本書に書かれている内容を覚えておけば安心ですよ。

本書のモットーは、「**僕がふだん行っている講義の完全再現**」です。そして、「**この１冊で国家試験の解剖生理の分野を完全攻略**」できるように編集しました。また、本書を利用する方が勉強したい単元をスッキリと絞りやすくするために、解剖生理の内容を50の「テーマ」に小分けしました。さらに、読みやすくするために、各テーマの内容を“４ページ単位”で構成しました。各テーマに難易度もつけていますので、取り組むときの参考にしてくださいね。

本書では、ミトさん、サイ君、ゴル君、リムさんという個性あふれる４人の看護学生とともに、コミカル、かつ、わかりやすく、解剖生理の内容を説明させていただいております。本書を読み込むだけで、**覚えなくてはならない内容はもちろん、解剖生理を勉強するうえでの“背景知識”や“考え方”も難なく理解することができます。**

僕は「からだの勉強は自分の勉強！」をモットーとして、日本全国を駆けめぐっては熱い講義を行い、ときには、テレビアニメ「はたらく細胞」の細胞博士として、からだの勉強の大切さを訴える日々を送っています（←YouTubeにて、「はたらく細胞ゼミナール」や「細胞図鑑」の動画を好評配信中です）。2022年には、日本テレビ放送の「世界一受けたい授業」で細胞に関する授業を披露させていただきました。

これらの活動の原動力はすべて、「**勉強の楽しさ、細胞や解剖生理の楽しさを多くの方に知ってもらいたい**」という思いです。本書を読み込むと「**本当にわかる**」から勉強が楽しくなるはずですよ。細胞や解剖生理の知識をたくさんもつことにより、いろいろな現象と“自分自身”をつなげることができるようになるため、“病気”など、さまざまな重要な話題について意見をもつことができるようになります。つまり、「**細胞や解剖生理に興味をもってくれる人が増えれば世の中はもっとよくなる**」ということです。本書が、その手助けの一役を担うことができれば、これ以上嬉しいことはありません。

さぁ、僕と一緒に解剖生理の楽しさを分かち合いましょう！

2023年6月

ようこそ、細胞博士「鈴川茂」の解剖生理の世界へ!!

からだの勉強は自分の勉強！

鈴川　茂

contents

難易度 ★☆☆（やさしい） ★★☆（ふつう） ★★★（むずかしい）

第5章 ホルモン

第6章 栄養の吸収と代謝

第7章 泌尿器

第8章 呼吸生理

第9章 骨と筋肉

第10章 遺伝

本書の紹介

登場人物

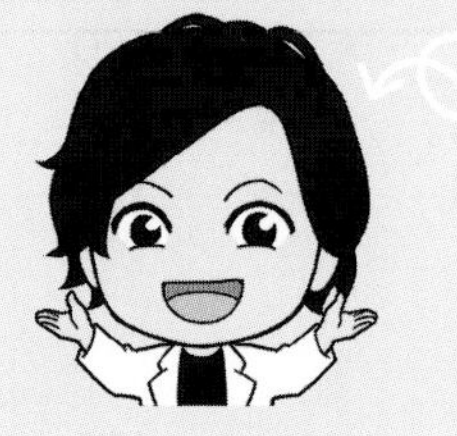

細胞博士（鈴川茂）

文字どおり「細胞」の博士。趣味はゲーム。
熱中しすぎて周りが見えなくなることがある。捨て身の親父ギャグが多め。
大の犬好き（というか犬狂い）。日々、痩せたいと思っている。
腰に椎間板ヘルニアの爆弾を抱えている。

ミトさん（看護学生）

活発で元気な女の子。興味をもったら一直線な性格。
少しお調子者なところがある。アクション映画が大好き。英語が苦手。
お菓子をよく食べている。家族想い。時事ネタに詳しい。
講義に遅刻しがち。ロマンチストな一面もある。

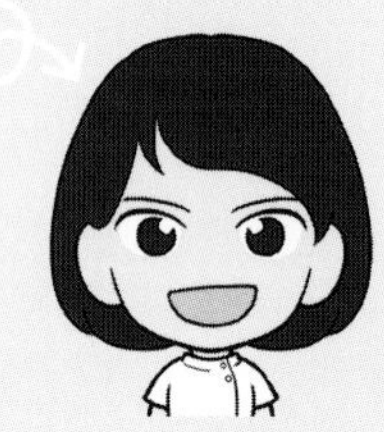

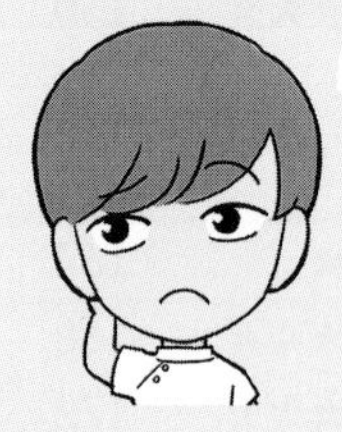

サイ君（看護学生）

優しい性格の持ち主。勉強に対する苦手意識をもっている。
少し控えめであるが、心を開いた人にはたくさん話をするタイプ。
ギャグセンスが高い一面がある。漫画やアニメが好き。
「ホルモン」の勉強が得意。細胞博士のことをよく観察している。

ゴル君（看護学生）

真面目で素直な性格。疑問をもったら、解決するまで気がすまないタイプ。
１日でも早く看護師になりたいと思っている。
たくさん食べる。細胞博士の「ゴロ合わせ」が大好き。
感動し屋さんな一面もある。

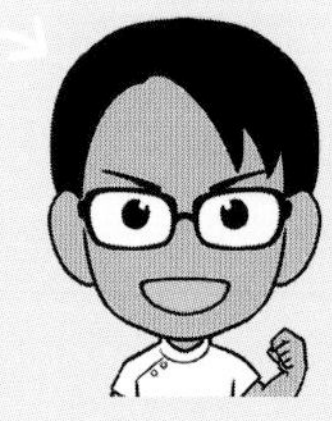

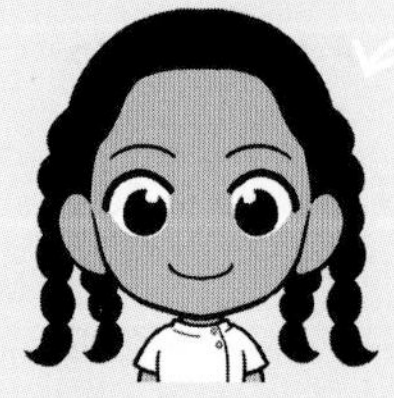

リムさん（看護学生）

明るい性格。可愛いキャラクターに目がない。好きな食べ物は焼肉。
スポーツ系女子。よく炭酸飲料を飲んでいる。
細かいところに気がつくタイプ。
ミトさん同様、家族想い。「神経伝達物質」に強い興味をもっている。

本書では、登場人物たちが楽しく話しながら「細胞博士の板書」の内容を紹介しています。

本書では、細胞博士がふだん講義で書いている「板書」がたくさん記載されています。板書では、できるだけ絵や図を用いることを意識しました。多くの現象を“視覚的”におさえていくことで、知識が定着しやすくなるように工夫しております。とくに赤字で書かれている部分に注目してくださいね。

板書内容にひもづけてコミカルに会話をしている細胞博士と個性あふれる4人の看護学生たちが登場しております。読者のみなさんがスラスラと読み進められるように編集しました。また、“自分自身”とつなげてイメージできるように、かつ、親近感がわくように、会話内容を細胞博士や看護学生たちの実生活などと関連づけて掲載しております。ぜひ、博士の“捨て身の親父ギャグ”にも注目してみてくださいね(笑)。

また、関連する内容がほかのテーマにある場合、「テーマ○○」という記載があります。これを見たときには、そのページへリンクしてみてください。そうすることで、知識をもっと幅広くつなげることができるようになりますよ。

さらに、本書では、たくさんの「**ゴロ合わせ**」が用意されています。脈絡がなく覚えづらい用語に関しては、このゴロ合わせで効率よく詰め込んでいきましょう。

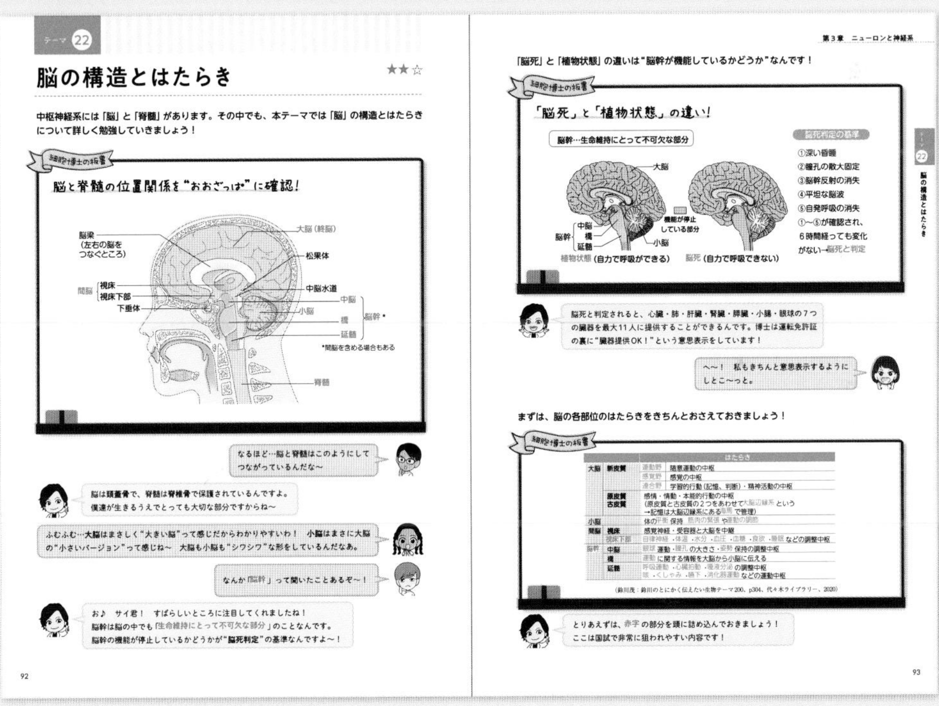

テーマ 22

脳の構造とはたらき

★★☆

中枢神経系には「脳」と「脊髄」があります。その中でも、本テーマでは「脳」の構造とはたらきについて詳しく勉強していきましょう！

細胞博士の板書

脳と脊髄の位置関係を“おおざっぱ”に確認！

脳梁
(左右の脳をつなぐところ)
間脳
視床
視床下部
下垂体
大脳(終脳)
松果体
中脳水道
中脳
小脳
橋
延髄
脳幹*
*間脳を含める場合もある
脊髄

なるほど…脳と脊髄はこのようにしてつながっているんだな～
脳は頭蓋骨で、脊髄は脊椎骨で保護されているんですよ。僕達が生きるうえでとっても大切な部分ですからね～
ふむふむ…大脳はまさしく“大きい脳”って感じだからわかりやすいわ！　小脳はまさに大脳の“小さいバージョン”って感じね～　大脳も小脳も“シワシワ”な形をしているんだなあ。
なんか「脳幹」って聞いたことあるぞ～！
お♪　サイ君！　すばらしいところに注目してくれましたね！　脳幹は脳の中でも「生命維持にとって不可欠な部分」のことなんです。脳幹の機能が停止しているかどうかが“脳死判定”の基準なんですよ～！

92

第3章　ニューロンと神経系

「脳死」と「植物状態」の違いは“脳幹が機能しているかどうか”なんです！

細胞博士の板書

「脳死」と「植物状態」の違い！

脳幹…生命維持にとって不可欠な部分
大脳
脳幹
中脳
橋
延髄
小脳
機能が停止している部分
植物状態(自力で呼吸ができる)
脳死(自力で呼吸できない)
脳死判定の基準
①深い昏睡
②瞳孔の散大固定
③脳幹反射の消失
④平坦な脳波
⑤自発呼吸の消失
①～⑤が確認され、6時間経っても変化がない→脳死と判定

脳死と判定されると、心臓・肺・肝臓・腎臓・膵臓・小腸・眼球の7つの臓器を最大11人に提供することができるんです。博士は運転免許証の裏に“臓器提供OK！”という意思表示をしています！
へ～！　私もきちんと意思表示するようにしとこ～っと。

まずは、脳の各部位のはたらきをきちんとおさえておきましょう！

細胞博士の板書

			はたらき
大脳	新皮質	運動野	随意運動の中枢
		感覚野	感覚の中枢
		連合野	学習的行動(記憶、判断)・精神活動の中枢
	原皮質 古皮質		感情・情動・本能的行動の中枢 (原皮質と古皮質の2つをあわせて大脳辺縁系という →記憶は大脳辺縁系にある海馬で管理)
小脳			体の平衡保持　筋肉の緊張や運動の調節
間脳	視床		感覚神経・受容器と大脳を中継
	視床下部		自律神経・体温・水分・血圧・血糖・食欲・睡眠などの調整中枢
脳幹	中脳		眼球運動・瞳孔の大きさ・姿勢保持の調整中枢
	橋		運動に関する情報を大脳から小脳に伝える
	延髄		呼吸運動・心臓拍動・唾液分泌の調整中枢 咳・くしゃみ・嚥下・消化器運動などの運動中枢

(鈴川茂：鈴川のとにかく伝えたい生物テーマ200、p304、代々木ライブラリー、2020)

とりあえずは、赤字の部分を頭に詰め込んでおきましょう！　ここは国試で非常に狙われやすい内容です！

93

各テーマの最後は、「国試の類題にチャレンジ！」

各テーマの内容を読み込んだ後は、各テーマの最後に記載されている「国家試験の類題」にチャレンジしましょう。これにより試験レベルを知り、“何をおさえていればよいか”を実感することができます。

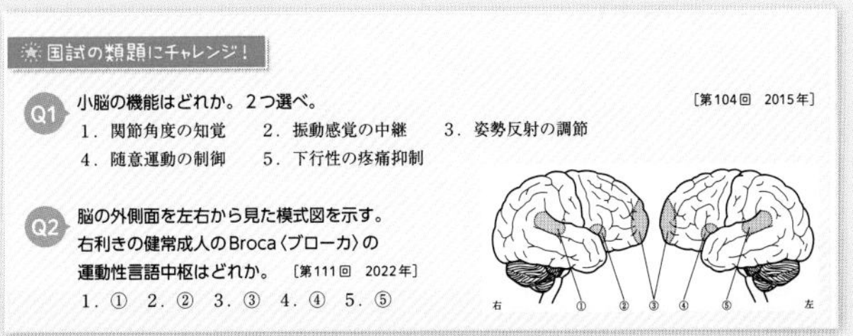

国試の類題にチャレンジ！

Q1 小脳の機能はどれか。2つ選べ。　［第104回　2015年］

1．関節角度の知覚　2．振動感覚の中継　3．姿勢反射の調節
4．随意運動の制御　5．下行性の疼痛抑制

Q2 脳の外側面を左右から見た模式図を示す。右利きの健常成人のBroca〈ブローカ〉の運動性言語中枢はどれか。　［第111回　2022年］

1．①　2．②　3．③　4．④　5．⑤

右
①
②
③
④
⑤
左

テーマ 1

細胞と恒常性

僕たちの体は約37兆個もの細胞からなります。
まずは「生物とは何なのか？」「細胞はどのように誕生したのか？」について
理解を深めたうえで、“恒常性”について勉強していきましょう！

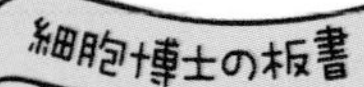

生物とは何なのか!?

①**細胞**からなる！　②**恒常性**をもつ！
③**細胞分裂**を行う！　④**代謝**を行う！

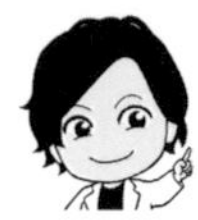

これらの性質をもたない「ウイルス」は生物ではないってことになりますね！

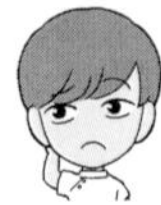

なんだか難しい言葉がたくさん並んでるや…

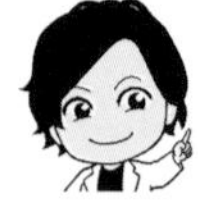

一つひとつひも解いていけば大丈夫ですよ！　まず、①「生物は細胞からなる」に注目して、38億年前に生物が誕生した様子についてみていきましょう！

細胞博士の板書

細胞はどのように誕生したのか!?

(38億年前の海)

原子生命の誕生！

細胞のもと（有機物）

このように“囲い”をつくって「細胞」になった！

この細胞の内側の成分は
38億年前の海と同じ成分
⇩
約1.0%の食塩の濃度

ヒトの体液の食塩の濃度は**0.9%**！

（ヒトの体液と同じ0.9%の食塩水を**生理食塩水**という）

この原始生命が僕たちの最初の祖先ってことか…
だから僕たちの体はすべて細胞からなるんですね！

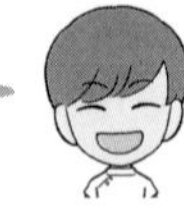

38億年前の海の成分が今の私たちの体液の成分って考えるととても神秘的ですね！

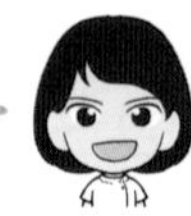

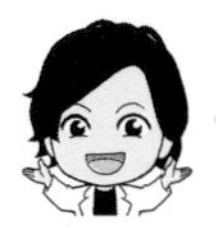

そうですよね～　生理食塩水の食塩の濃度が0.9％であることが納得！って思えますよね！

海にはたくさんの水があります。水 (H_2O) には「水素 (H)」と「酸素 (O)」がありますが、原始生命はどちらの物質を主に利用したのでしょうか？

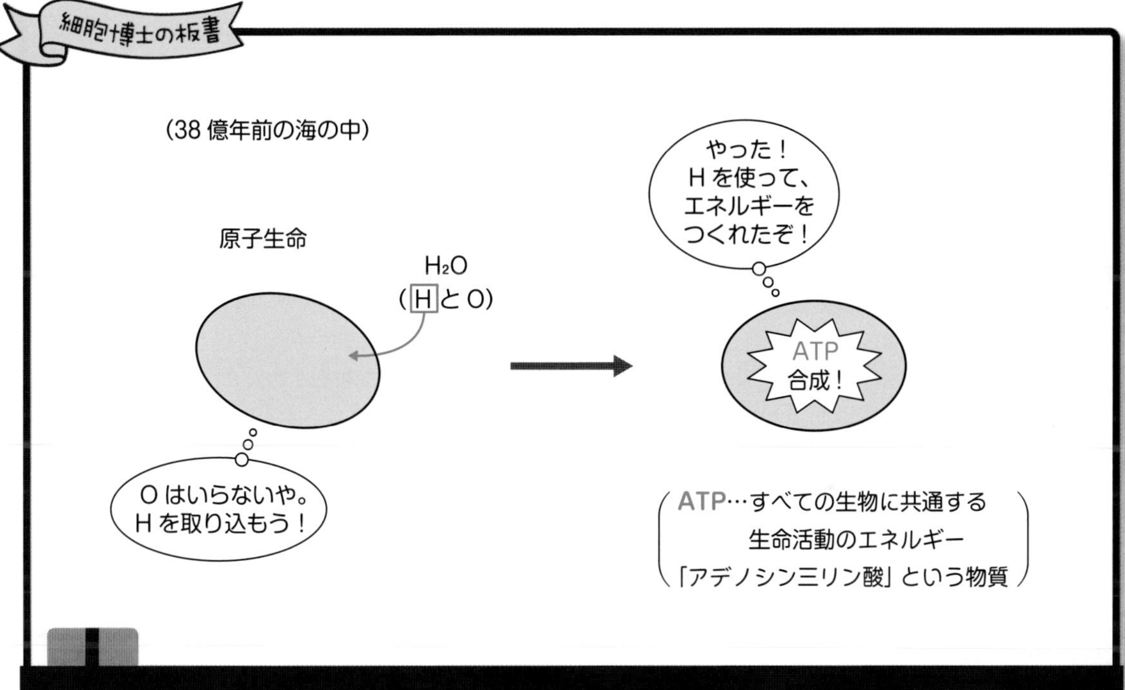

へ～！　なんとなく生物には酸素のほうが大切なんだって考えていたわ～

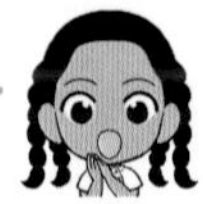

確かに酸素を使わずに生きている生物もいますもんね～
このATPっていう物質が生物にとって大切なんですね！

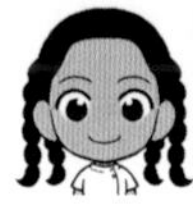

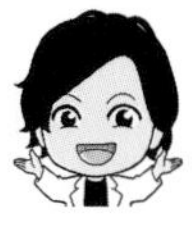

ATPは“すべての生命活動のエネルギー”となる物質で、僕たちはこのエネルギーを使って、笑ったり泣いたり、見たり聞いたりしているんですよ。

この１つの細胞からどうやって僕たちみたいな多くの細胞をもつ生物（多細胞生物）へと進化したんだろう…

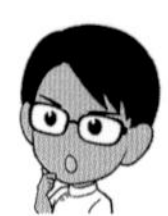

一つひとつの細胞が寄りそっていくことで、僕たちのような多細胞生物が誕生しました。
その過程で「組織」や「器官」が形成されました。

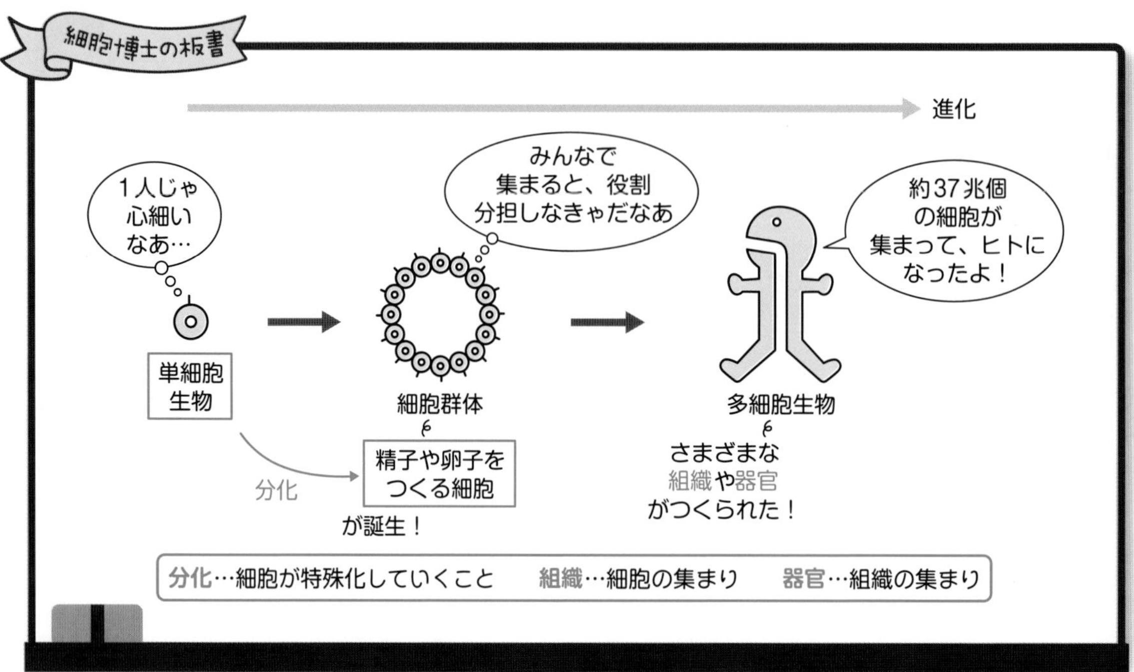

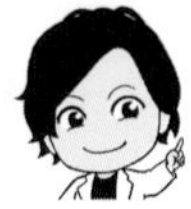

この「分化」のおかげで免疫細胞や神経細胞など、個性豊かな細胞がたくさん僕たちの体にあるんですよ！　「組織」についてはテーマ⑧で詳しく勉強していきますよ。

ここでようやく、恒常性（ホメオスタシス）について勉強していきましょう！
恒常性は解剖生理の“キホンのキホン”ですよ。

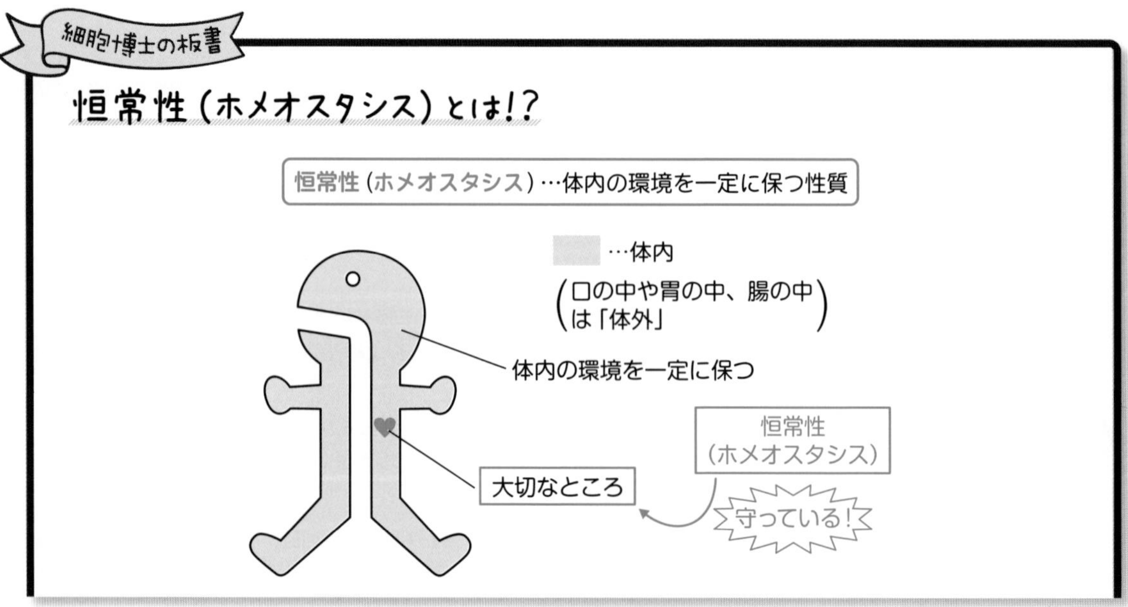

僕たちの体内は**“恒常性”**によって常に一定に保たれている。

⇒ ・体内に細菌やウイルスなどが侵入した場合…恒常性によって細菌たちを撃退！
・ホルモンなどの体内の特定の物質の量が変化した場合…恒常性によってもとの量に戻す！

多くの病気は、この恒常性が機能しなくなることで発症してしまう。

例 **１型糖尿病 → インスリン**（ホルモンの一種）がつくられなくなる ➡テーマ㉚にて詳しく！
２型糖尿病 → インスリンが作用しなくなる ➡テーマ㊱にて詳しく！

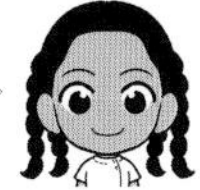

口の中や胃の中、腸の中は“体内ではないから恒常性がはたらかない”ってことなんですね～

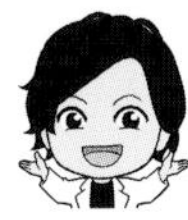

そのとおり！　基本的に体内には細菌やウイルスなどの異物は存在しません。口の中には細菌たちがウジャウジャいますものね～

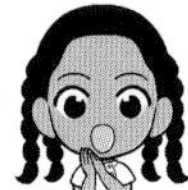

そっか！　体内には**免疫**がはたらいているからか！

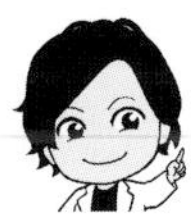

本テーマでは、①「生物は細胞からなる」②「生物は恒常性をもつ」について学びました。③「生物は細胞分裂を行う」についてはテーマ③で詳しく勉強していきましょうね！
また、④「生物は代謝を行う」については第６章で触れていきますよ！

国試の類題にチャレンジ！

Q1 生理食塩水の塩化ナトリウム濃度はどれか。　［第104回　2015年］

1．0.9％　2．５％　3．９％　4．15％

Q2 すべての生物に共通な、生命活動のエネルギーはどれか。

1．HIV　2．DNA　3．PCR　4．RNA　5．ATP

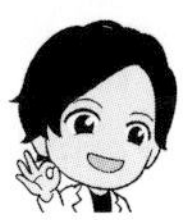

まずは、問題を解くことに慣れていきましょうね！

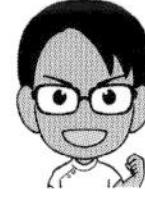

単なる数字を暗記していくのではなく、理由をつけていけば、こんなに簡単に覚えられるんですね！

解答&解説

〈Q1〉 1：生理食塩水の食塩の濃度は0.9％です。ちなみにカエルの生理食塩水の濃度は0.65％「ヒトの奥（0.9％）さん、カエルのお婿（0.65％）さん」とゴロで覚えていくとよいですよ。

〈Q2〉 5：生命活動のエネルギーはATPです。38億年前に誕生した細胞（原始生命）が水素（H）を利用してATPをつくったから、ATPは“すべての生物に共通なエネルギー”ということでしたよね。

細胞小器官

★★☆

細胞の中には核やミトコンドリアなどの細胞小器官があります。
本テーマでは細胞小器官の名称やはたらきを一つひとつひも解いていきましょう！

細胞博士の板書

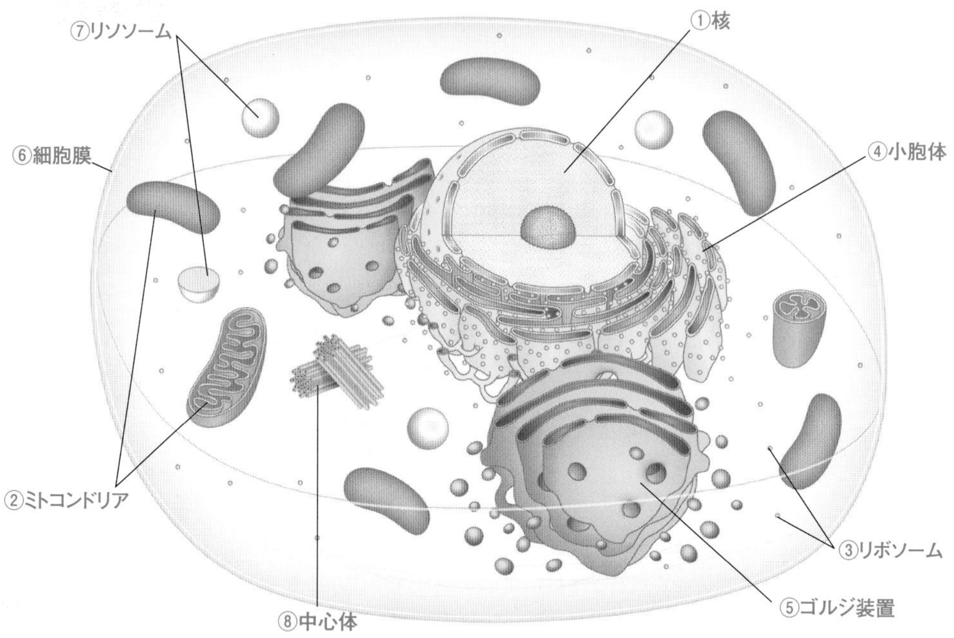

①核
⑦リソソーム
⑥細胞膜
④小胞体
②ミトコンドリア
③リボソーム
⑤ゴルジ装置
⑧中心体

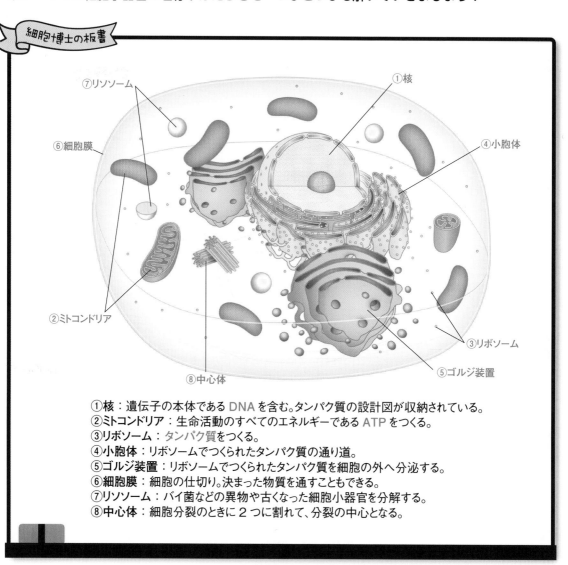

①**核**：遺伝子の本体であるDNAを含む。タンパク質の設計図が収納されている。
②**ミトコンドリア**：生命活動のすべてのエネルギーであるATPをつくる。
③**リボソーム**：タンパク質をつくる。
④**小胞体**：リボソームでつくられたタンパク質の通り道。
⑤**ゴルジ装置**：リボソームでつくられたタンパク質を細胞の外へ分泌する。
⑥**細胞膜**：細胞の仕切り。決まった物質を通すこともできる。
⑦**リソソーム**：バイ菌などの異物や古くなった細胞小器官を分解する。
⑧**中心体**：細胞分裂のときに2つに割れて、分裂の中心となる。

37兆個もある私たちのそれぞれの細胞の中に、こんなにも多くの物体があるのですね!?

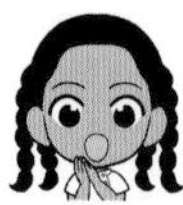

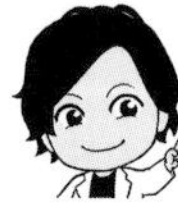

まずはどんな細胞小器官があるかをしっかり確認しましょう！　とりあえず“はたらき”は後ほど勉強するとして、上記の8つの細胞小器官の名前を覚えておけば大丈夫ですよ！

まずは、①核と②ミトコンドリアについて詳しくみてみましょう！
細胞博士なりのたとえ方で表現してみますね。

細胞博士の板書

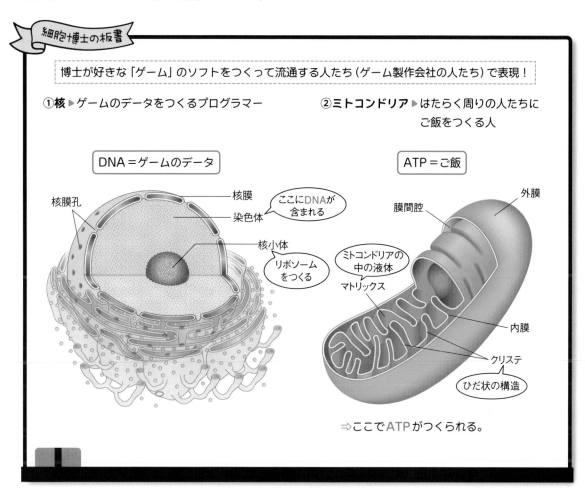

博士が好きな「ゲーム」のソフトをつくって流通する人たち（ゲーム製作会社の人たち）で表現！

①核 ▶ゲームのデータをつくるプログラマー

②ミトコンドリア ▶はたらく周りの人たちにご飯をつくる人

DNA＝ゲームのデータ

ATP＝ご飯

核膜孔
核膜
ここにDNAが含まれる
染色体
核小体
リボソームをつくる
外膜
膜間腔
ミトコンドリアの中の液体
マトリックス
内膜
クリステ
ひだ状の構造

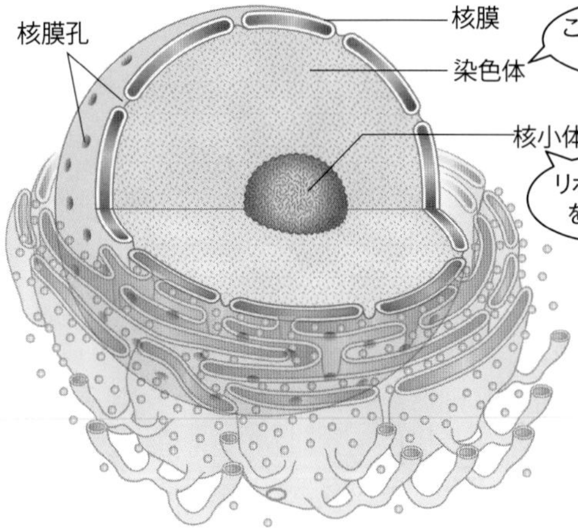

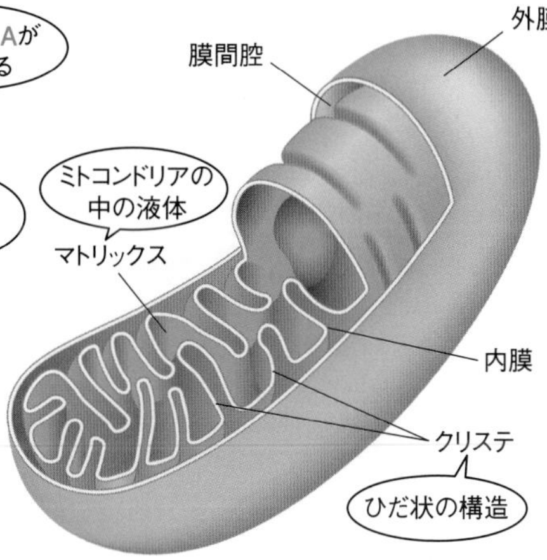

⇒ここでATPがつくられる。

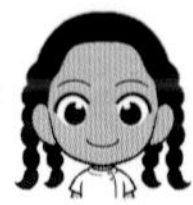

あくまで核の中のDNAはゲームの“データ”ってことなんですね。

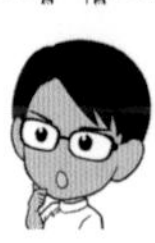

ATPはゲームソフトをつくる人たちの“ご飯”か……

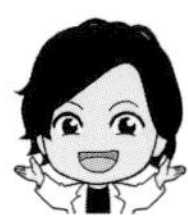

ここで、ミトコンドリアがつくるATPが「**生命活動のすべてのエネルギー**」であることは絶対におさえておきましょう！

肝心のゲームソフト（タンパク質）は③リボソームでつくられ、④小胞体や⑤ゴルジ装置や⑥細胞膜によって世の中（細胞の外）に出ていきます！

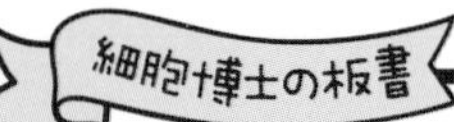

③リボソーム ▶実際にゲームソフトをつくる人

タンパク質＝ゲームソフト

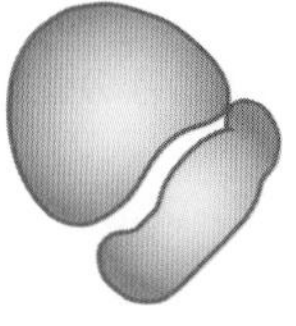

⇒リボソームは小胞体と結合している。
（結合していないものもあるが…）

④小胞体 ▶完成したゲームソフトを管理する人

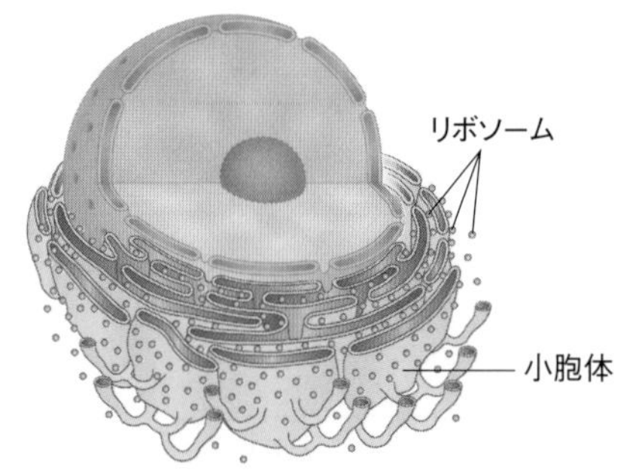

⑤ゴルジ装置 ▶完成したゲームソフトを世の中（細胞の外）に流通する人

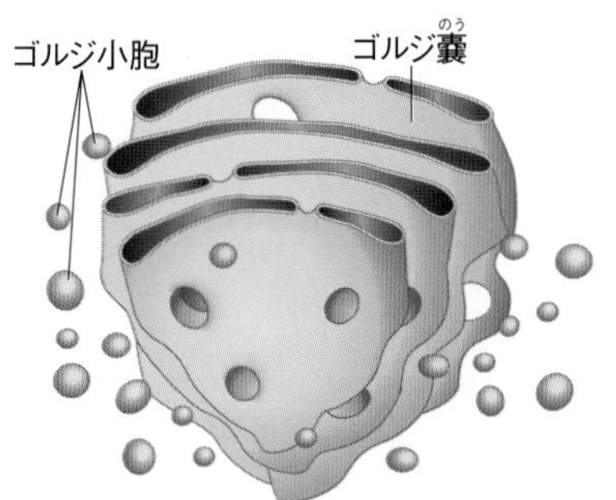

⑥細胞膜 ▶ゴルジ装置と同じ＆ミトコンドリアが使う材料を取り入れたり、ゴミ出しをしたりする人

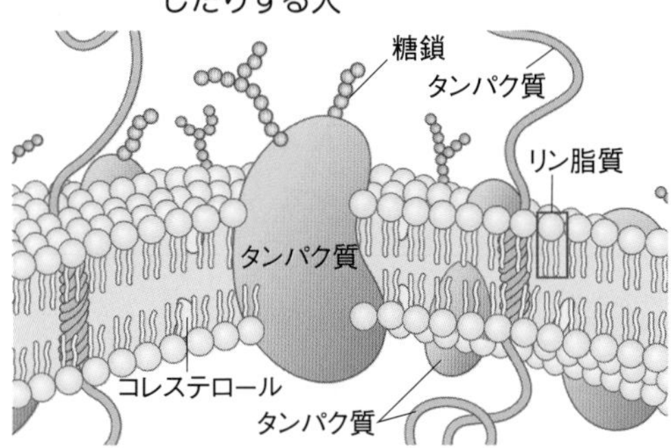

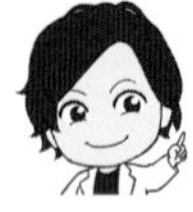

③～⑥の細胞小器官が実際にはたらいている様子を示していきますね。

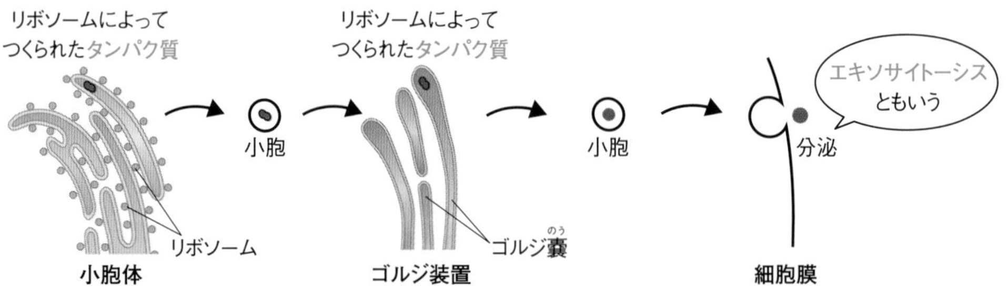

リボソームでつくられたゲームソフト（**タンパク質**）は小胞体で管理され、ゴルジ装置まで運ばれた後、さらにゴルジ装置の命令でゲームソフト（タンパク質）が細胞膜へと運ばれ、細胞膜のはたらきで世の中（細胞の外）へと運ばれる！

へ〜！　少しややこしいけど、ゲームソフトが世の中に流通する流れを考えたらわかりやすいや！

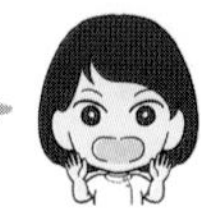

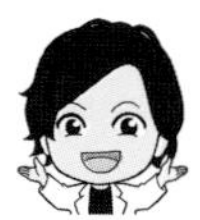

リボソームがタンパク質をつくる様子もテーマ④で詳しく勉強していきましょうね！ また、細胞膜のはたらき（**エキソサイトーシス**など）はテーマ⑤で触れていきますよ！

最後に、⑦リソソームと⑧中心体についてみていきましょう！

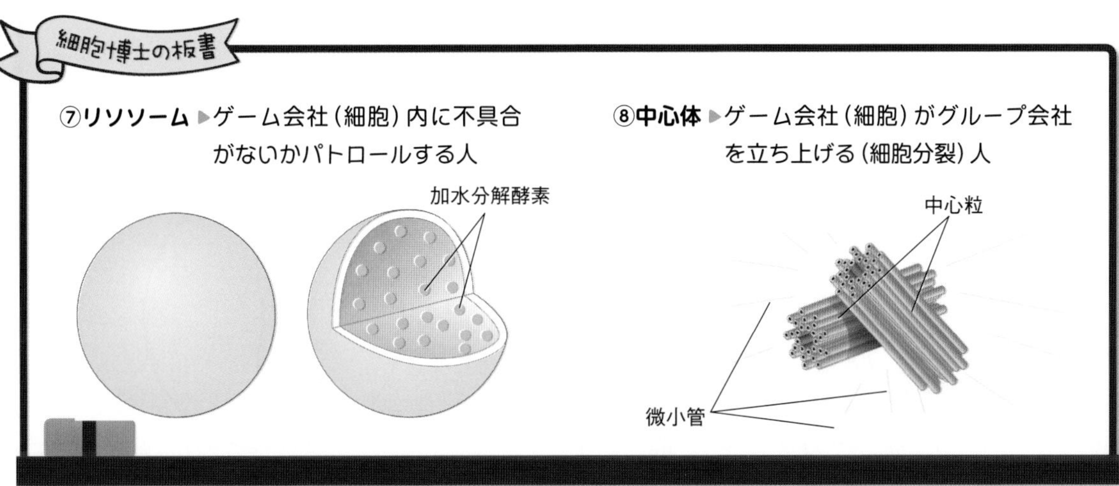

細胞博士の板書
⑦リソソーム ▶ゲーム会社（細胞）内に不具合がないかパトロールする人
加水分解酵素
⑧中心体 ▶ゲーム会社（細胞）がグループ会社を立ち上げる（細胞分裂）人
中心粒
微小管

国試の類題にチャレンジ！

Q1 細胞内におけるエネルギー産生や呼吸に関与する細胞小器官はどれか。　［第102回　2013年］

1．ミトコンドリア　2　リボソーム　3．ゴルジ体　4．小胞体　5．核

Q2 タンパク合成が行われる細胞小器官はどれか。　［第104回　2015年］

1．核　2．リボソーム　3．リソソーム　4．ミトコンドリア　5．ゴルジ装置

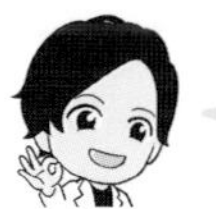

２問とも「一般問題」なので、ここで点数を稼いでおきたいですね！

なるほど…博士の方法でイメージして勉強しておくと簡単に解けますね！

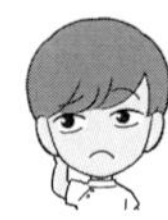

解答&解説

〈Q1〉 1：生命活動のすべてのエネルギーであるATPをつくる細胞小器官はミトコンドリアです。ミトコンドリアは“はたらく周りの人たちにご飯をつくる人”でしたね。

〈Q2〉 2：タンパク質の合成を行う細胞小器官はリボソームです。リボソームは“実際にゲームソフトをつくる人”でしたね。「リソソーム」と混同しないように注意しましょう！

テーマ 3

ヒトの一生と細胞分裂

僕たちは日々細胞分裂をくり返しています。ヒトが一生のうちに行う細胞分裂の種類とそのしくみについて、“染色体”に注目しながらひも解いていきます。

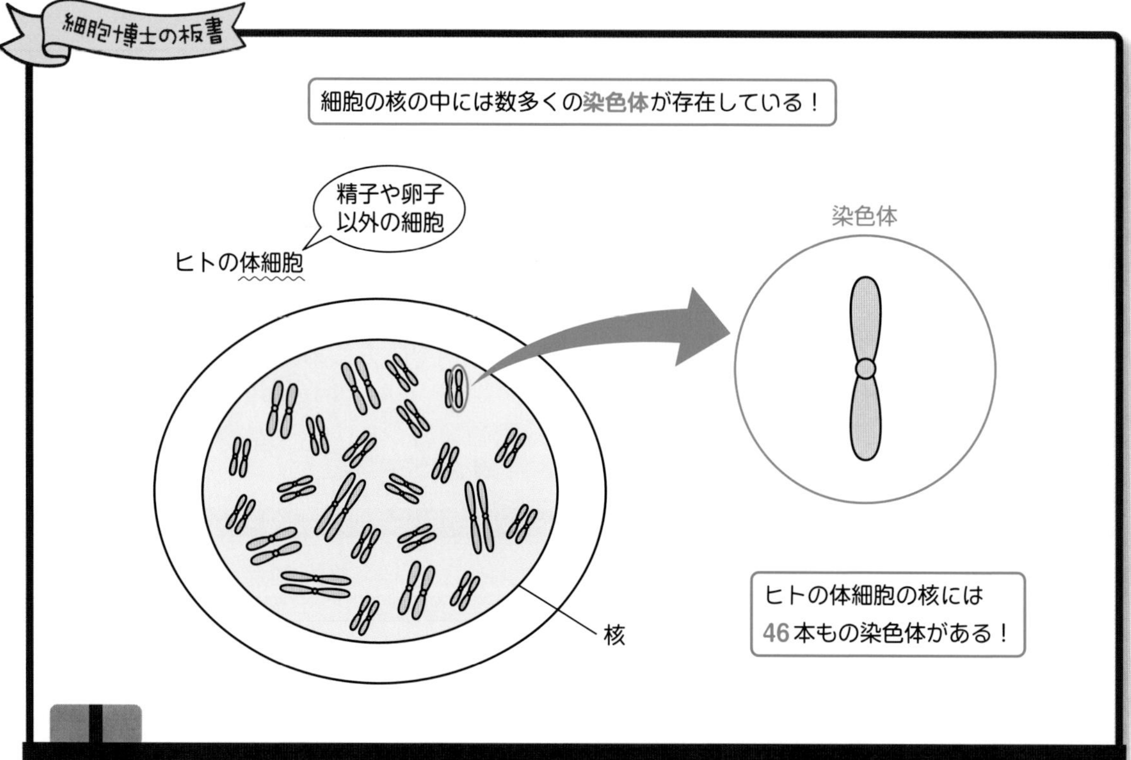

細胞博士の板書
細胞の核の中には数多くの染色体が存在している！
精子や卵子以外の細胞
ヒトの体細胞
染色体
核
ヒトの体細胞の核には46本もの染色体がある！

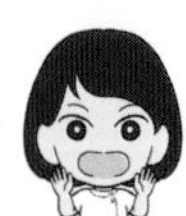

テーマ②でもびっくりしたけど、細胞の核の中にこんなにも多くの染色体があるんですね。

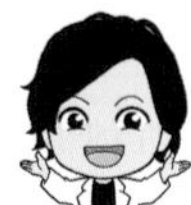

僕たちの体細胞（精子や卵子以外の細胞）には、**46本**の染色体が常にあることをしっかりと覚えておきましょうね！

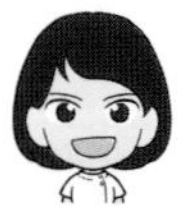

細胞が分裂するには、この46本の染色体をさらにもう1セットつくらないといけないってことなんですね〜

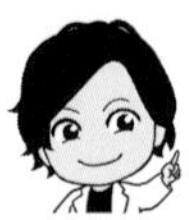

おお！　いい着眼点ですね！
次は、2種類の細胞分裂について知っておきましょう！

“ヒトの一生”に沿った形で、細胞分裂の種類を勉強していきましょう！
自分自身を重ねながらみていくとよいですよ。

細胞博士の板書

細胞分裂の種類！

①**体細胞分裂**…**成長のとき**に行われる　⇒分裂後も染色体の数は46本のまま
②**減数分裂**　…**精子や卵子をつくるとき**に行われる　⇒分裂後は染色体の数が半減して23本に

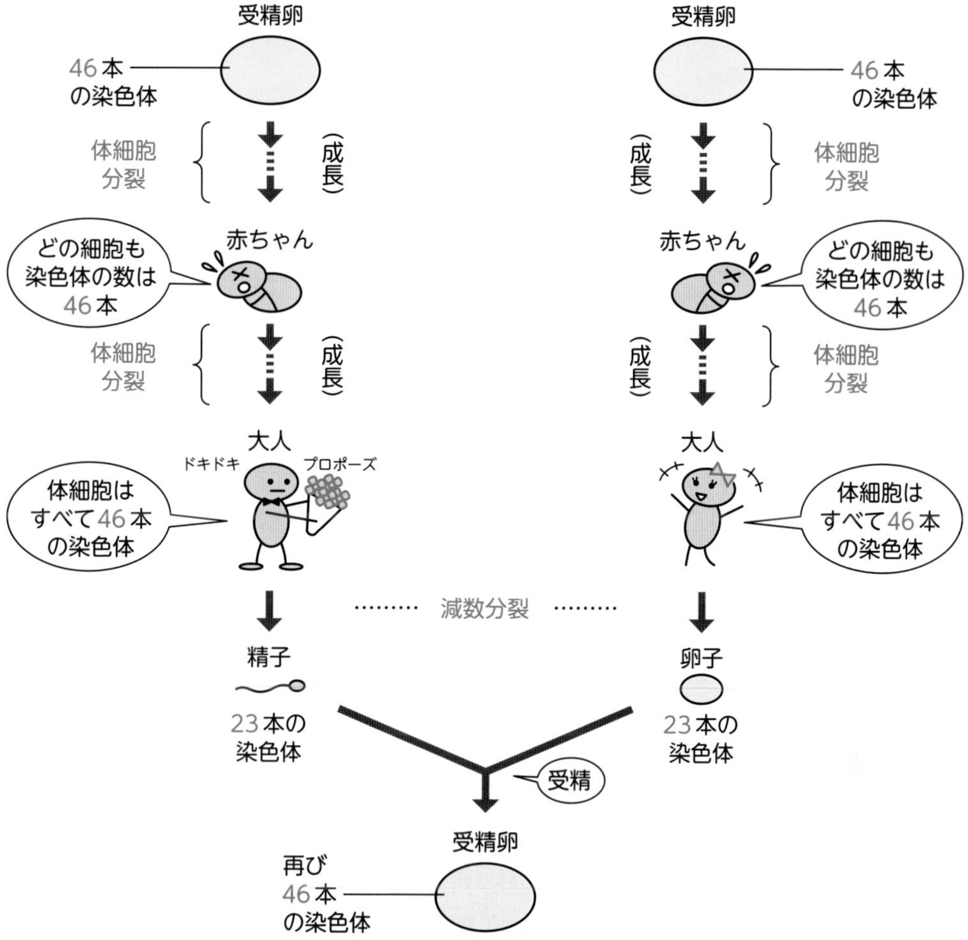

受精卵
46本の染色体
体細胞分裂（成長）
赤ちゃん
どの細胞も染色体の数は46本
体細胞分裂（成長）
大人
ドキドキ
プロポーズ
体細胞はすべて46本の染色体
減数分裂
精子
23本の染色体

受精卵
46本の染色体
体細胞分裂（成長）
赤ちゃん
どの細胞も染色体の数は46本
体細胞分裂（成長）
大人
体細胞はすべて46本の染色体
卵子
23本の染色体

受精
受精卵
再び46本の染色体

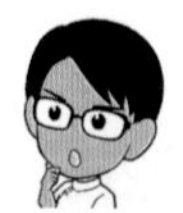

なるほど！　体細胞分裂は「成長時」、減数分裂は「精子や卵子の形成時」か〜…

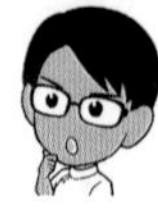

精子や卵子は受精するための細胞だから、減数分裂で染色体を半減させておく必要があるんですね！

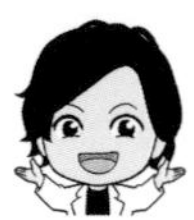

だから、僕たちの**体細胞の染色体の数は「常に46本」**なんです！
体細胞分裂で精子や卵子がつくられてしまうと、世代を経るごとに体細胞の染色体の数がどんどん倍加していってしまいます…

体細胞分裂では分裂後でも“染色体数が変わらない”、減数分裂では分裂後に“染色体数が半減する”。これはどのようなしくみによるのでしょうか？

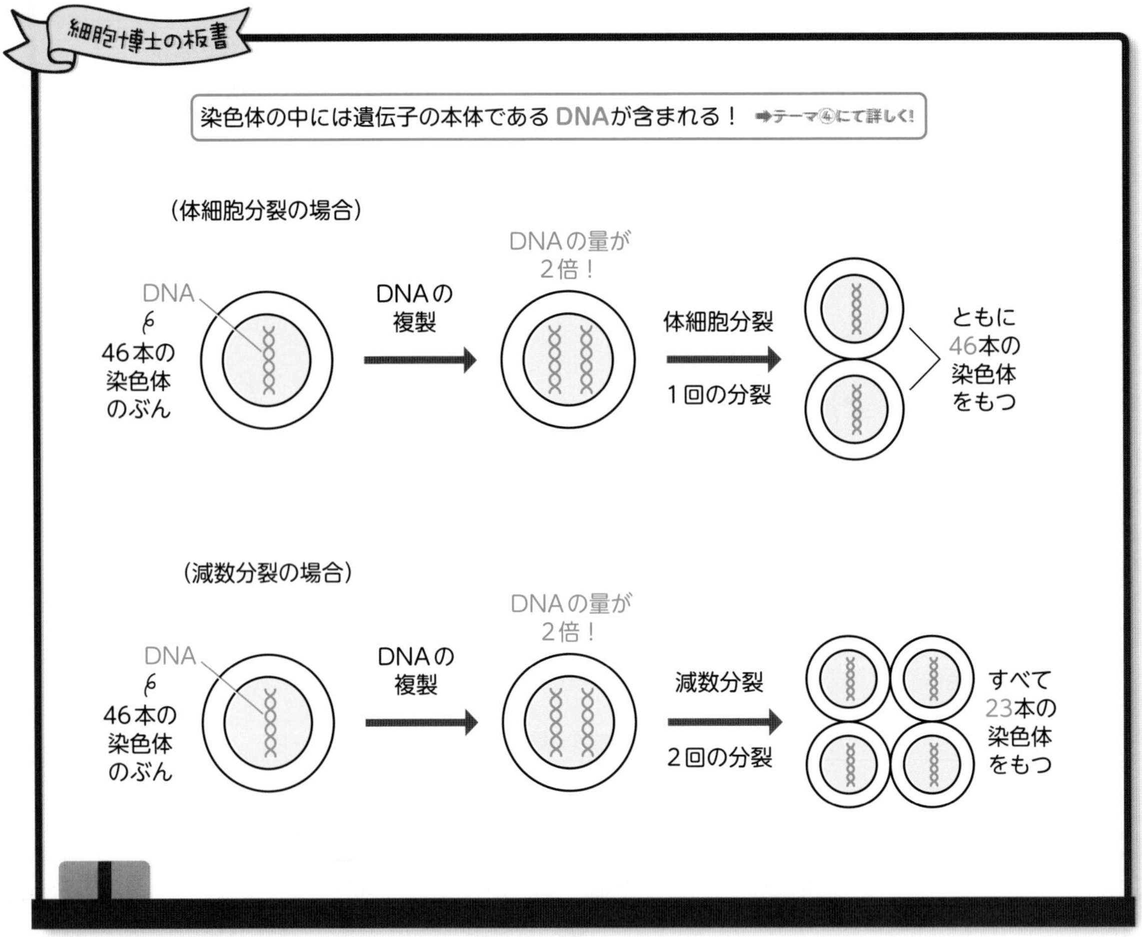

細胞博士の板書

染色体の中には遺伝子の本体であるDNAが含まれる！ ➡テーマ④にて詳しく！

（体細胞分裂の場合）

DNA
46本の染色体のぶん
DNAの複製
DNAの量が2倍！
体細胞分裂
1回の分裂
ともに46本の染色体をもつ

（減数分裂の場合）

DNA
46本の染色体のぶん
DNAの複製
DNAの量が2倍！
減数分裂
2回の分裂
すべて23本の染色体をもつ

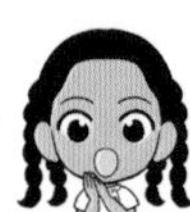

体細胞分裂が行われるときは、46本の染色体がさらに複製されるんですね。

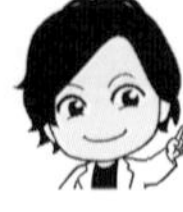

そのとおり！　複製（×2）されないと分裂（÷2）した後の細胞の染色体の数が変わってしまいますから。

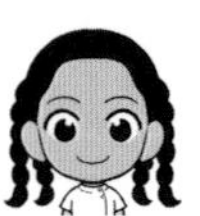

このようにDNAの量で考えていくとイメージがわきやすいです！

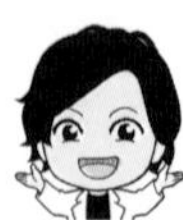

DNAは僕たちの体をつくる「**設計図**」なんです。DNAを解析していけば、僕たちの薬の効きやすさや体質なんかもわかったりしちゃうんですよ！

最後に、「ゲノム」の意味について勉強していきましょう！　これからの時代に注目される「オーダーメイド医療」「ゲノム創薬」などの意味を知ってほしいです。

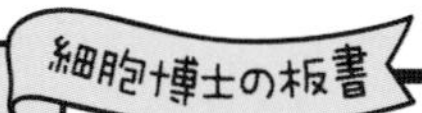

ゲノムとは何か!?

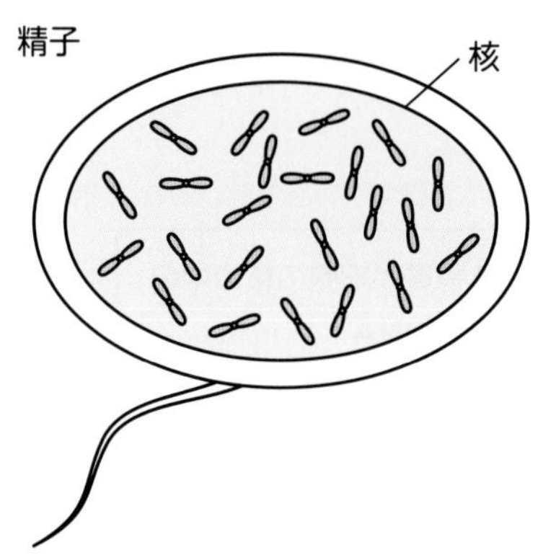

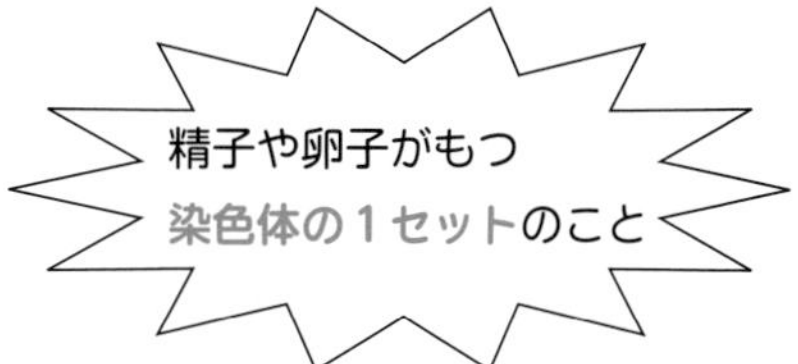

⇒ ヒトが生きるには、この23本の染色体があればよい！

gene + chromosome = genome
（遺伝子）（染色体）（ゲノム）

ゲノムとは「**生きるのに最低限必要な染色体の１セット**」のこと。
ゲノムの情報を調べることによって、その人のすべての遺伝子の情報を知ることができる「**オーダーメイド医療**」や「**ゲノム創薬**」へとつながる！

オーダーメイド医療…それぞれの患者さんの特徴に合った病気の予防や治療を行う医療
ゲノム創薬…ゲノムの情報をもとに新薬を開発する方法

患者さんに効果の高い薬や副作用が出にくい薬の処方が可能に！

とても夢のある話ですね！

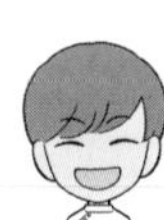

国試の類題にチャレンジ！

Q1 ヒトの精子細胞における染色体の数はどれか。［第102回　2013年］

1．22本　2．23本　3．44本　4．46本

Q2 「生きるのに最低限必要な染色体の１セット」はどれか。

1．インスリン　2．アデニン　3．バイオテクノロジー　4．ゲノム

解答&解説

〈Q1〉 2：ヒトの体細胞（精子や卵子以外の細胞）における染色体の数は46本、精子や卵子における染色体の数は23本でしたね。精子や卵子は、染色体数を半減させる減数分裂によってつくられます！

〈Q2〉 4：生きるのに最低限必要な染色体の１セットはゲノムです。これからの時代を生き抜く医療従事者にはぜひとも知っておいてほしい用語です！

遺伝子とは？

★★☆

細胞の核の中には「遺伝子の本体」となるDNAがあります。
本テーマで、DNAの具体的なはたらきをチェックしていきましょう！

細胞博士の板書

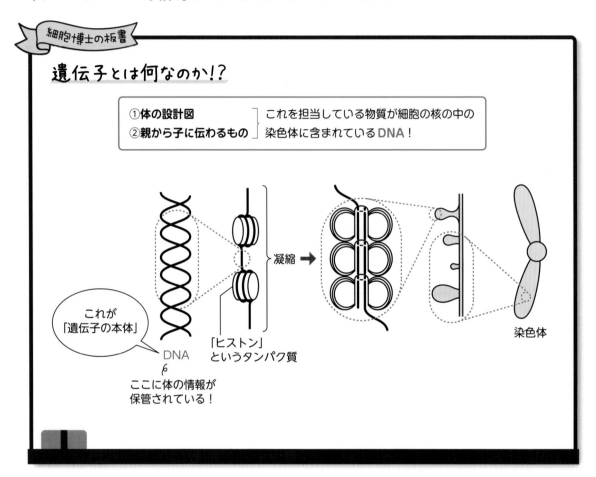

遺伝子とは何なのか!?

①**体の設計図**
②**親から子に伝わるもの**
これを担当している物質が細胞の核の中の染色体に含まれている**DNA**！

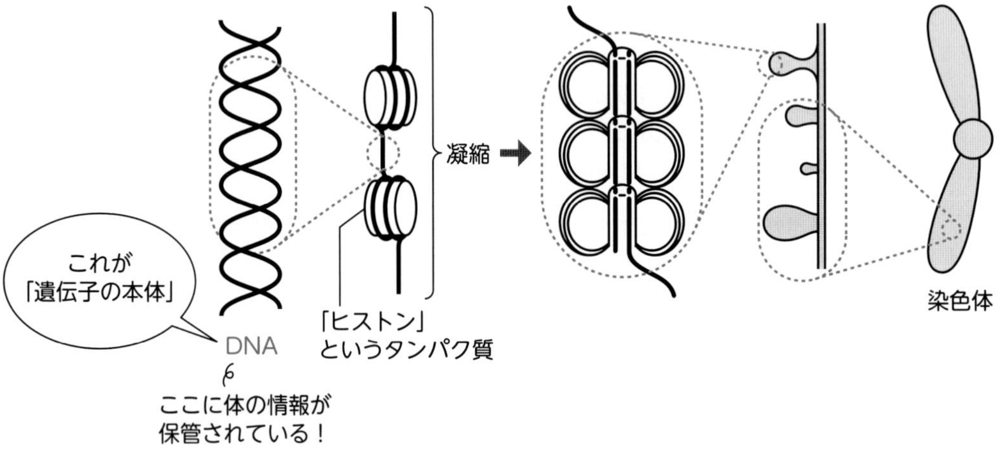

これが「遺伝子の本体」
DNA
ここに体の情報が保管されている！
「ヒストン」というタンパク質
凝縮
染色体

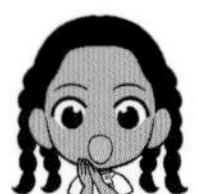
DNAはこのように細胞の核の中で折りたたまれているんですね！

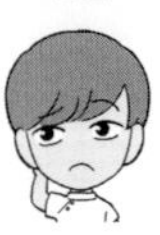
これが僕たちの体をつくる「設計図」か…なんか実感がわかないや…

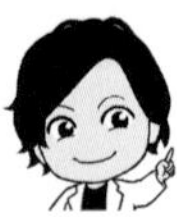
DNAがどのようにして僕たちの体の情報を保管しているのか？それをしっかりと理解していきましょう！

次に、DNAがどのような物質であるのか詳しくみていきます。
少しややこしい用語ですけれど、一つひとつチェックしていきましょう！

細胞博士の板書

DNAは「デオキシリボ核酸」っていう物質。
核酸は「ヌクレオチド」という物質から構成されている。

ヌクレオチド

塩基・糖・リン酸からなる物質。DNAやRNA（リボ核酸）の基本単位

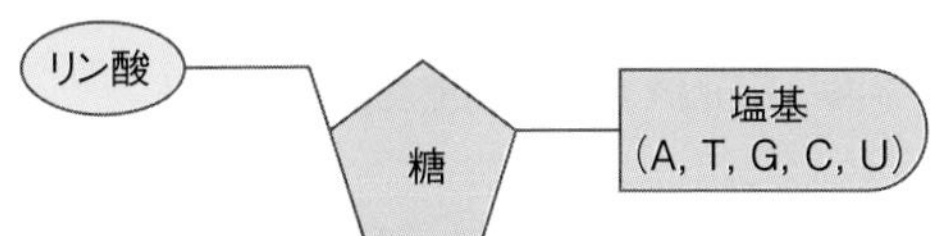

	糖（五炭糖）	塩基			
DNA（デオキシリボ核酸）	デオキシリボース	アデニン(A)	グアニン(G)	チミン(T)	シトシン(C)
RNA（リボ核酸）	リボース	アデニン(A)	グアニン(G)	ウラシル(U)	シトシン(C)

A、G、T、Cの塩基の"並び方"によって、設計図の内容が決まる！

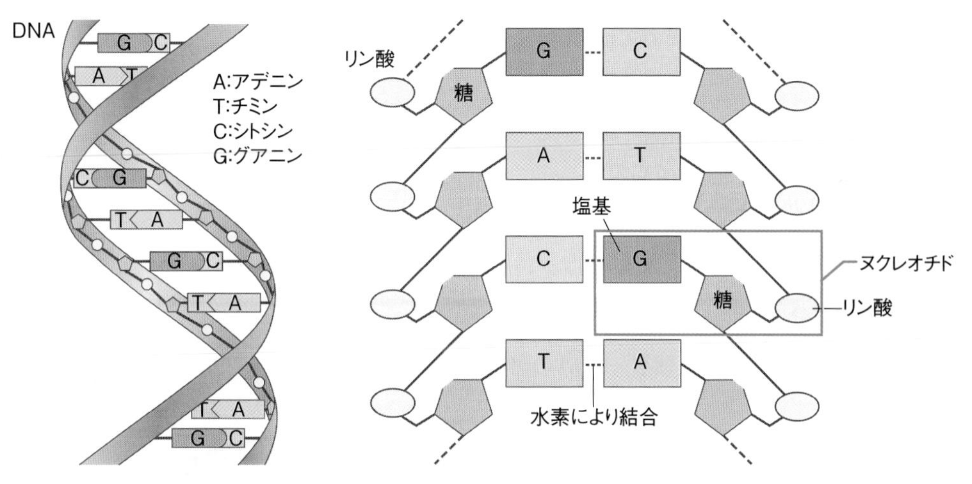

DNAはヌクレオチドがたくさん並んだ「二重らせん構造」をとっている

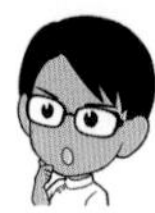

DNAの構造はわかったけど、DNAって結局何を設計しているんですか？

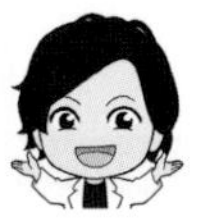

おお！　そのような質問を待っていました！
DNAが設計しているのはこれです！

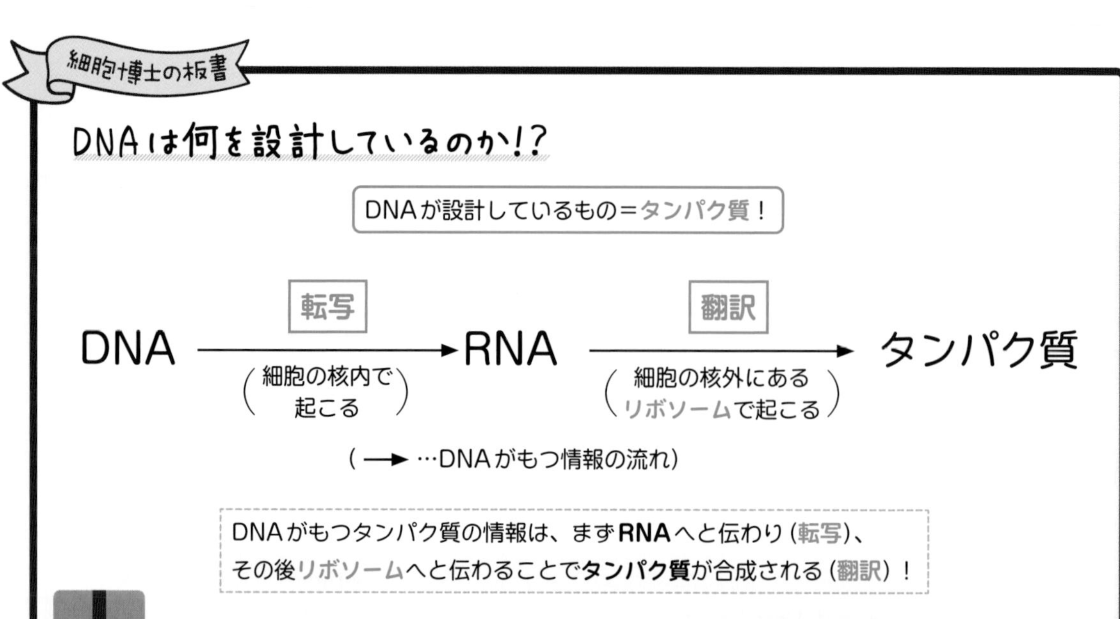

細胞博士の板書
DNAは何を設計しているのか!?
DNAが設計しているもの＝タンパク質！
転写
翻訳
DNA
RNA
タンパク質
（細胞の核内で起こる）
（細胞の核外にあるリボソームで起こる）
（→…DNAがもつ情報の流れ）
DNAがもつタンパク質の情報は、まずRNAへと伝わり（転写）、
その後リボソームへと伝わることでタンパク質が合成される（翻訳）！

…てんしゃ？ほんやく？
よくわからないです〜

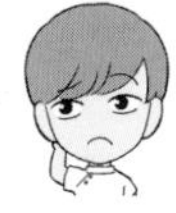

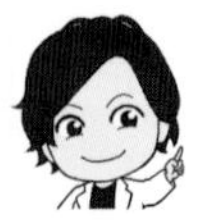

そうですよね！　それでは、転写と翻訳の様子を
図で表していきましょう！

①転写と②翻訳とはどういうことか？
次の図でしっかりとイメージしてみてください！

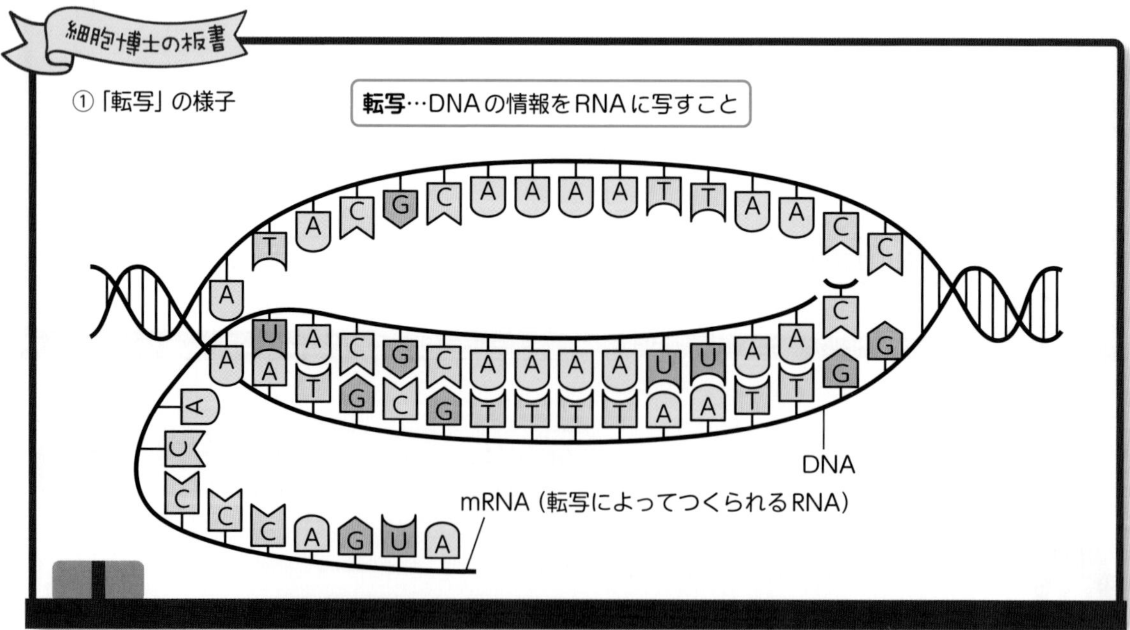

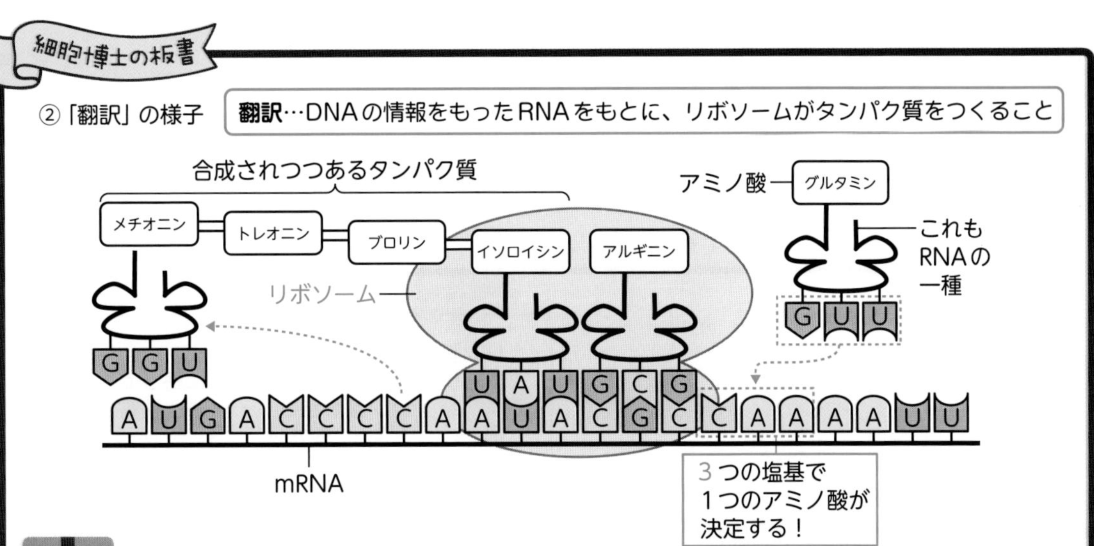

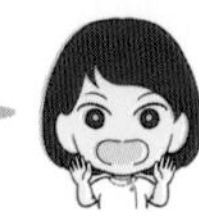

うわあ！　なんか工場みたい！　このようにアミノ酸が運ばれてタンパク質が完成するんですね！

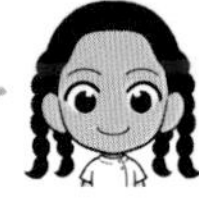

テーマ②で勉強したリボソームのはたらきが具体的に理解できました！

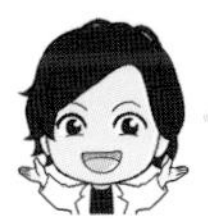

②「翻訳」において、**3つの塩基で1つのアミノ酸が決まる**ことに注目しておきましょうね！

国試の類題にチャレンジ！

Q1 遺伝子について正しいのはどれか。　［第103回　2014年］

1．DNAは体細胞分裂の前に複製される。　2．DNAは１本のポリヌクレオチド鎖である。
3．DNAの遺伝子情報からmRNAがつくられることを翻訳という。
4．RNAの塩基配列に基づいてアミノ酸がつながることを転写という。

Q2 遺伝で正しいのはどれか。　［第95回　2006年］

1．細胞は器官によって異なる遺伝情報をもつ。　2．３つの塩基で１種類のアミノ酸をコードする。
3．動物と植物のDNAは異なる塩基をもつ。　4．遺伝情報に基づき核内でタンパク合成が行われる。

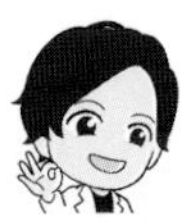

用語はややこしいけど、博士の板書内容を見ていけば確実に解けるはずですよ！

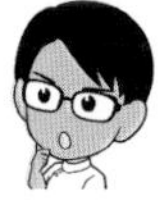

国試って意外と細かいことまで聞かれるものなんですね〜

解答&解説

〈Q1〉１：DNAの複製は体細胞分裂の前に行われます（➡テーマ③）。２．DNAは２本鎖です。３、４．DNAからmRNAがつくられることが「転写」、RNAの情報でアミノ酸がつながることが「翻訳」です。

〈Q2〉２：翻訳において、３つの塩基で１種類のアミノ酸が決定します。４．タンパク合成は核外にあるリボソームで行われます。テーマ②でリボソームの場所を確認しておきましょう！

テーマ 5

細胞膜とその透過性

★★★

細胞膜はとても複雑な構造をもっています。その構造をみていきましょう！

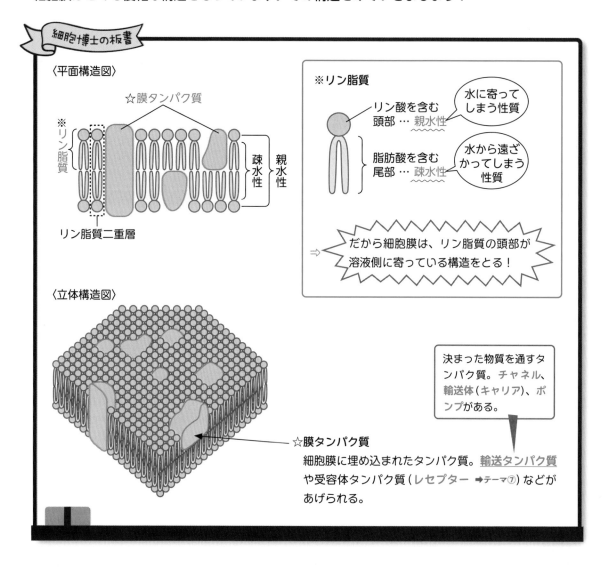

細胞博士の板書

〈平面構造図〉

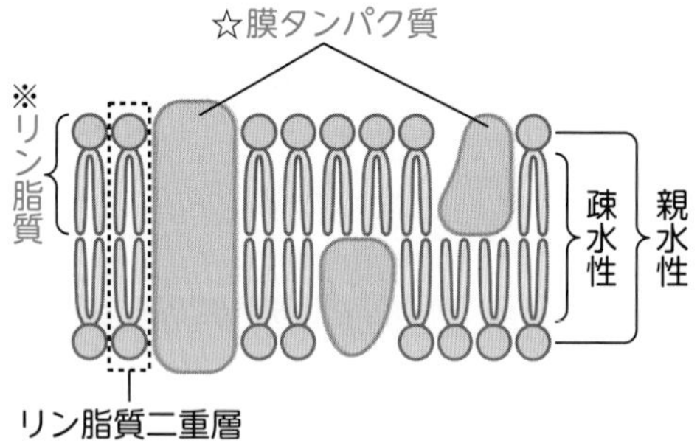

☆膜タンパク質

※リン脂質

疎水性

親水性

リン脂質二重層

※リン脂質

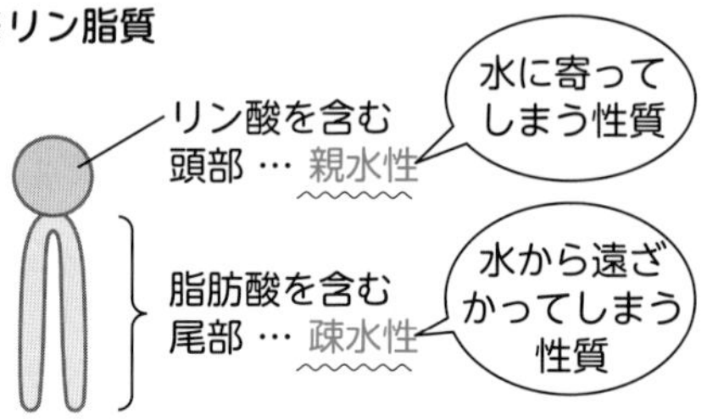

リン酸を含む頭部 … 親水性 （水に寄ってしまう性質）

脂肪酸を含む尾部 … 疎水性 （水から遠ざかってしまう性質）

⇒ だから細胞膜は、リン脂質の頭部が溶液側に寄っている構造をとる！

〈立体構造図〉

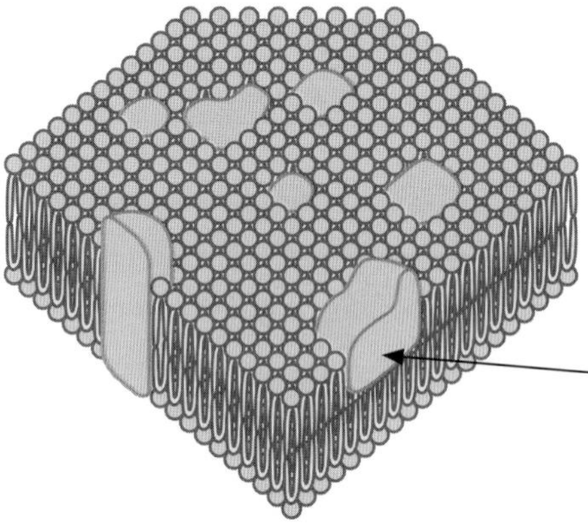

☆膜タンパク質

細胞膜に埋め込まれたタンパク質。**輸送タンパク質**や受容体タンパク質（**レセプター** ➡テーマ⑦）などがあげられる。

決まった物質を通すタンパク質。**チャネル**、**輸送体**（**キャリア**）、**ポンプ**がある。

細胞膜って“単なる膜”なんだと思っていました〜

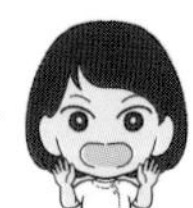

こんな複雑な構造をもっているんですね！

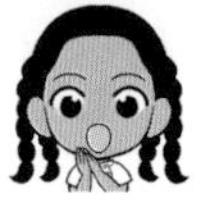

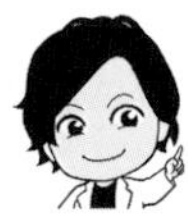

細胞膜がこんな複雑な構造をもっているのには意味があるんですよ！
そこをもっとひも解いていきましょう！
（細胞博士の専門は“細胞膜”なんですよ☺だから「細胞“膜”博士」ですね！）

次に、細胞膜のはたらきについて詳しく勉強していきましょう！

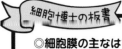

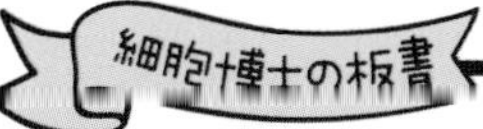

◎**細胞膜の主なはたらき**

- **物質の輸送** ［①受動輸送／②能動輸送］ “物質の種類”や“時と場合”によって①か②かを使い分ける！
  ⇒細胞膜は「**選択的透過性**」！
- **食作用（エンドサイトーシス）**…リン脂質二重層や輸送タンパク質を透過できない大きな分子が、細胞膜が内部に陥入することによって細胞内に取り込まれること。
  例　マクロファージの食作用 ➡テーマ⑫

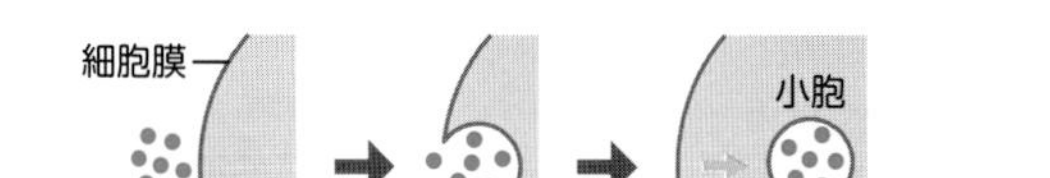

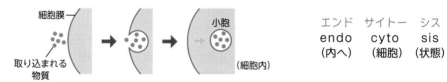

エンド	サイトー	シス
endo	cyto	sis
（内へ）	（細胞）	（状態）

- **分泌（エキソサイトーシス）**…細胞外に分泌される物質を含む小胞が細胞膜と融合することによって、その物質が細胞外へ放出されること。
  例　神経伝達物質やホルモンの分泌 ➡テーマ⑦、⑳、㉘

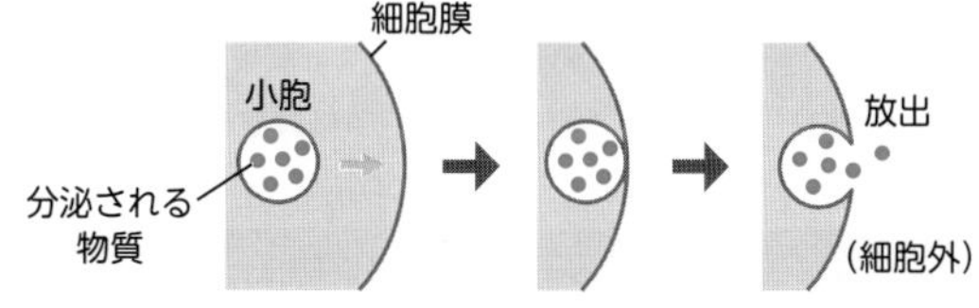

エキソ	サイトー	シス
exo	cyto	sis
（外へ）	（細胞）	（状態）

エンドサイトーシスやエキソサイトーシスは英語で考えてみるとわかりやすいや！

①受動輸送とはどのような輸送なのか？イメージしてみましょう！

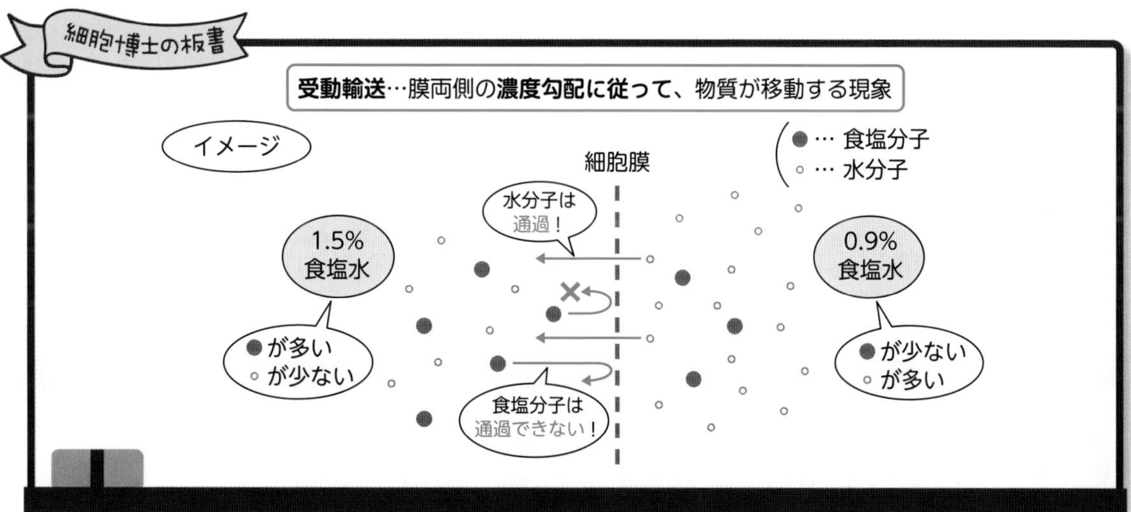

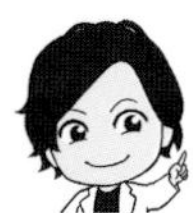

この水分子は、細胞膜のどの部分を透過しているのでしょうか？
リン脂質？　タンパク質？　それを詳しくみていきましょう!!

水分子やイオンが細胞膜を透過する様子を次の図で確認していきましょう！

細胞博士の板書

・チャネル
　…受動輸送により**水分子**や**イオン**を輸送するタンパク質。

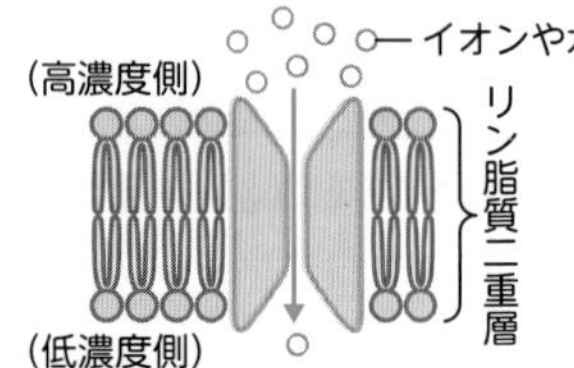

水分子を透過させるチャネルは**水チャネル**、ナトリウムイオン(Na^+)を透過させるチャネルは**ナトリウムチャネル**、カリウムイオン(K^+)を透過させるチャネルは**カリウムチャネル**という。
→とくに水チャネルは「アクアポリン」とよばれる！

・輸送体(キャリア)
　…受動輸送により**グルコース**などの小さい有機物を輸送するタンパク質。

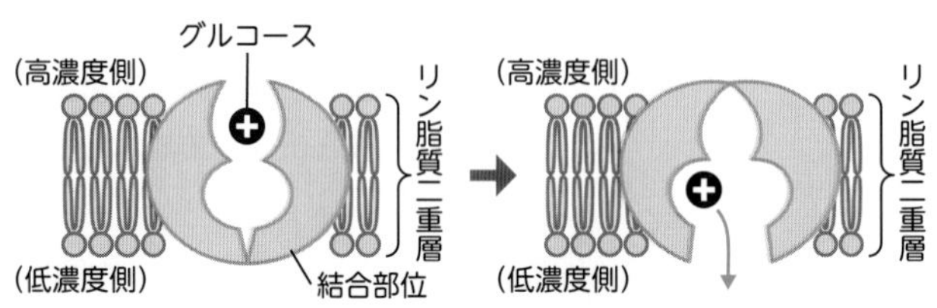

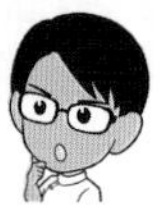

水分子やイオンは輸送タンパク質を透過するのか～
リン脂質二重層を透過する物質はないのかな？

それでは、リン脂質を透過する物質についても勉強していきましょう！

細胞博士の板書

リン脂質二重層を透過する物質は「**小さい分子**」と「**脂溶性の分子**」

小さい分子
O_2, CO_2など

脂溶性の分子
※ステロイドホルモンなど

リン脂質二重層

※ステロイドホルモンには、副腎皮質から分泌される「電解質コルチコイド」「糖質コルチコイド」や生殖腺から分泌される「アンドロゲン」「エストロゲン」「プロゲステロン」がある。➡テーマ㉙、㉚

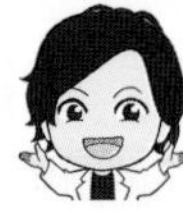

たくさん用語が出てきましたけど、また「暗記しなきゃ」ってならなくて大丈夫ですよ。ほかのテーマを勉強しながら覚えていけばいいんです！

最後に、②能動輸送についてイメージしていきましょう！

細胞博士の板書

能動輸送…膜両側の**濃度勾配に逆らって**物質が移動する現象。ATPのエネルギーを必要とする。

・ポンプ…能動輸送により**水分子**や**イオン**を輸送するタンパク質。

例

赤血球

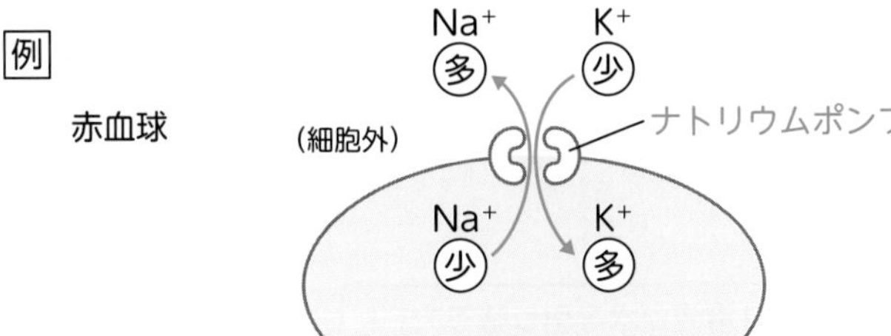

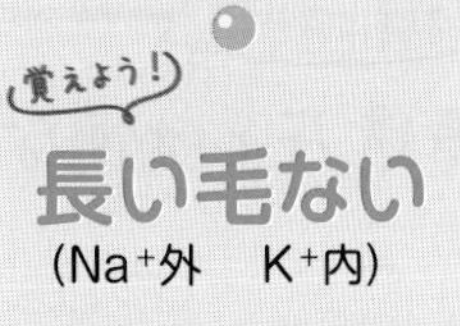

ナトリウムポンプは**ATP**のエネルギーを用いて、**細胞内のナトリウムイオン（Na^+）を細胞外へ透過させ、細胞外のカリウムイオン（K^+）を細胞内へ透過させる**輸送タンパク質。

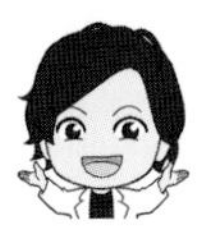

まずは、能動輸送の具体例として「ナトリウムポンプ」をおさえておきましょう！
このナトリウムポンプはテーマ⑱、⑲でも勉強していきますよ。

このナトリウムポンプのおかげで、**細胞内はカリウムイオン（K^+）の濃度が高く、細胞外はナトリウムイオン（Na^+）の濃度が高くなる**ワケか～

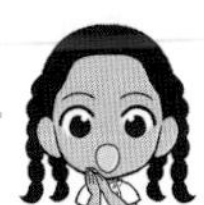

よし！　このゴロ合わせでカリウムイオン（K^+）とナトリウムイオン（Na^+）の濃度の関係を覚えるぞ!!

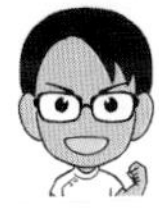

国試の類題にチャレンジ！

Q1 リン脂質二重層を通過しやすい物質はどれか。2つ選べ。

1．カリウムイオン　2．酸素分子　3．水分子　4．グルコース　5．鉱質コルチコイド

Q2 細胞外液に比べて細胞内液で濃度が高いのはどれか。　［第101回　2012年］

1．カルシウム　2．ナトリウム　3．カリウム　4．クロール

解答&解説

〈Q1〉2、5：リン脂質二重層を通過しやすい物質は「小さい分子」と「脂溶性の分子」です。「小さい分子」は酸素分子（O_2）や二酸化炭素分子（CO_2）、「脂溶性の分子」は鉱質コルチコイドや糖質コルチコイド、アンドロゲン、エストロゲン、プロゲステロンでしたね。

〈Q2〉3：ナトリウムポンプは細胞内のナトリウムを細胞外へ、細胞外のカリウムを細胞内へ透過させる輸送タンパク質です。したがって、細胞内液にはカリウムが多く含まれます。

テーマ 6

浸透圧

夏の時期に大量に汗をかくと、水分のほかに塩分も摂取しなくてはなりません。
それには大きく「浸透圧」が関係します。
はたして「浸透圧」とは何者か？　0（ゼロ）から勉強していきましょうね！

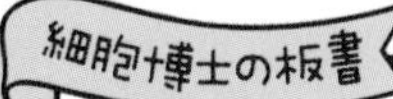

浸透圧とは何なのか!?

浸透圧とは「溶液が水を引っ張る力」！

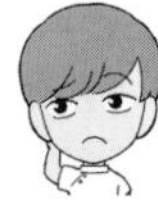

シントウアツ？
言葉で聞いてもよくわからないや…

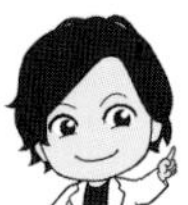

ちまたでもよく聞く言葉である「浸透圧」
本テーマで正しく理解していきましょうね！

まずは、浸透圧についてイメージしていきましょう！
細胞博士なりのたとえ方で表現してみますね。

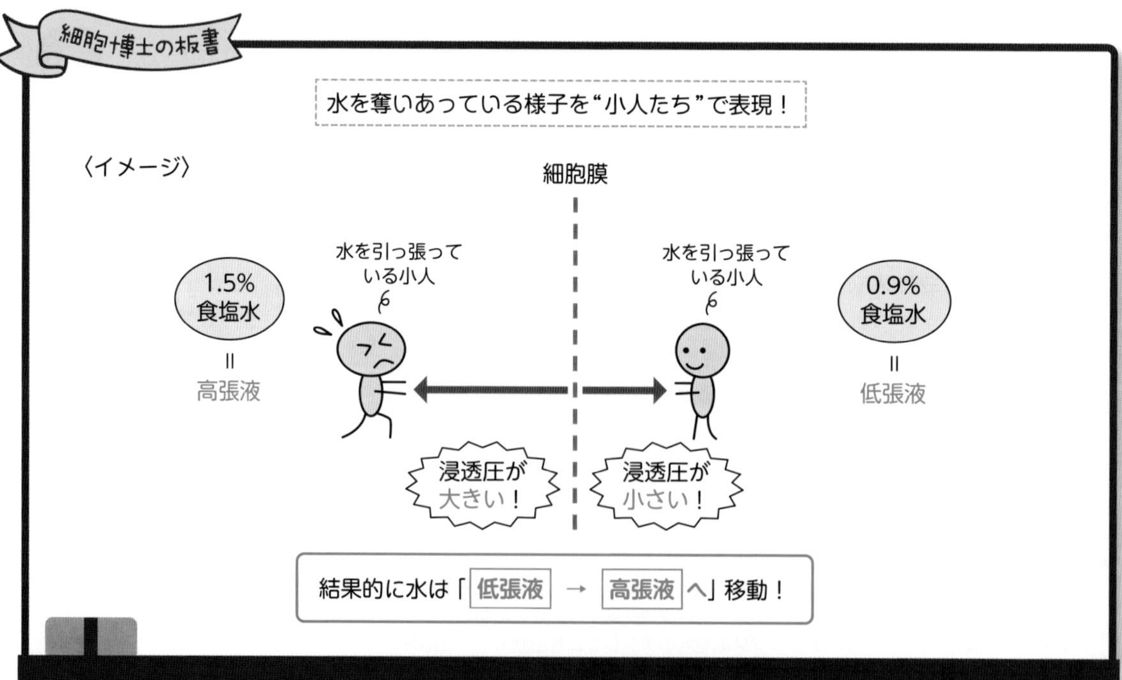

小人…（か、かわいい♡）

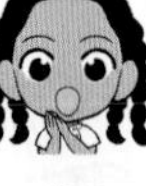

ようするに、高張液は「**濃い液体**」、低張液は「**薄い液体**」ってことか～で、「**薄い液体から濃い液体の方へ水が移動する**」んですね！

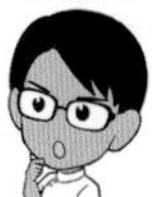

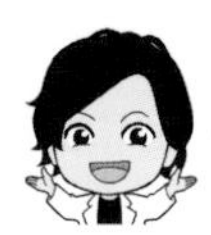

次に「高張液」「低張液」の日本語の意味を考えていきましょう！
浸透圧が「溶液が水を引っ張る力」であるってことを念頭におけば簡単に理解できます。

「高張液」「低張液」とは？日本語の意味から理解を深めていきましょう！

細胞博士の板書

高張液とは何なのか!?

高張液とは
「**水を引っ張る力が大きい液体**」！

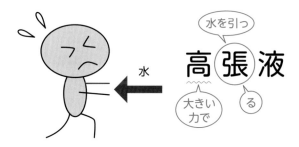

低張液とは何なのか!?

低張液とは
「**水を引っ張る力が小さい液体**」！

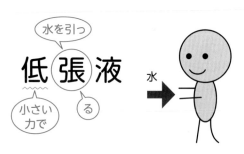

なるほど～！　だから、高“張”液、低“張”液って書くんですね～!!

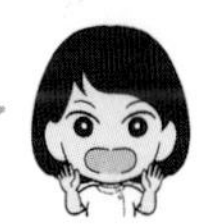

高張液や低張液の「張」は“水を引っ「張」る”っていう意味なんだ～！

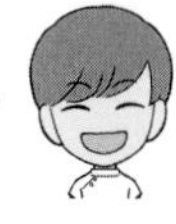

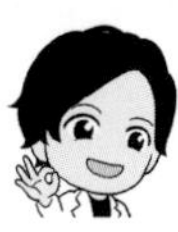

これが理解できたら、赤血球を高張液や低張液に浸した次の様子もすぐに習得できますよ！

次に、赤血球を高張液や低張液に浸した様子をみていきましょう！

細胞博士の板書

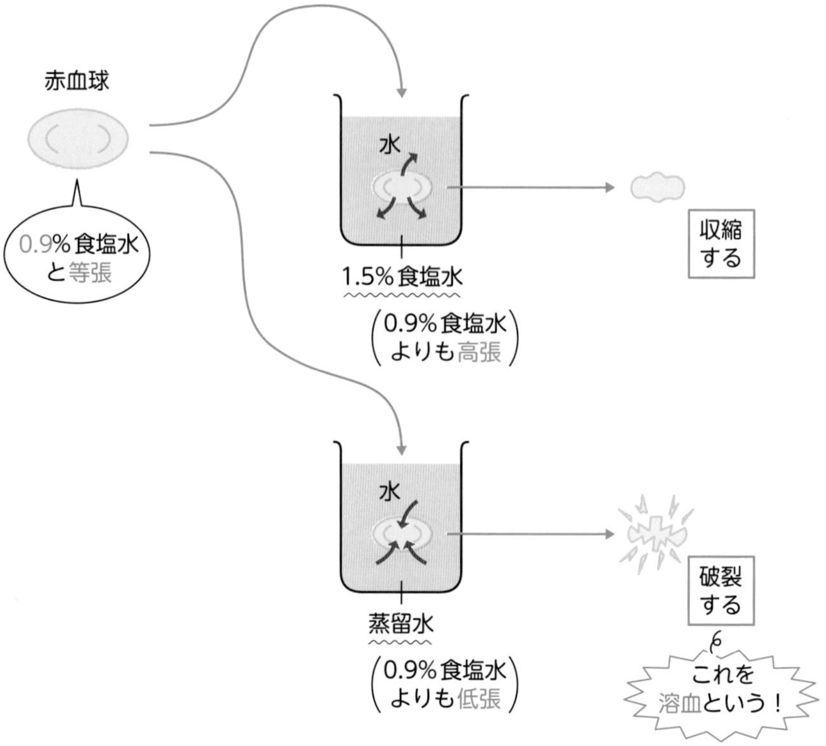

赤血球

0.9%食塩水と等張

水

1.5%食塩水

(0.9%食塩水よりも高張)

収縮する

水

蒸留水

(0.9%食塩水よりも低張)

破裂する

これを溶血という！

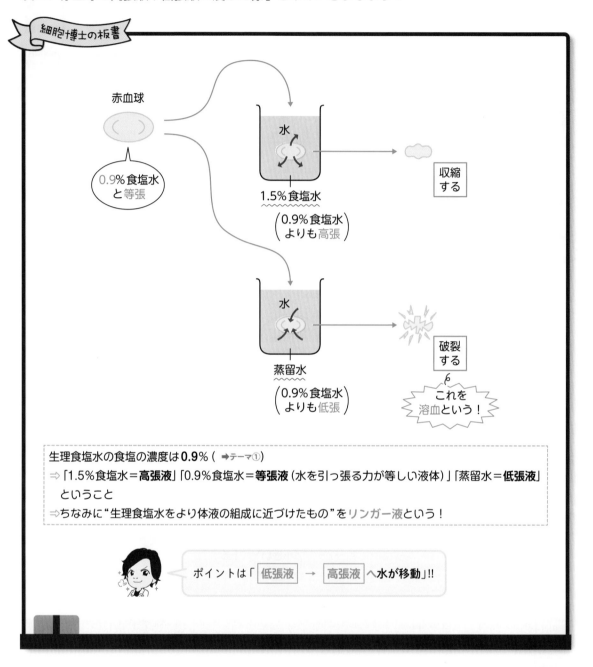

生理食塩水の食塩の濃度は**0.9**%（ ➡テーマ①）
⇨「1.5%食塩水＝**高張液**」「0.9%食塩水＝**等張液**（水を引っ張る力が等しい液体）」「蒸留水＝**低張液**」ということ
⇨ちなみに“生理食塩水をより体液の組成に近づけたもの”をリンガー液という！

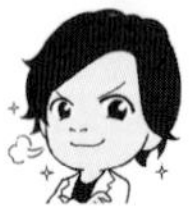

ポイントは「低張液 → 高張液へ**水が移動**」!!

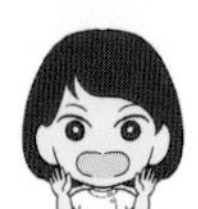
博士…テンション上がりすぎて、板書の中に入ってしまった…

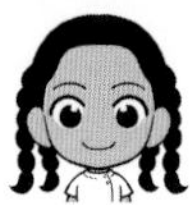
「溶血」という言葉はよく聞きますね。浸透圧で考えたらわかりやすいですね～！

最後に、このような問題を用意してみました！解いてみましょう！

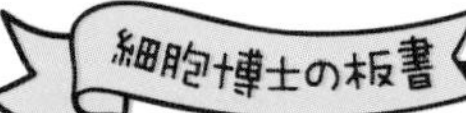

問題 浸透圧が30mmHg（mmHgは圧力の単位）である赤血球を浸透圧が28mmHgである血漿（しょう）に浸すと、血漿から赤血球Xへ水が供給される圧力はいくつか。

解答 2mmHg

解説 〈イメージ〉

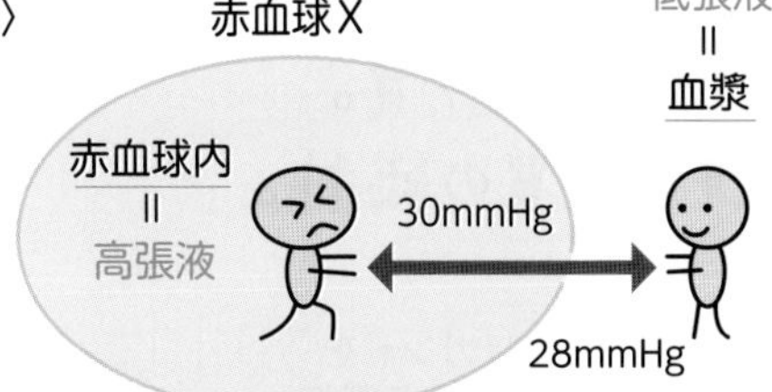

⇒ 30mmHgと28mmHgの差（**2mmHg**）のぶん、赤血球Xへ水が供給される！

mmHgは圧力の単位なんですね…なんだかピンと来ないけど、博士のいう30mmHgや28mmHgが「水を引っ張っている力」ってことは理解できるや！

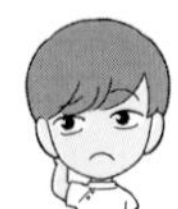

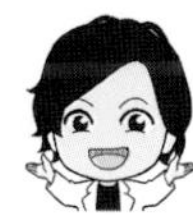

大量に汗をかくと、水分以外に血液中の塩分が失われて血液自体が低張液になってしまい、血液中からさらに水分が失われて“脱水症状”を引き起こすことになってしまうんです

国試の類題にチャレンジ！

Q1 赤血球に対して、低張液はどれか。

1．1.5％食塩水　2．1.2％食塩水　3．0.9％食塩水　4．0.5％食塩水

Q2 採血時に操作を誤ったため溶血し、採血管内の血漿が暗赤色になってしまった。この血漿の電解質濃度を測定したときに、本来の値よりも高くなるのはどれか。［第111回　2022年］

1．塩化物イオン　2．重炭酸イオン　3．カリウムイオン　4．カルシウムイオン
5．ナトリウムイオン

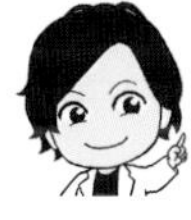

Ｑ２は良問ですね！　テーマ⑤の内容を合わせていけば解けるはずです！

テーマ⑤の内容、ということは…わかった！　**細胞内に多く含まれているイオン**に注目するんだ！

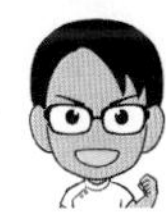

解答&解説

〈Q1〉 4：赤血球は0.9％食塩水と等張です。したがって、溶質（食塩）の濃度が0.9％より低い0.5％食塩水が低張液となります。

〈Q2〉 3：テーマ⑤で勉強したように、赤血球内にはカリウムイオンが多く含まれています。溶血することで、赤血球内のカリウムイオンが細胞外へ放出され、血漿のカリウムイオン濃度が本来よりも上昇するんです。

テーマ 7

レセプターとリガンド

★★☆

細胞膜には物質を受け止める「レセプター」という膜タンパク質があります。
そのレセプターに結合する物質を「リガンド」といいます。

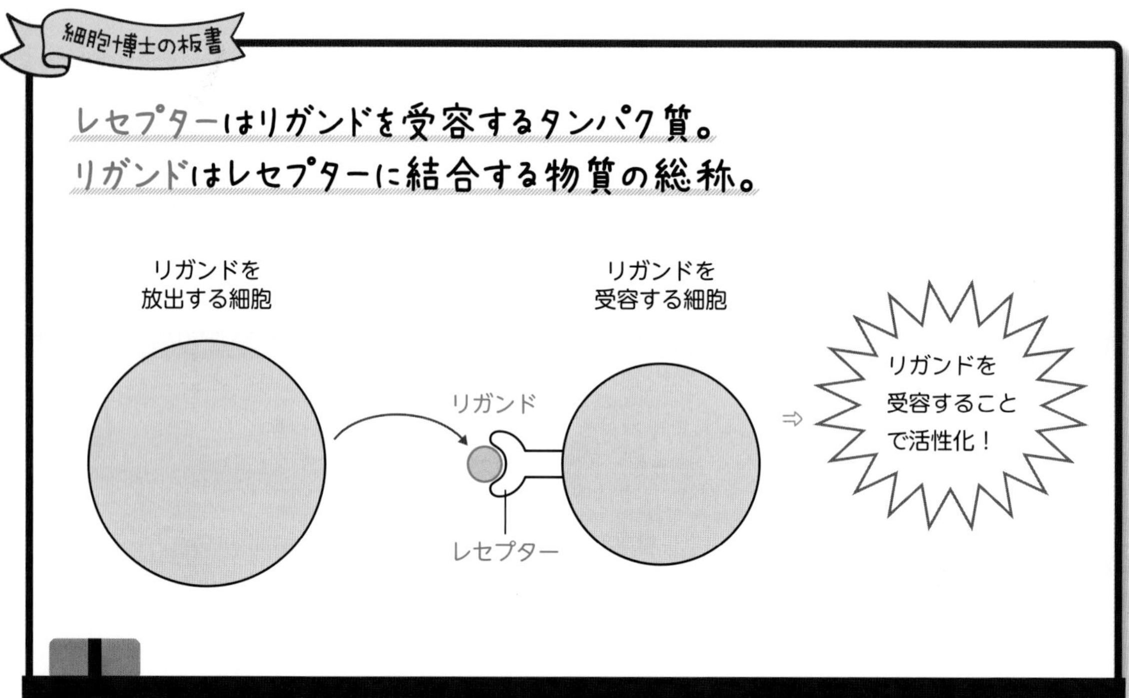
細胞博士の板書
レセプターはリガンドを受容するタンパク質。
リガンドはレセプターに結合する物質の総称。
リガンドを
放出する細胞
リガンドを
受容する細胞
リガンド
レセプター
⇨
リガンドを
受容すること
で活性化！

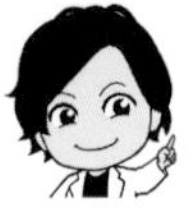

市販の薬の多くはリガンドなんですよ。薬が僕たちの細胞のレセプターに結合して、細胞が活性化されることで症状が緩和したりするんですよ～

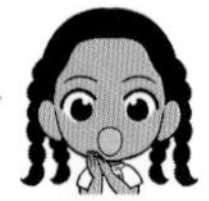

リガンドという言葉は初めて知りました～

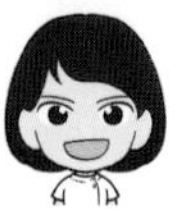

なんかいろいろなリガンドがありそうですね～！

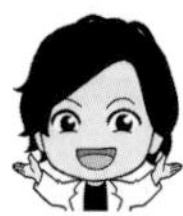

解剖生理を勉強するうえで、このレセプターとリガンドの関係を知っておくことは必須です！ 「**免疫**」「**神経**」「**ホルモン**」の分野とつなげていきましょう！

まずは、「免疫」分野におけるレセプターとリガンドについて詳しくみてみましょう！
免疫細胞は「サイトカイン」というリガンドを放出します！

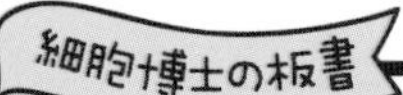
細胞博士の板書

免疫細胞は**サイトカイン**によって情報をやり取りすることで細菌やウイルスを排除！

サイト　カイン
Cyto　Kine
（細胞）（運動）

サイトカインはこの名のとおり、ほかの細胞を運動させる

例１ マクロファージがサイトカインを放出し、それを好中球がレセプターで受容することで、好中球がマクロファージのところへ“遊走”する。

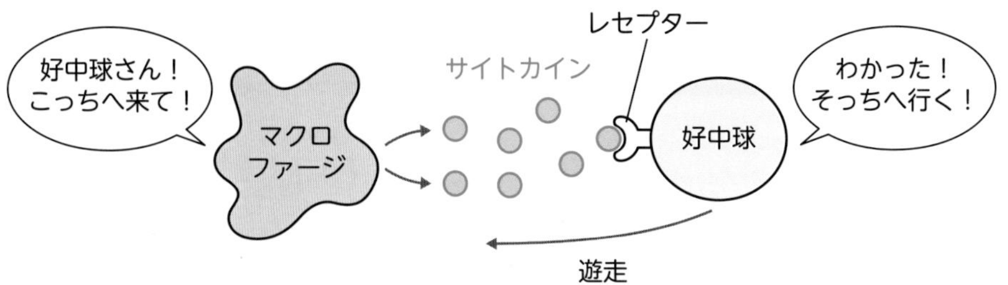
好中球さん！
こっちへ来て！
マクロファージ
サイトカイン
レセプター
好中球
わかった！
そっちへ行く！
遊走

例２ ヘルパーＴ細胞がサイトカインを放出し、それをＢ細胞がレセプターで受容することで、Ｂ細胞が細菌やウイルスの情報を知る。

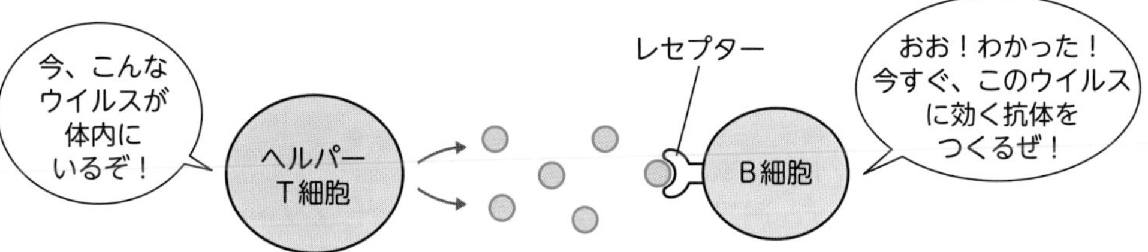
今、こんな
ウイルスが
体内に
いるぞ！
ヘルパーＴ細胞
レセプター
Ｂ細胞
おお！わかった！
今すぐ、このウイルス
に効く抗体を
つくるぜ！

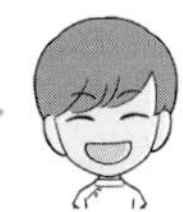

サイトカインという単語も英語で考えるとわかりやすいですね！

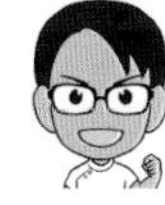

免疫細胞には、さまざまなはたらきをもつ細胞がたくさんいるってよく聞きますよね～！それも**サイトカイン**という**リガンド**がレセプターに結合するからなんですね!!

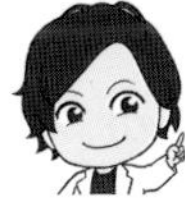

免疫細胞のはたらきはテーマ⑬、⑭にてまた詳しく勉強しますが、そのはたらきにはサイトカインが大きく関わっていることを知っておきましょうね♫

次は、「神経」の分野です。
ニューロン（神経細胞）は「神経伝達物質」というリガンドを放出します！

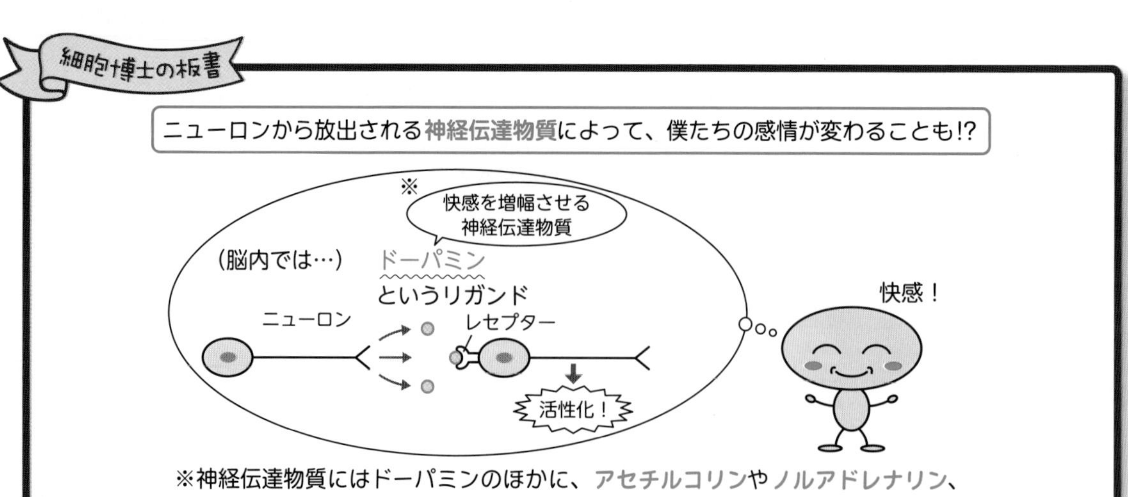
細胞博士の板書
ニューロンから放出される神経伝達物質によって、僕たちの感情が変わることも!?
※
快感を増幅させる
神経伝達物質
（脳内では…）
ドーパミン
というリガンド
ニューロン
レセプター
活性化！
快感！
※神経伝達物質にはドーパミンのほかに、アセチルコリンやノルアドレナリン、
セロトニン（これが少ないと“うつ病”になることも…）もある。

感情が神経伝達物質みたいな“物質”で変わることがあるなんて…考え方変わるわあ…

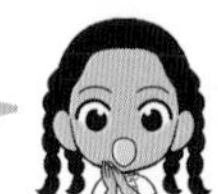

ってことは、レセプターにフタをする物質があったりすると、感情が抑えられたりするんですかね～？

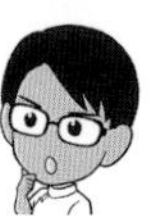

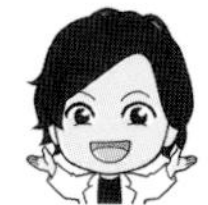

すばらしい！　その考え方が薬学の基本になるんですよ！　レセプターにフタをすることで神経伝達物質の結合を阻害する薬もあります。そのことはまた詳しくテーマ⑳で勉強しましょうね！

「ホルモン」の分野のリガンドは「ホルモン」そのものです。
細胞膜を通過できるホルモンと通過できないホルモンで、レセプターの位置は変わってきます。

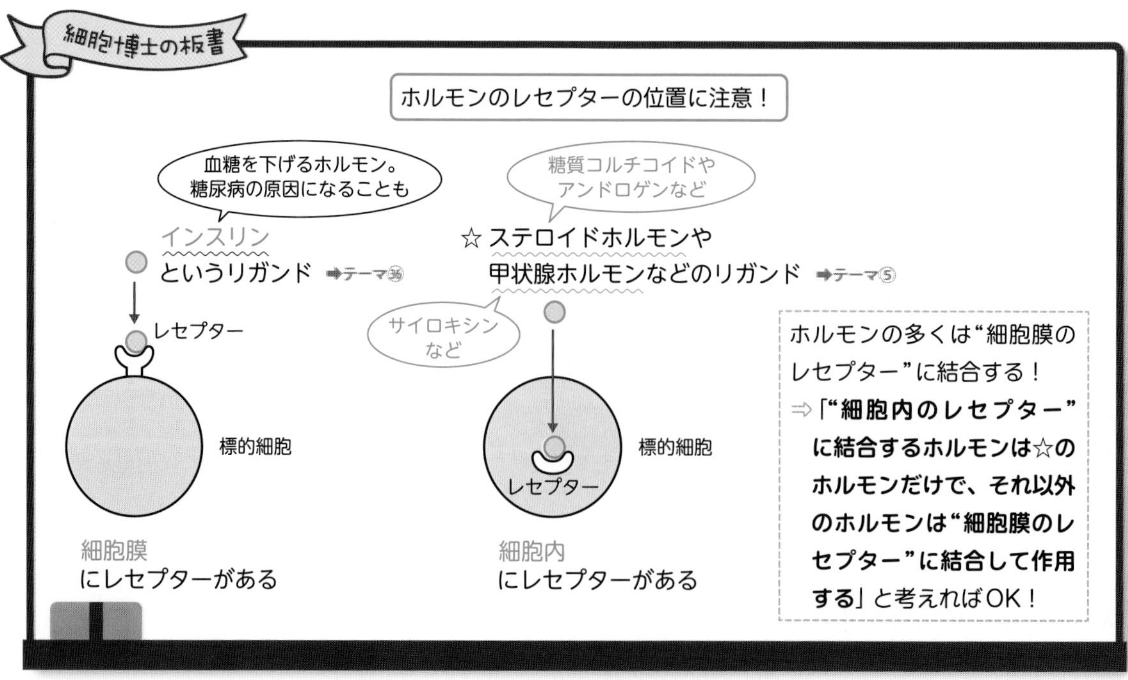
細胞博士の板書
ホルモンのレセプターの位置に注意！
血糖を下げるホルモン。
糖尿病の原因になることも
インスリン
というリガンド ➡テーマ㊱
レセプター
標的細胞
細胞膜
にレセプターがある
糖質コルチコイドや
アンドロゲンなど
☆ステロイドホルモンや
甲状腺ホルモンなどのリガンド ➡テーマ⑤
サイロキシン
など
レセプター
標的細胞
細胞内
にレセプターがある
ホルモンの多くは“細胞膜のレセプター”に結合する！
⇒「“細胞内のレセプター”に結合するホルモンは☆のホルモンだけで、それ以外のホルモンは“細胞膜のレセプター”に結合して作用する」と考えればOK！

テーマ⑤で勉強したようにステロイドホルモンは細胞膜（リン脂質二重層）を透過するんだから、細胞内にレセプターがあるに決まっているよね!!

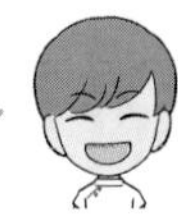

ホルモンのなかには「神経ホルモン」というニューロンで合成されたホルモンもあります。神経ホルモンも神経伝達物質同様、僕たちの感情に関わることも!?

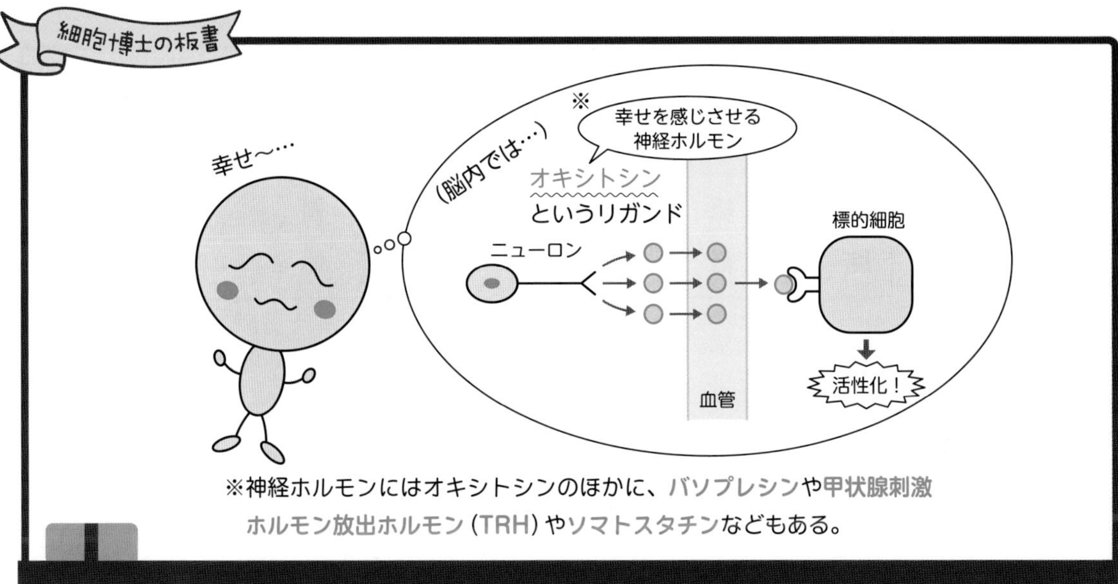

細胞博士の板書
幸せ〜…
（脳内では…）
※
幸せを感じさせる神経ホルモン
オキシトシン
というリガンド
ニューロン
標的細胞
血管
活性化！
※神経ホルモンにはオキシトシンのほかに、バソプレシンや甲状腺刺激ホルモン放出ホルモン（TRH）やソマトスタチンなどもある。

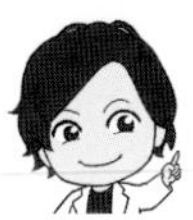

ホルモンは血液中に放出されて作用するリガンドなので、厳密にいうと神経ホルモンと神経伝達物質は違うものなのですが、“リガンド”という点では同じですね！このことについてはテーマ㉘にて詳しく説明していきます。

リガンドはいろいろな分野で出てくる単語なので、しっかりとおさえておく必要があるんですね！

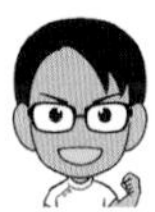

国試の類題にチャレンジ！

Q1 神経伝達物質はどれか。［第106回　2017年］

1．アルブミン　2．フィブリン　3．アセチルコリン　4．エリスロポエチン

Q2 標的細胞の細胞膜に受容体（レセプター）があるのはどれか。［第108回　2019年］

1．男性ホルモン　2．甲状腺ホルモン　3．糖質コルチコイド　4．甲状腺刺激ホルモン

解答&解説

〈Q1〉 3：アセチルコリンは神経伝達物質の１つです。アルブミンは血漿中に含まれるタンパク質（➡テーマ⑨）、フィブリンは血液凝固に関係するタンパク質（➡テーマ⑩）、エリスロポエチンはホルモン（➡テーマ㉚）です。

〈Q2〉 4：標的細胞の細胞膜にレセプターがあるのは甲状腺刺激ホルモンです。アンドロゲンなどの男性ホルモン、サイロキシンなどの甲状腺ホルモン、ステロイドホルモンである糖質コルチコイドは標的細胞の細胞内にレセプターがあります。

細胞と組織

★★☆

テーマ①では、組織が「細胞の集まり」であることを勉強しました。
本テーマでは、おさえておくべき組織の名称や構造をみていきましょう！

細胞博士の板書

ヒトの体の成り立ち

細胞 → 組織 → 器官 → 器官系 → 個体

組織の分類

①上皮組織　②支持組織　③筋組織　④神経組織

例 器官である小腸をつくっている4つの組織

自律神経 — 神経組織
内臓筋 — 筋組織
粘膜上皮
腸腺 — 上皮組織
漿膜 — 支持組織

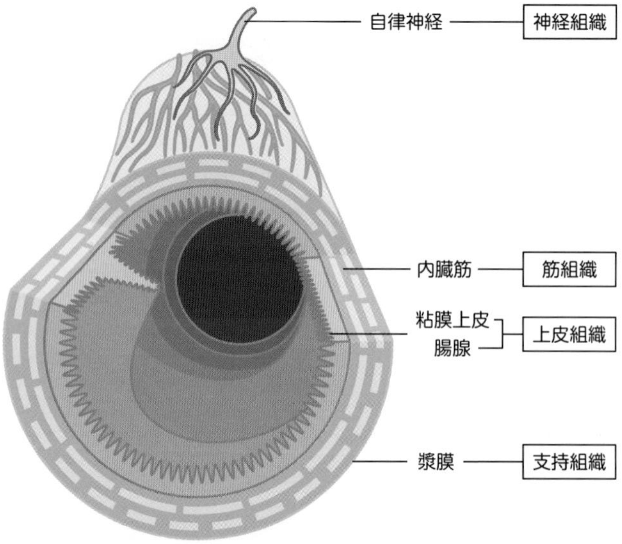

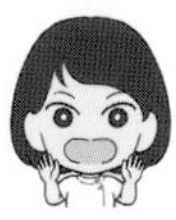

小腸って結構複雑な構造をしているんですね～！

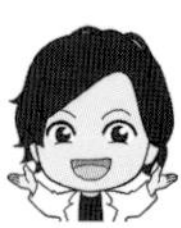

小腸などの器官は上記にある4種類の組織が組合わさってできているんですよ！　まずはそれぞれをつくっている4つの組織「**①上皮組織**」「**②支持組織**」「**③筋組織**」「**④神経組織**」についてチェックしていきましょう！

まずは、①の「上皮組織」について詳しくみてみましょう！
イメージをつかみながら勉強していくと覚えやすいですよ！

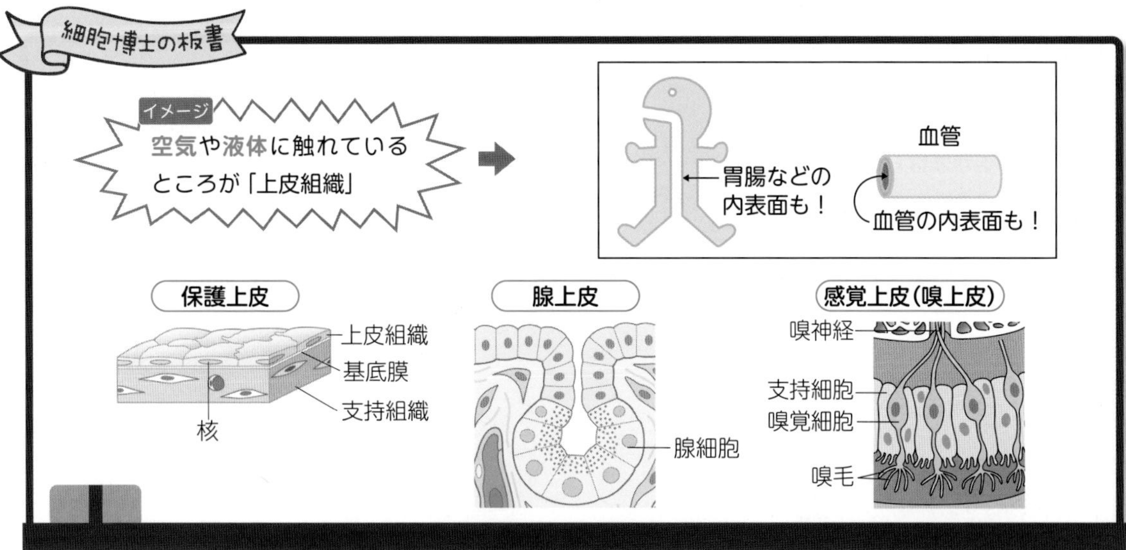

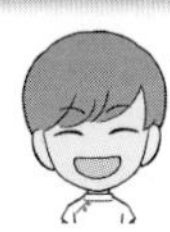

「空気」や「液体」に触れるところか～！
確かにこのイメージで考えていくとわかりやすいや！

次に、“形態”の違いに注目して上皮組織を分類していきましょう！

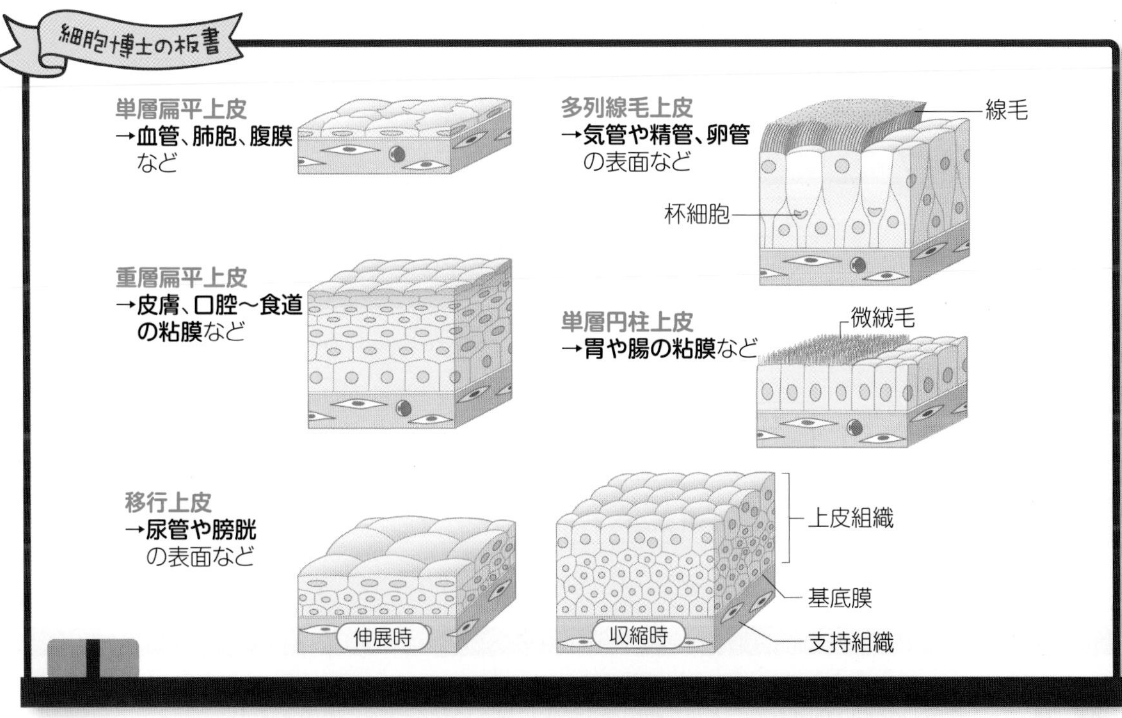

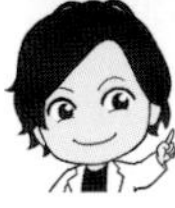

やみくもに覚えていくのではなく、“どの上皮組織によってその器官がつくられているか”に注目していくとよいですよ！　体の勉強は自分の勉強!!

続いて②の「支持組織」について勉強していきましょう！
これも細胞博士なりのイメージをもとに考えていくとよいですよ。

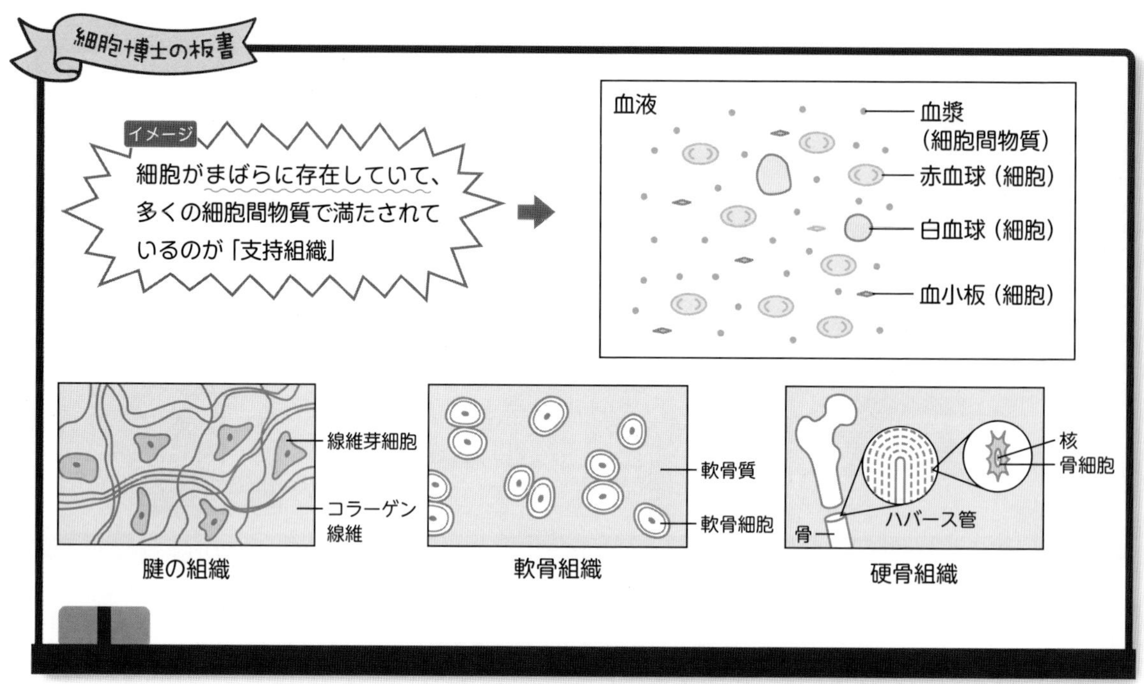

なるほど…確かに血液では血球（細胞）が血漿（細胞間物質）で満たされているもんな〜！

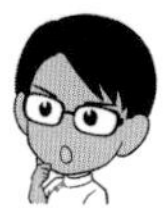

次は③「筋組織」です。構造や性質に注目して分類していきましょう！

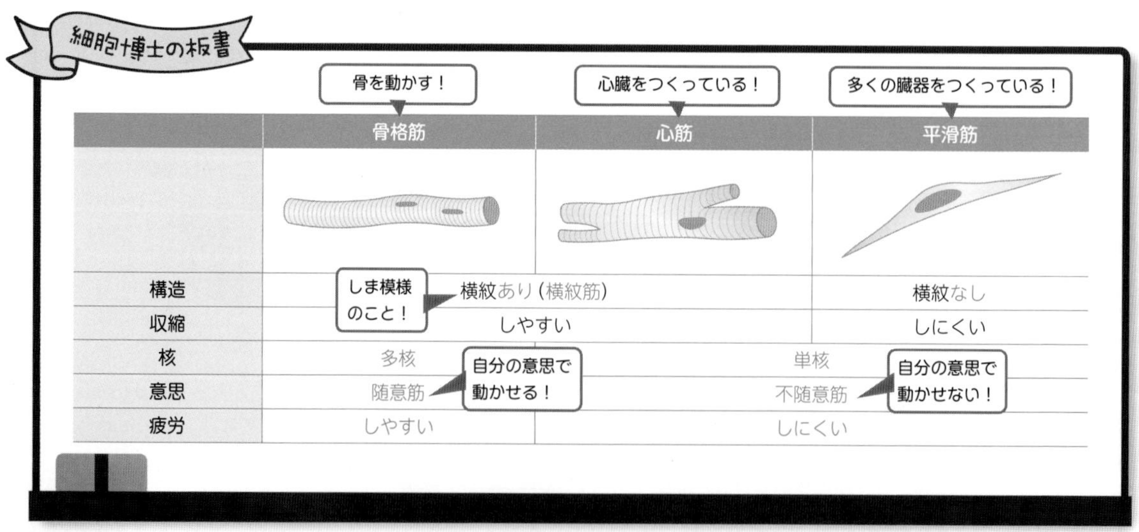

	骨格筋	心筋	平滑筋
構造	横紋あり（横紋筋）		横紋なし
収縮	しやすい		しにくい
核	多核	単核	
意思	随意筋	不随意筋	
疲労	しやすい	しにくい	

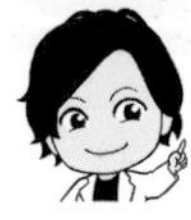

疲労しやすい筋肉ってことは“筋肉痛”が生じやすい筋肉ってことですよ！
心臓の筋肉（心筋）が疲れやすかったら、拍動のたびに「痛い！」ってなってしまうわけだし、それは辛すぎますよね〜

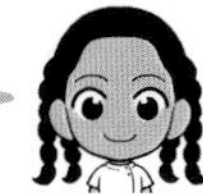

しかも、心臓は勝手に動くわけだし、心筋が不随意筋（自分の意思で動かせない）っていうのも当たり前ですよね〜！

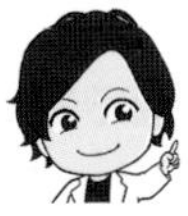

また、「カルビ＝骨格筋」「ハツ＝心筋」「ハラミやミノ＝平滑筋」って連想していくと頭に入りやすいですよ！

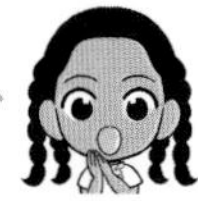

そっかあ！　これからは焼肉を食べるときには、これを意識してみよう！

最後に、④「神経組織」についてみていきましょう！

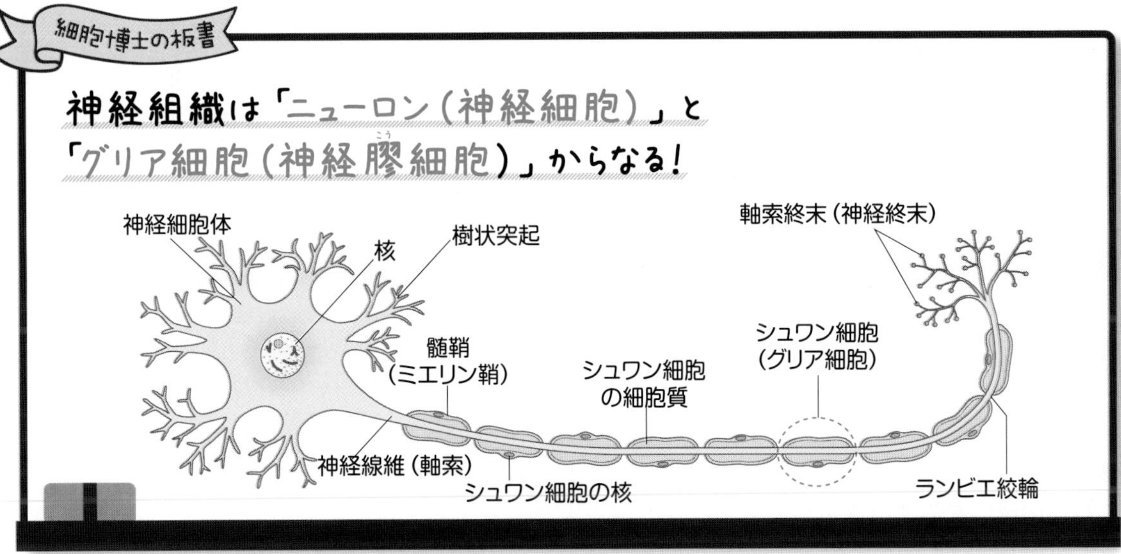

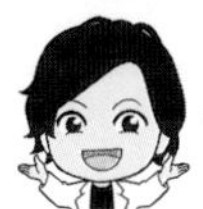

ニューロンやグリア細胞については、テーマ⑰で詳しく勉強していきましょうね！

国試の類題にチャレンジ！

Q1 単層円柱上皮はどれか。　［第106回　2017年］

1．表皮　　2．腹膜　　3．膀胱　　4．胃

Q2 筋組織の構造や性質で正しいのはどれか。

1．骨格筋は不随意筋である。　　2．平滑筋の細胞は多核からなる。
3．心筋は横紋をもつ。　　4．心筋は疲労しやすい。

解答＆解説

〈Q1〉4：単層円柱上皮は胃や腸の粘膜などにみられます。1．表皮は重層扁平上皮、2．腹膜は単層扁平上皮、3．膀胱は移行上皮でしたね。ややこしいけれど、一つひとつていねいにおさえていきましょう。

〈Q2〉3：収縮しやすい心筋は横紋筋です。1．骨格筋は随意筋です。2．平滑筋の細胞は単核からなります。4．心筋は筋肉痛になりにくい、疲労しにくい筋肉です（心臓が筋肉痛になったら大変）。

テーマ 9

体液と恒常性

★★☆

僕たちの体を構成している約37兆個もの細胞のうち、約20兆個は血液に含まれる赤血球です。血液は体液の一種ですが、まずは「体液とは何なのか？」について理解を深めたうえで、テーマ①に引き続き“恒常性”について勉強していきましょう！

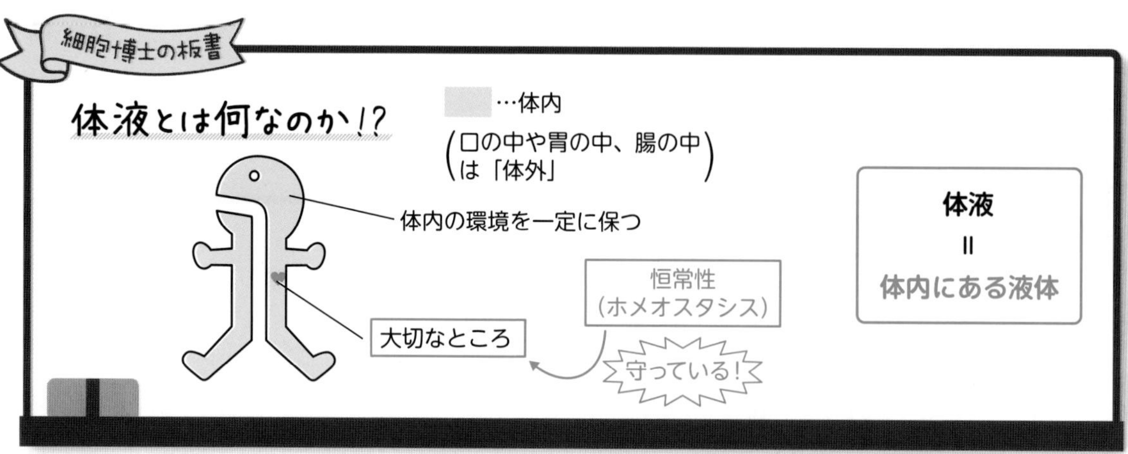
細胞博士の板書
体液とは何なのか!?
…体内
（口の中や胃の中、腸の中は「体外」）
体内の環境を一定に保つ
恒常性（ホメオスタシス）
大切なところ
守っている!
体液
=
体内にある液体

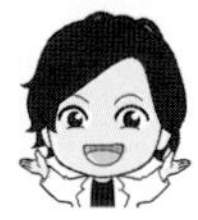

テーマ①では、恒常性（ホメオスタシス）は「体内の環境を一定に保つ性質」といいましたが、とどのつまり、恒常性は「**体液を一定に保つ性質**」のことなんです！

体液は「①血液」「②リンパ液」「③組織液」の３つに分けられます。
これらの違いをみていきましょう！

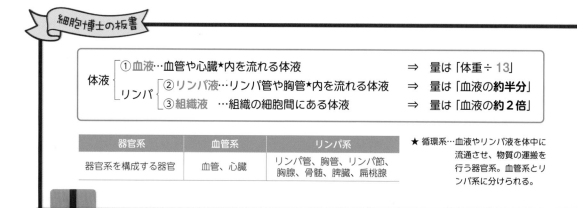

細胞博士の板書

体液
- ①**血液**…血管や心臓★内を流れる体液 ⇒ 量は「体重÷13」
- リンパ
  - ②**リンパ液**…リンパ管や胸管★内を流れる体液 ⇒ 量は「血液の**約半分**」
  - ③**組織液** …組織の細胞間にある体液 ⇒ 量は「血液の**約２倍**」

器官系	血管系	リンパ系
器官系を構成する器官	血管、心臓	リンパ管、胸管、リンパ節、胸腺、骨髄、脾臓、扁桃腺

★ 循環系…血液やリンパ液を体中に流通させ、物質の運搬を行う器官系。血管系とリンパ系に分けられる。

へ～！　僕の体重は65kgだから、僕の体内には65kg ÷ 13 = **5 kg = 5 L** の血液が流れているってことか～

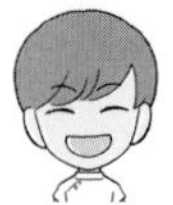

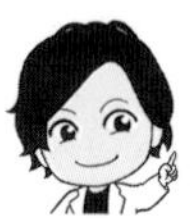

リンパ液の量は**血液の約半分**、組織液の量は**血液の約２倍**ってておさえておくと、イメージしやすいですよ！

次に、これら体液が循環している様子を勉強していきましょう！

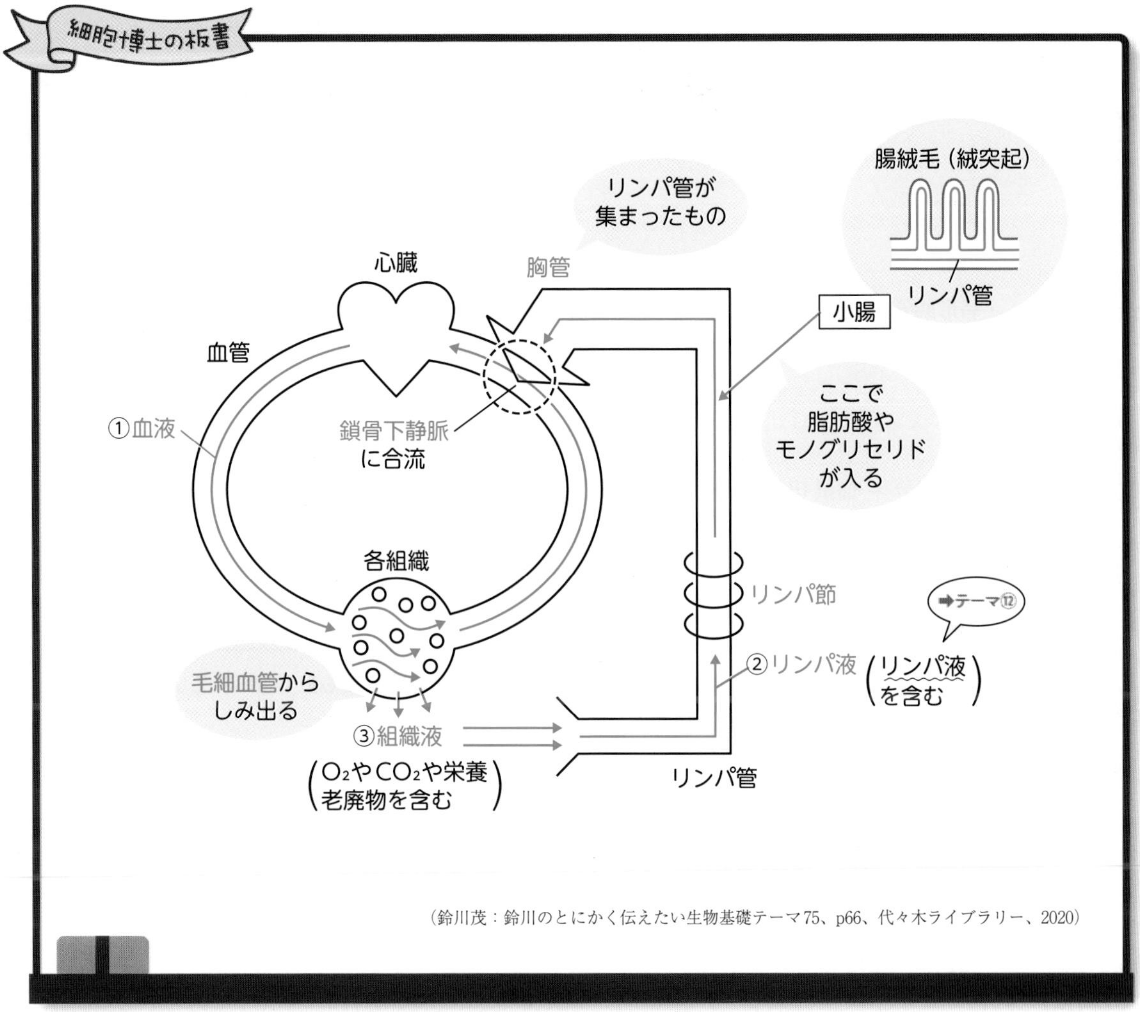

細胞博士の板書

腸絨毛（絨突起）
リンパ管
リンパ管が集まったもの
心臓
胸管
小腸
血管
①血液
鎖骨下静脈に合流
ここで脂肪酸やモノグリセリドが入る
各組織
リンパ節
➡テーマ⑫
②リンパ液（リンパ液を含む）
毛細血管からしみ出る
③組織液
（O_2やCO_2や栄養老廃物を含む）
リンパ管

（鈴川茂：鈴川のとにかく伝えたい生物基礎テーマ75、p66、代々木ライブラリー、2020）

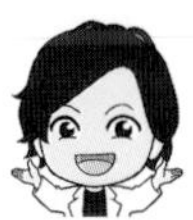

血液が体全体を１周する時間はなんと「約１分」なんですよ！　血流の平均速度はなんと「時速200km」ともいわれているんです！

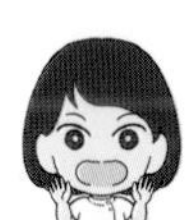

ひえ～💦それだと新幹線くらい速いってことになりますね～！　すごいなあ…

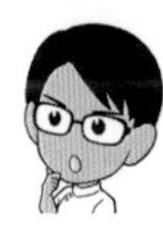

血管にはポンプの役割を果たす心臓があるからか…納得だな。
だとしたら、ポンプがないリンパ液はどのくらいで体全体を１周するのかな？

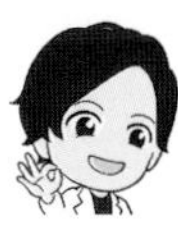

よい疑問ですね！　心臓と直接つながっていないリンパ管を流れるリンパ液は「約12時間」かけて体全体を１周します。これによってリンパ管内に老廃物がたまり、“むくみ”の原因となりますから、右図のようにマッサージすることで“むくみ”が解消されやすくなりますよ♪

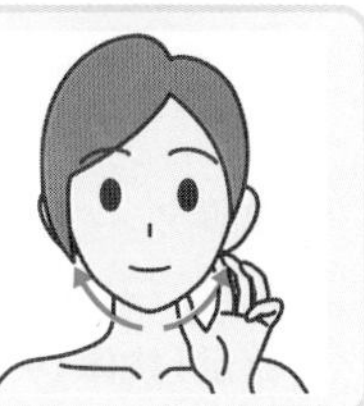

血液の中にはいろいろな成分が入っています。
「血液」の成分を確認しておきましょう！

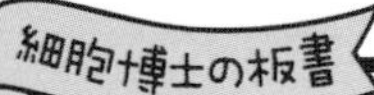

二酸化炭素や
グルコースの運搬も行う

- 有形成分 ＝ 血球（45％） ➡
  - 赤血球…**ヘモグロビン**による**酸素の運搬**
  - 白血球…**免疫**（**食作用**による異物の貪食など）
  - 血小板…**血液凝固**
- 液体成分 ＝ 血漿（55％） ➡
  - 水（90％）
  - 血漿タンパク質（７％） ◀ ・アルブミン ・プロトロンビン ・フィブリノゲン ・ヘパリン ・グロブリン
  - 無機塩類（0.9％）
  - グルコース（0.1％）

血漿タンパク質

・**アルブミン**	…	血液内の**浸透圧**を調節している。血漿に最も多く含まれている
・**プロトロンビン**	…	**血液凝固**因子
・**フィブリノゲン**	…	**血液凝固**因子
・**ヘパリン**	…	**血液凝固を防止**する
・**グロブリン**	…	**抗体**を構成する

（鈴川茂：鈴川のとにかく伝えたい生物基礎テーマ75、p68、代々木ライブラリー、2020）

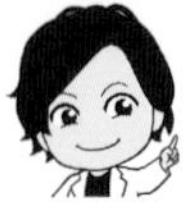

血液の血球成分は45％、血漿成分は55％。
「**決勝（血漿）にGo！Go！（55）**」って覚えておくとよいですよ！

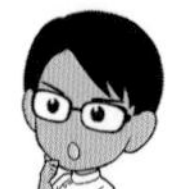

数字はゴロ合わせとかで覚えていくしかないもんな～

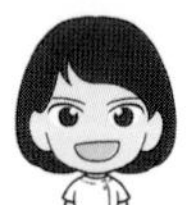

生理食塩水の食塩の濃度0.9％もゴロ合わせで覚えましたよね（➡テーマ①）！
え～と…確か「**ヒトの奥（0.9％）さん、カエルのお婿（0.65％）さん**」だ！

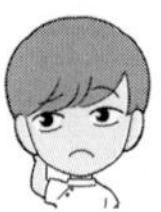

血漿タンパク質がカタカナばかりで
覚えにくいや…（´；ω；｀）

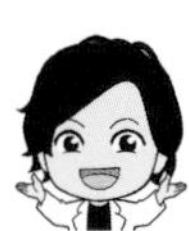

血漿タンパク質に関しては、とりあえず、いちばん多いアルブミンが「**浸透圧**（➡テーマ⑥）」、プロトロンビンとフィブリノゲンとヘパリンが「**血液凝固**（➡テーマ⑩）」、グロブリンが「**抗体**（➡テーマ⑬）」に関係する！ということを知っておきましょう！

最後に、血球について詳しく勉強していきましょう！

細胞博士の板書

	赤血球	白血球	血小板
核	無	有	無
大きさ	7～8μm	6～20μm	2～4μm
数（1㎣当たり）	450万～500万個 （♀）　（♂）	6千～8千個	20万～40万個
寿命	100～120日	3～20日	7～10日
生産場所	骨髄（➡テーマ⑫） （リンパ球は脾臓とリンパ節で生成されることもある）		
破壊場所	脾臓・肝臓（➡テーマ㉜）	脾臓	

（鈴川茂：鈴川のとにかく伝えたい生物基礎テーマ75、p68、代々木ライブラリー、2020）

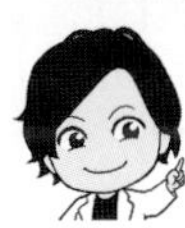

赤血球のはたらきに関してはテーマ㊵&㊶で、白血球のはたらきに関してはテーマ⑫で、血小板のはたらきに関してはテーマ⑩で詳しく勉強していきましょうね！

国試の類題にチャレンジ！

Q1 血液中の濃度の変化が膠質浸透圧に影響を与えるのはどれか。［第107回　2018年］

1．血小板　2．赤血球　3．アルブミン　4．グルコース　5．ナトリウムイオン

Q2 健常な成人の血液中にみられる細胞のうち、核が無いのはどれか。［第107回　2018年］

1．単球　2．好中球　3．赤血球　4．リンパ球

シントウアツ…ってなんだっけ？
もう1回テーマ⑥を復習しておこうっと！

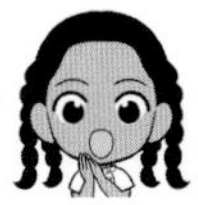

解答&解説

〈Q1〉3：浸透圧の調節を行う血漿タンパク質はアルブミンです。アルブミンは血漿に最も多く含まれるタンパク質です。

〈Q2〉3：核がない血球は赤血球と血小板です。赤血球はもともと赤芽球という血球で、赤芽球が赤血球へと成熟する過程で脱核（➡テーマ⑫）を起こすため、赤血球は無核となります。

テーマ 10

血液凝固と線溶

★★☆

血液凝固は血小板やさまざまな凝固因子によって起こります。本テーマでは血液凝固や線溶のしくみを一つひとつひも解いていきましょう！

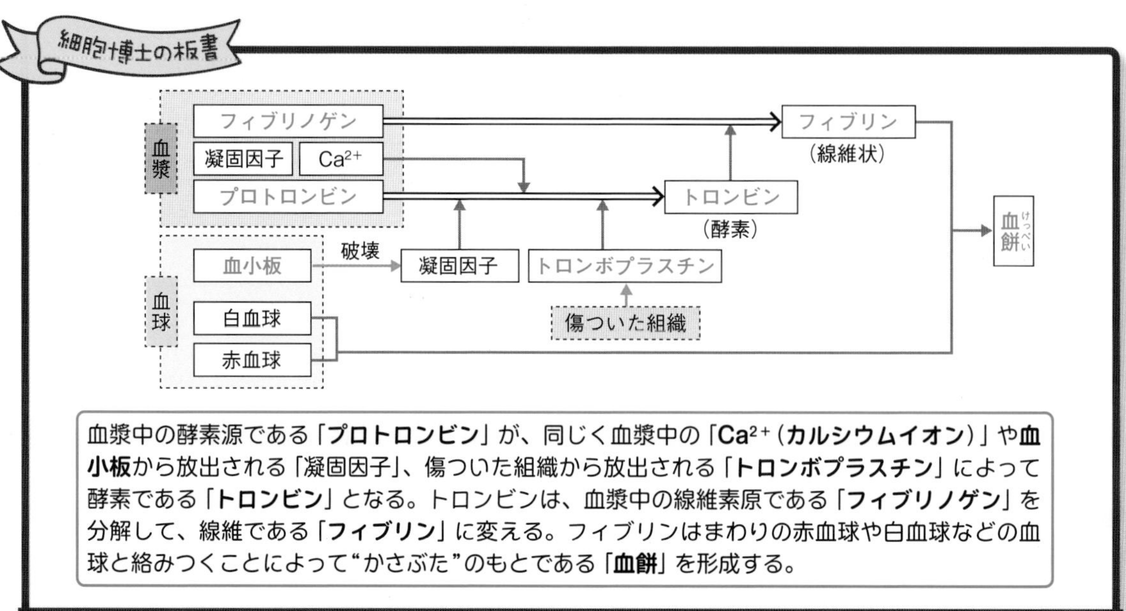

血漿中の酵素源である「**プロトロンビン**」が、同じく血漿中の「**Ca^{2+}（カルシウムイオン）**」や**血小板**から放出される「凝固因子」、傷ついた組織から放出される「**トロンボプラスチン**」によって酵素である「**トロンビン**」となる。トロンビンは、血漿中の線維素原である「**フィブリノゲン**」を分解して、線維である「**フィブリン**」に変える。フィブリンはまわりの赤血球や白血球などの血球と絡みつくことによって“かさぶた”のもとである「**血餅**」を形成する。

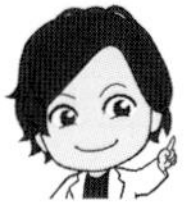

上の図の赤字の用語はとても大切です！絶対に覚えておきましょう！

うわあ(´；ω；`)…血が固まるだけなのに、結構複雑な機構なんですね！

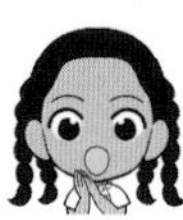

血餅ができる様子を次のイラストで確認しておきましょう！

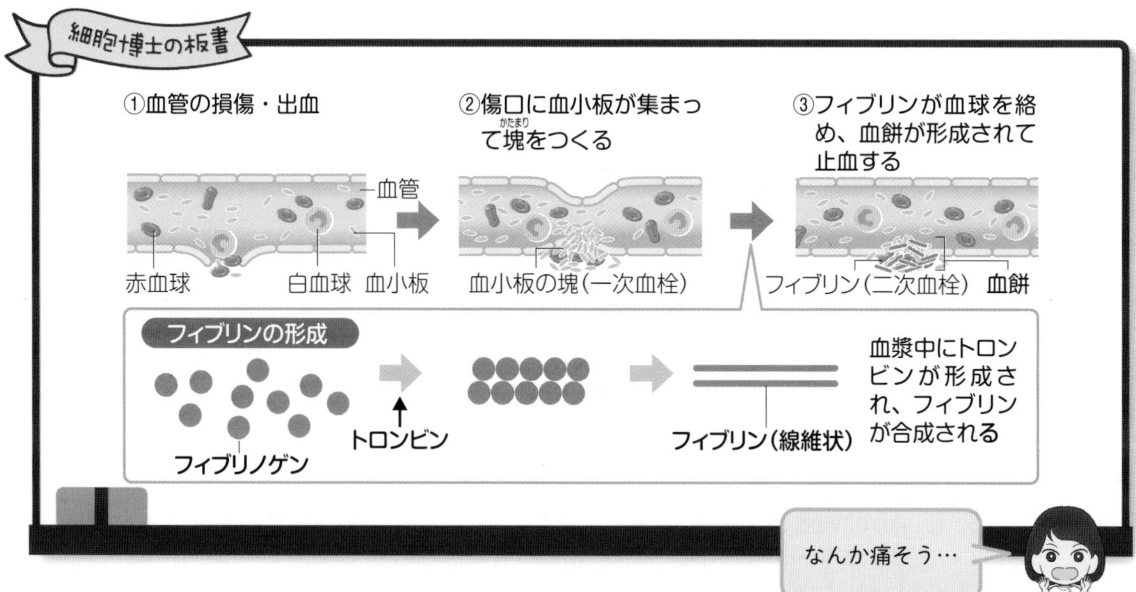

前ページでは、血液凝固の機構を"簡略化"しましたが、
さらに詳しく表記すると、次のようになります。

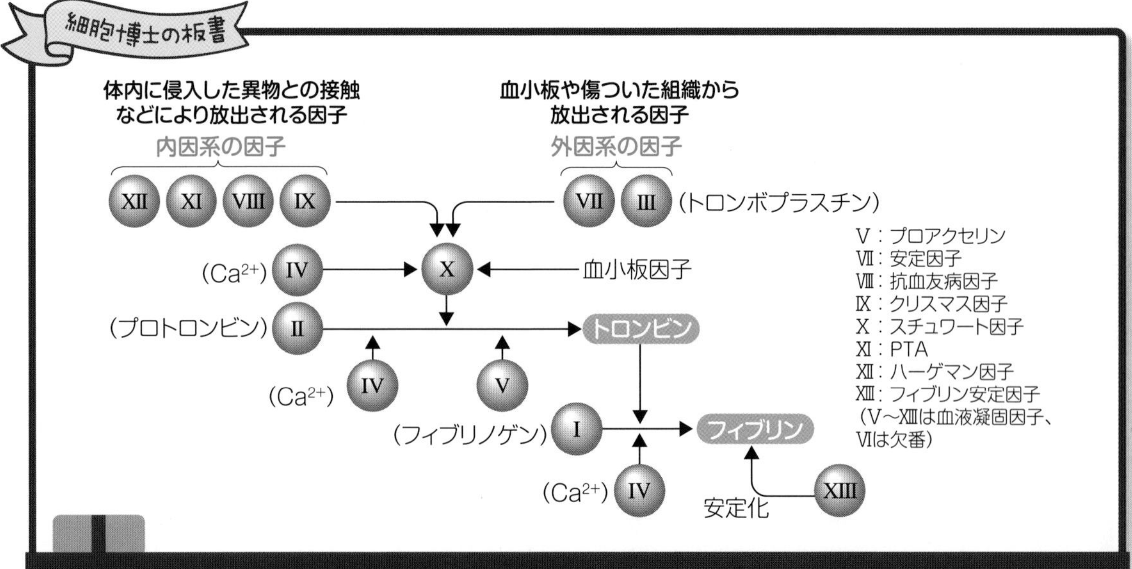

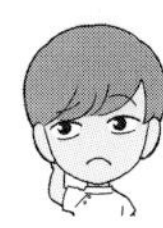

まさか…これ全部覚えなくてはならないんですか(ﾟДﾟ)？

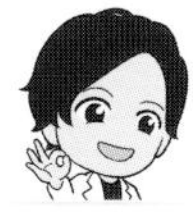

いやいや！　大丈夫ですよ！　ただ、第I～IV因子が、さっき勉強した**フィブリノゲン**、**プロトロンビン**、**トロンボプラスチン**、**Ca^{2+}**なんだな～くらいは覚えておきましょう！　ちなみに、テーマ㊿で勉強する血友病A型の原因が第VIII因子の「抗血友病因子」、血友病B型の原因が第IX因子の「クリスマス因子」であることを軽～くでいいから知っておきましょうね！

次に、試験管内における血液凝固の様子をみていきましょう！

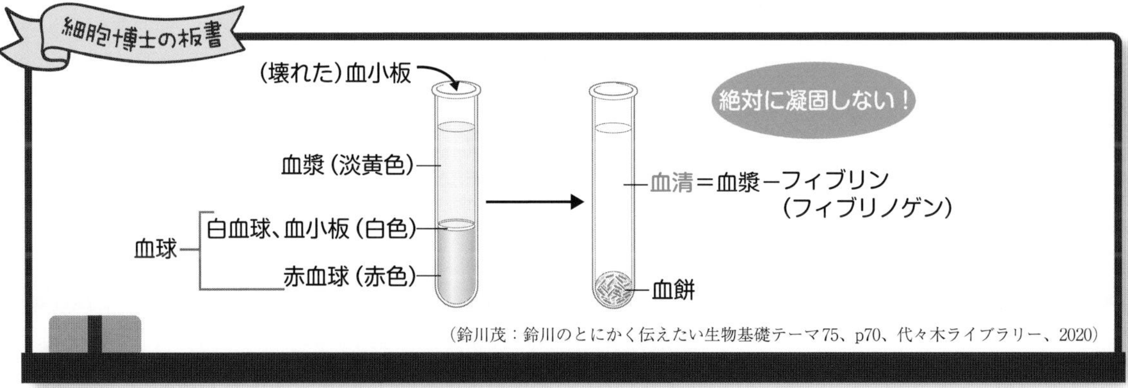

(鈴川茂：鈴川のとにかく伝えたい生物基礎テーマ75、p70、代々木ライブラリー、2020)

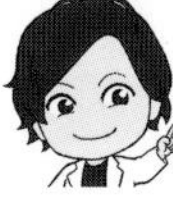

ここでおさえておきたい用語は「**血清**」です。血清は"血漿からフィブリン(またはフィブリノゲン)を除いた**絶対に凝固しない**液体"で、抗体を多く含むため、テーマ⑮で勉強する「血清療法」に深く関連しています。

今度は逆に血液凝固を“防止”する方法です。

細胞博士の板書

（方法）		（理由）
・クエン酸ナトリウムを加える	➡	血漿中のCa^{2+}の除去
・ヘパリンを加える	➡	トロンビンの生成阻害
・**低温**で処理する	➡	酵素（トロンビン）反応の抑制
・**ガラス棒**でかきまぜる	➡	フィブリンの除去

（鈴川茂：鈴川のとにかく伝えたい生物基礎テーマ75、p70、代々木ライブラリー、2020）

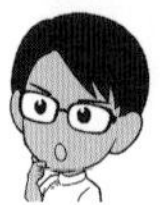

血液凝固の方法を勉強する意味はわかるけど、どうして血液凝固の“防止法”を勉強するんだろう??

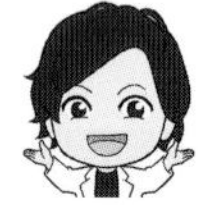

それは、輸血用の血液を保存するなど、あえて血液凝固させないようにする必要もあるからなんです！

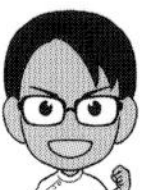

なるほど！　医療の現場を意識してのことなんですね!!

体内では、血液凝固を“解除”する機構があり、その反応を「線溶」といいます。

細胞博士の板書

線溶はプラスミンという酵素によって血餅が溶解される反応！

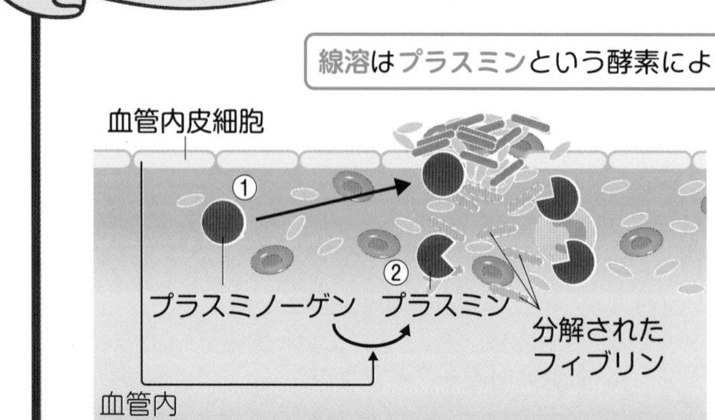

血漿中の「**プラスミノーゲン**」が血餅に取り込まれる（図中の①）と、血管内皮細胞が分泌する物質によって「**プラスミン**」となる（図中の②）。その後、プラスミンによって血餅は溶解される。

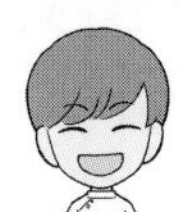

ようするに、血液凝固と線溶は逆の反応なんだね…

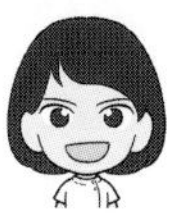

傷ついた血管が治ったら、そりゃあ“かさぶた”は必要なくなるもんね～！　ヒトの体って本当によくできているわあ(*^^*)

最後に、血液凝固の機能が高くなることで発症するDICについて勉強しましょう！

細胞博士の板書

DIC（播種性血管内凝固症候群）とは何なのか!?

体のさまざまな領域で血液凝固の機能が**高く**なる

⇩

結果的に血小板と凝固因子が**消費**されてしまう

⇩

生命の維持にとって不可欠な臓器などでの血液凝固が**起こらなくなる**

⇩

出血傾向へ（出血しやすい、または出血すると血が止まりにくい状態）

⇩

「白血病」などの「がん」や「敗血症」などに併発しやすい

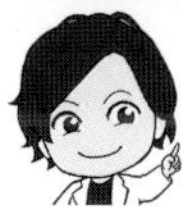

出血傾向は、Ca^{2+}を細胞内に集める**ビタミンK**が不足することでも起こります。この作用に関しては、テーマ㉟で詳しく勉強しましょう！

国試の類題にチャレンジ！

Q1 血清に含まれないのはどれか。　［第102回　2013年］

1．インスリン　2．アルブミン　3．γ－グロブリン
4．β－グロブリン　5．フィブリノゲン

Q2 血液の凝固・線溶系について正しいのはどれか。　［第103回　2014年］

1．トロンビンは血栓を溶解する。
2．フィブリンは一次血栓を形成する。
3．プラスミンはフィブリノゲンからつくられる。
4．損傷を受けた血管内皮に血小板が付着する。

解答&解説

〈Q1〉5：血清は血漿からフィブリン（またはフィブリノゲン）を除いた液体です。

〈Q2〉4：血小板は損傷を受けた血管内皮に付着することで一次血栓を形成します。1．血栓（血餅）を溶解するのはプラスミンです。2．一次血栓を形成するのは血小板で、フィブリンは二次血栓を形成します。3．プラスミンはプラスミノーゲンからつくられます。

生体防御と免疫

「生体防御」と「免疫」という言葉の意味は似ているようで違います。
本テーマではその違いを明確にしつつ、体の防御システムを1から勉強していきましょう！

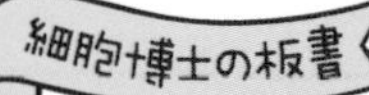

生体防御とは何なのか!?

病原体の体内への侵入を防いだり、侵入した病原体を排除したりする体のしくみ

免疫とは何なのか!?

生体防御のうち、侵入してしまった病原体を排除する体のしくみ

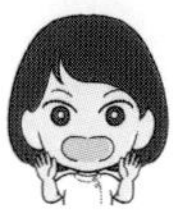

へ〜！　「生体防御」と「免疫」は同じ意味だと思っていました〜
…といっても、文章だと違いがわかりにくいや〜

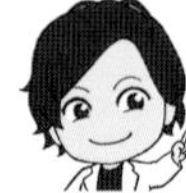

それならば！　次のようなイメージで「生体防御」と「免疫」の違いをおさえていきましょう！

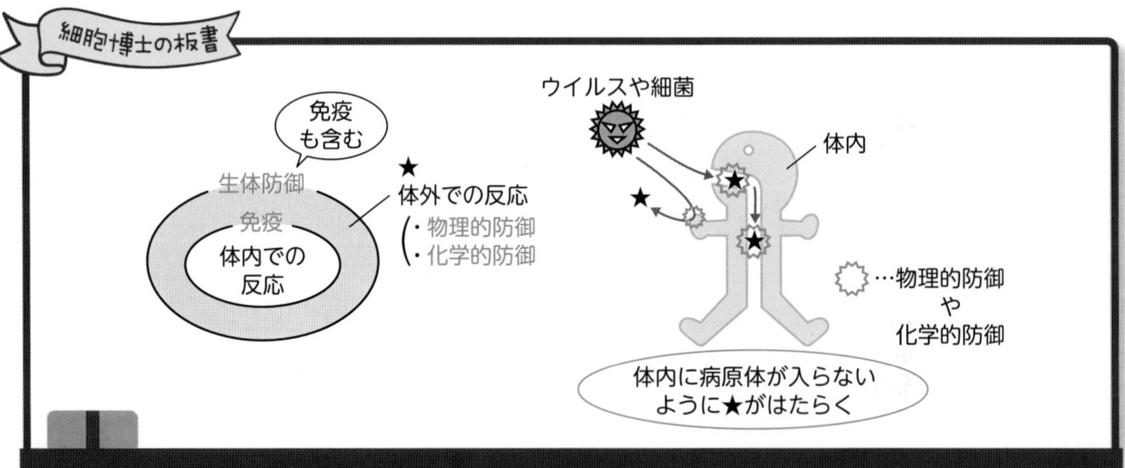

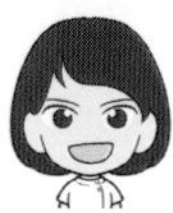

なるほど！　“免疫は生体防御の一部”と考えればいいんですね！

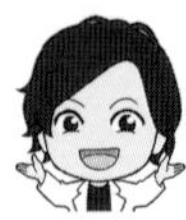

体外には細菌やウイルスなどの病原体は多いですが、あまり体内には入ってこられません。なぜかというと、上の★で示した「**物理的防御**」と「**化学的防御**」があるからなんです！

まずは、「物理的防御」のおさえるツボを紹介します！
細胞博士が選んだ４選をご覧ください！

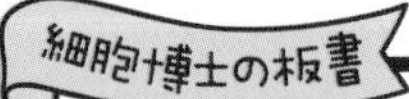

細胞博士が選ぶ「物理的防御」の４選!!

①皮膚

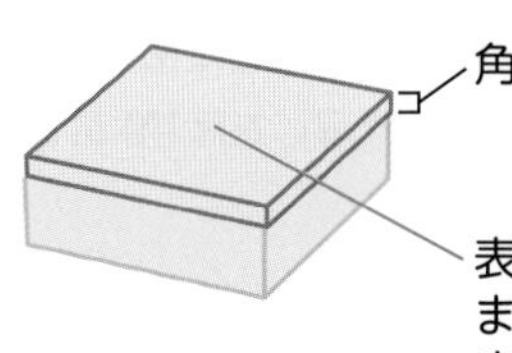

②粘液や線毛

例　気管の上皮

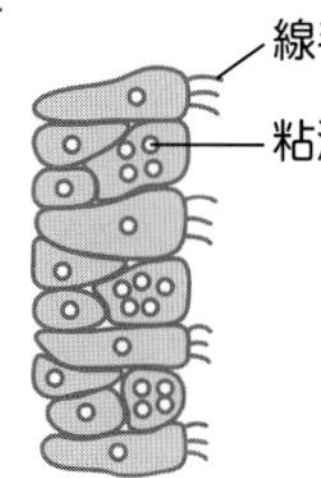

③血液凝固

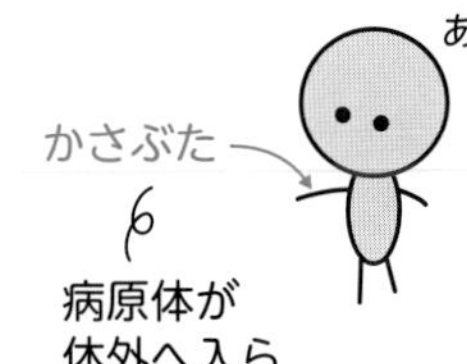

④せきやくしゃみ

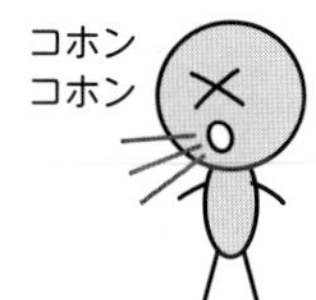
コホン
コホン

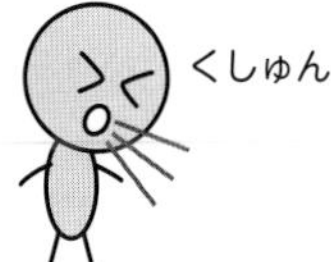
くしゅん
病原体などを
体外に送り出す！

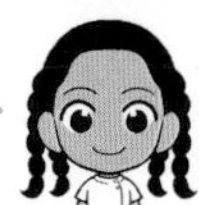

まずは体内に病原体が入らないように、「物理的」に「防御」するんですね～！

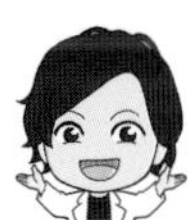

とくに、“最大の臓器”である皮膚の構造に注目しておくとよいですよ！　皮膚の表面にある**角質層のおかげでウイルスが体内に入ってこられないこと**（ウイルスは生きた細胞にしか寄生できない）、皮膚が**弱酸性であるから細菌が体内に入ってこられないこと**を知っておきましょう！

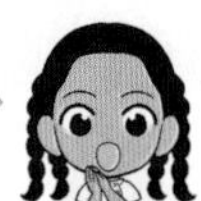

なるほど～！　確かに、皮膚がなければウイルスや細菌たちは入ってき放題ですね。

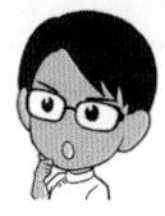

ところで、どんなしくみで皮膚は弱酸性になるんだろう…

皮膚は**汗**や**皮脂**によって弱酸性になります。イメージしていくと、こうです！

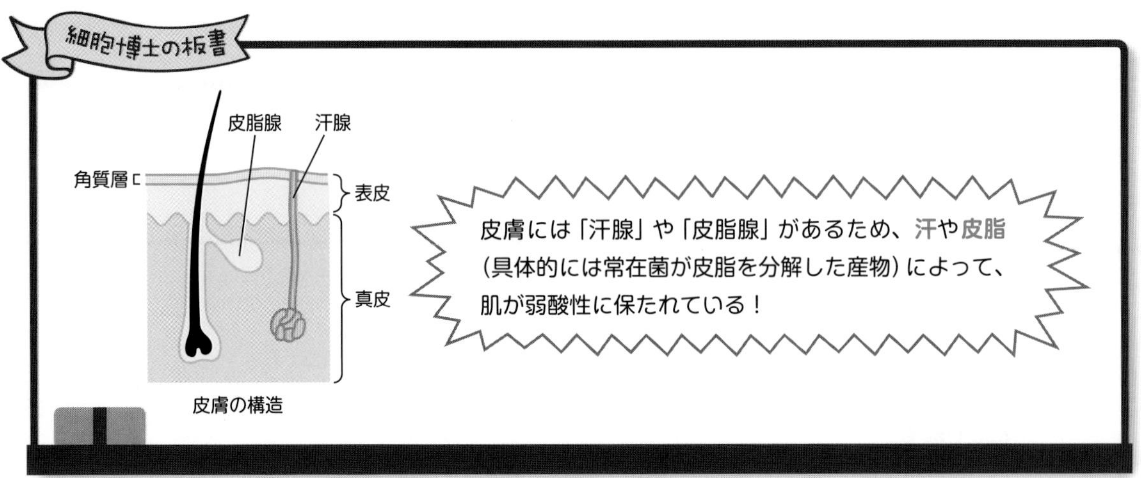

細胞博士の板書
皮脂腺
汗腺
角質層
表皮
真皮
皮膚の構造
皮膚には「汗腺」や「皮脂腺」があるため、汗や皮脂
（具体的には常在菌が皮脂を分解した産物）によって、
肌が弱酸性に保たれている！

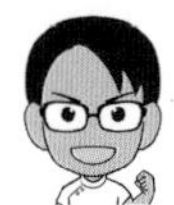

皮膚の常在菌によって病原体が体内に入りにくくなるのは、
こういうしくみがあるからなのか〜！

次に、「化学的防御」のおさえるツボである３選をみていきましょう！

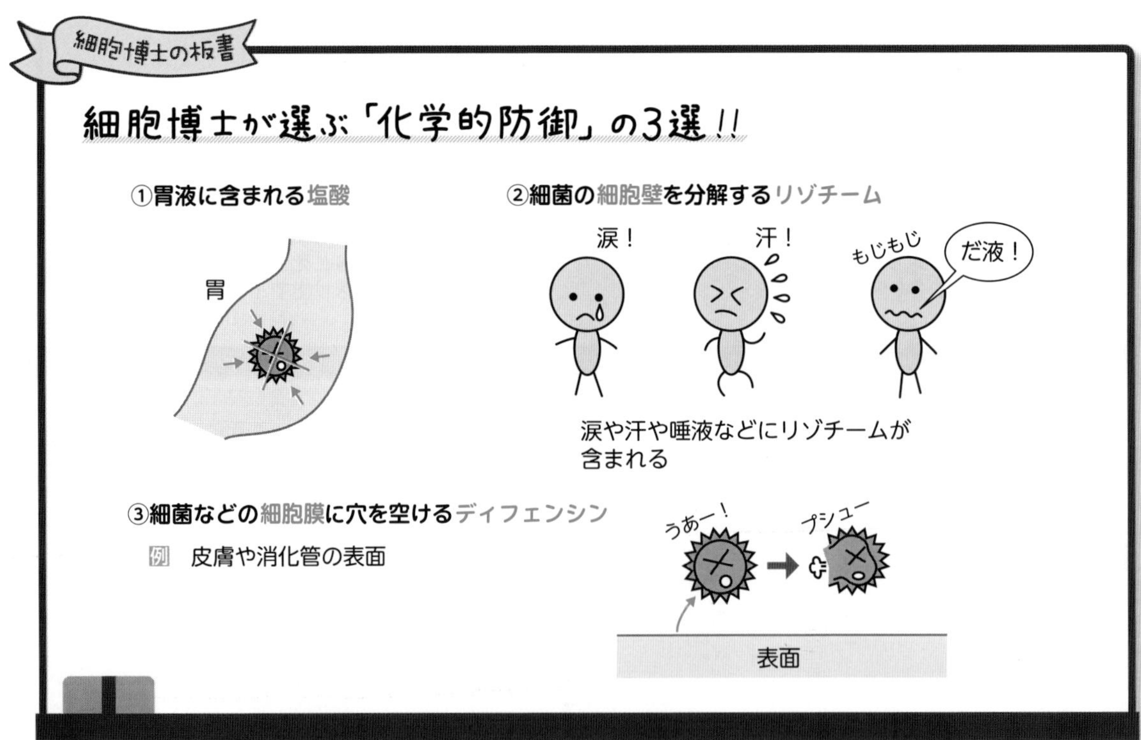

細胞博士の板書
細胞博士が選ぶ「化学的防御」の３選!!
①胃液に含まれる塩酸
胃
②細菌の細胞壁を分解するリゾチーム
涙！
汗！
もじもじ
だ液！
涙や汗や唾液などにリゾチームが
含まれる
③細菌などの細胞膜に穴を空けるディフェンシン
例　皮膚や消化管の表面
うあー！
プシュー
表面

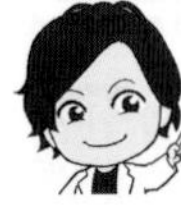

ここでおさえておきたい用語は「**リゾチーム**」や「**ディフェンシン**」です。
リゾチームは細菌の“**細胞壁**”に、ディフェンシンは細菌の“**細胞膜**”に作用するんです！
どちらもウイルスではなく細菌に作用するんですよ〜！

**最後に、「免疫」のおさえるツボを紹介します！
免疫は次のように２つに大別されます。**

細胞博士の板書

「免疫」を２大別!!

体内に侵入してしまったウイルスや細菌などの病原体は次の２つの免疫システムで排除される！

- ・自然免疫 … **生まれながらにもつ免疫**。どんな病原体でも攻撃する。
  ⇒ 効果が現れるまで、なんと 数時間！
- ・適応免疫 … **生後に獲得する免疫**。特定の病原体のみを攻撃する。
  ⇒ 効果が現れるまで１週間くらい必要であるが、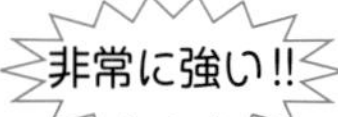

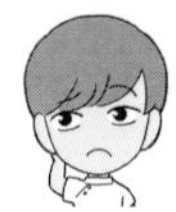

また新しい用語が出てきた〜
覚えられるか心配だなあ…

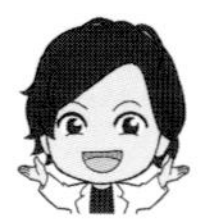

「自然免疫」に関してはテーマ⑫、「適応免疫」に関してはテーマ⑬と⑭で詳しく勉強していきます！　一つひとつていねいに理解していけば大丈夫ですよ！

国試の類題にチャレンジ！

Q1 皮膚の構造と機能について正しいのはどれか。　［第104回　2015年］

1．皮膚表面は弱酸性である。
2．粘膜は細菌が繁殖しにくい。
3．皮脂の分泌量は老年期に増加する。
4．アポクリン汗腺は全身に分布している。

Q2 涙や唾液、汗などに含まれ、細菌の細胞壁を分解するタンパク質はどれか。

1．ケラチン　2．ディフェンシン　3．マクロファージ　4．リゾチーム

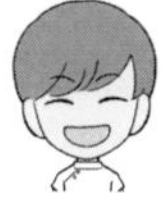

病原体が体内に入るまでに防御するしくみも
きちんとおさえておく必要があるんだなあ…

解答&解説

〈Q1〉 1：皮膚表面は汗や皮脂の分解によって弱酸性となり、細菌の繁殖を妨いでいます。4．アポクリン汗腺は脇の下や外耳道などに分布しています。全身に分布している汗腺はエクリン汗腺です。

〈Q2〉 4：リゾチームは細菌の細胞壁を分解するタンパク質です。1．ケラチンは皮膚の角質層を構成しているタンパク質です。2．ディフェンシンは細菌の細胞膜に穴を空けるタンパク質です。3．マクロファージは食作用を行う白血球の１種です（➡テーマ⑫）。

テーマ 12

自然免疫と白血球

テーマ⑪で勉強したように、自然免疫は「生まれながらにもつ免疫」です。
おさえておくべきキーワードは「NK細胞」「食作用（貪食）」「炎症」です！

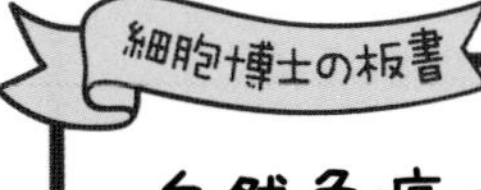

細胞博士の板書

自然免疫のおさえておくべきキーワード3選！

① **NK細胞**による感染細胞やがん細胞への攻撃
②食細胞による**食作用**（**貪食**）
③マクロファージや肥満細胞や好中球による**炎症**

すごい！　これが、私たちが赤ちゃんのときから備わっている免疫なんですね～！

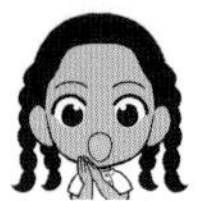

まずは①「NK細胞（ナチュラルキラー細胞）」について勉強していきましょう！

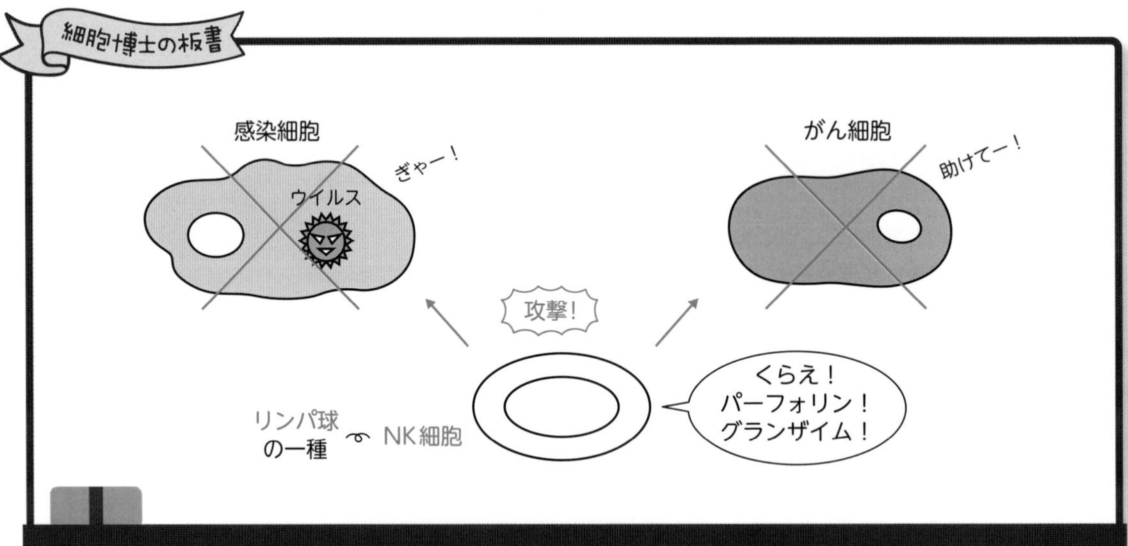

細胞博士の板書
感染細胞
ぎゃー！
ウイルス
がん細胞
助けてー！
攻撃！
くらえ！
パーフォリン！
グランザイム！
リンパ球の一種
NK細胞

NK細胞かっこいい！　パーフォリンとグランザイムっていう物質で悪い細胞たちをやっつけるんですね！

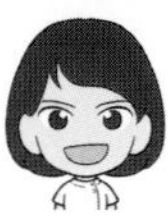

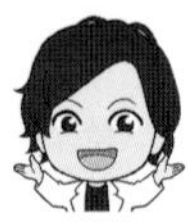

がんは日本人の死因の第１位です💧
NK細胞さんの偉大さがうかがえますね～！

次は②「食作用（貪食）」についてです！

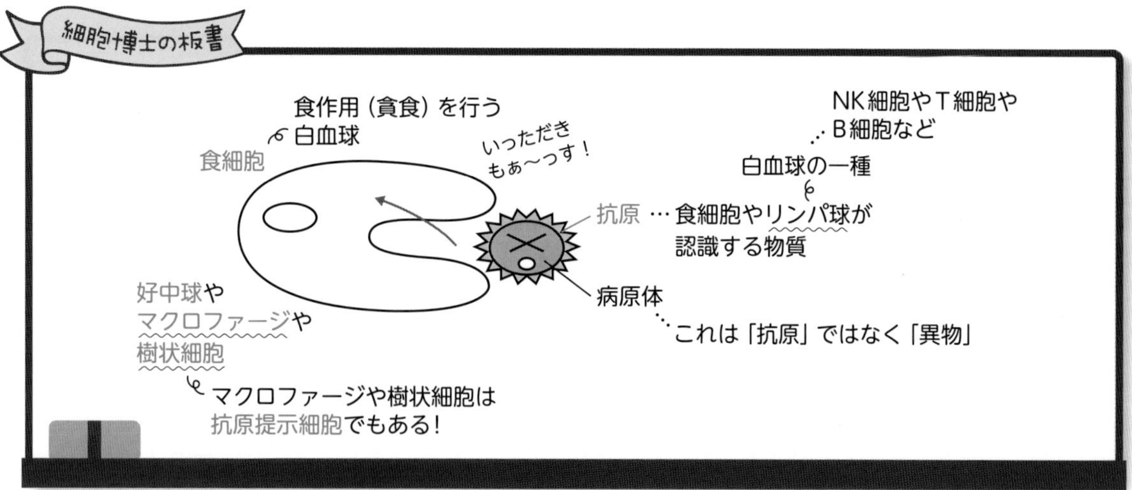

これは確かテーマ⑤の「エンドサイトーシス」で勉強した内容ですね！

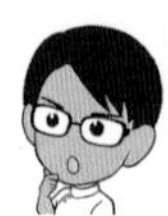

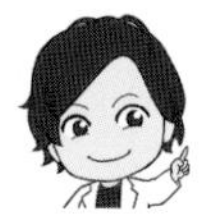

抗原は「病原体などの異物の表面などに存在していて、食細胞やリンパ球が認識する物質」です。**「異物＝抗原」ではないこと**に注意しましょうね!!

白血球はどのように生じるのか？　その分化の様子をみていきましょう！

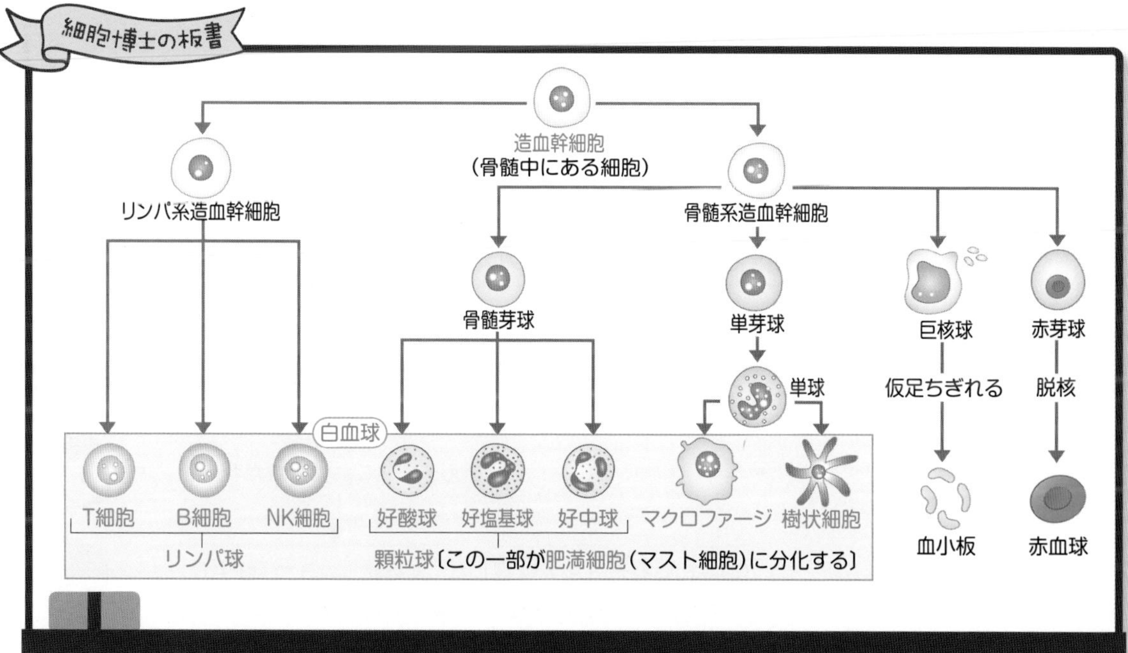

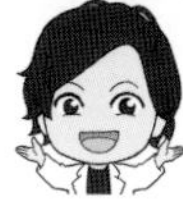

前の板書にNK細胞は「リンパ球」、好中球やマクロファージや樹状細胞は「食細胞」とありましたが、これらはすべて“白血球”です。白血球にはこんなにも多くの種類があるんですよ〜！

白血球の分類はとても複雑！　一つひとつていねいに確認していきましょう！

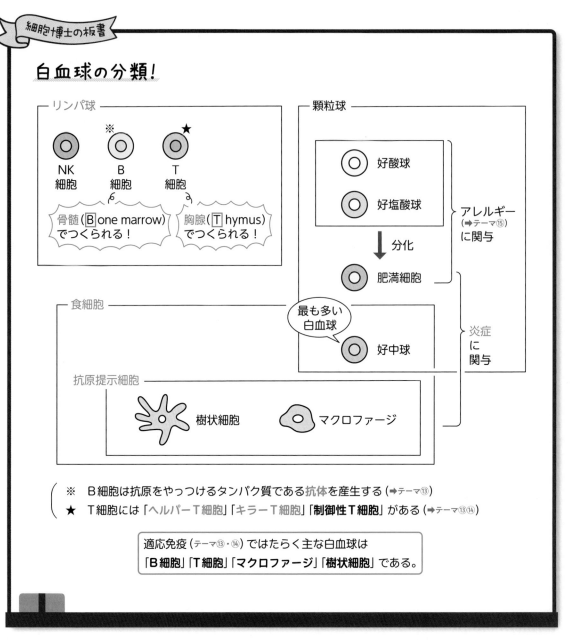

細胞博士の板書

白血球の分類！

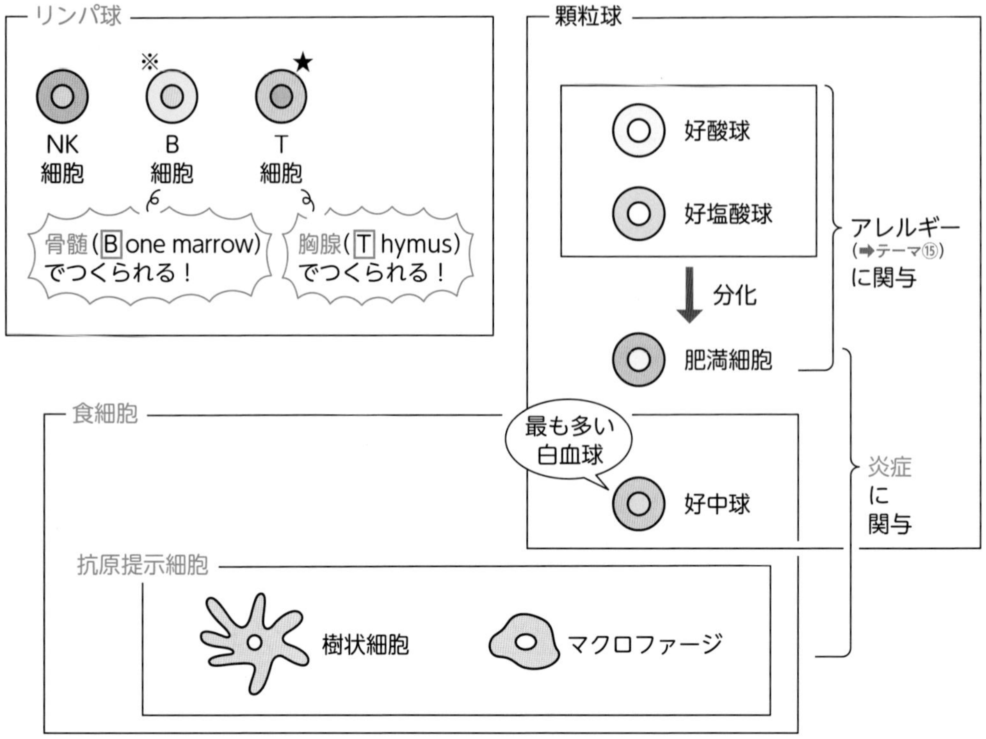

リンパ球

NK細胞	※B細胞	★T細胞

骨髄（[B]one marrow）でつくられる！（B細胞）

胸腺（[T]hymus）でつくられる！（T細胞）

顆粒球

- 好酸球
- 好塩基球

↓分化

- 肥満細胞

（好酸球・好塩基球・肥満細胞）アレルギー（➡テーマ⑮）に関与

最も多い白血球

- 好中球

食細胞

抗原提示細胞

- 樹状細胞
- マクロファージ

（肥満細胞・好中球・樹状細胞・マクロファージ）炎症に関与

※　B細胞は抗原をやっつけるタンパク質である**抗体**を産生する（➡テーマ⑬）

★　T細胞には「**ヘルパーT細胞**」「**キラーT細胞**」「**制御性T細胞**」がある（➡テーマ⑬⑭）

適応免疫（テーマ⑬・⑭）ではたらく主な白血球は「**B細胞**」「**T細胞**」「**マクロファージ**」「**樹状細胞**」である。

ひえ〜！　これは複雑だわ〜！

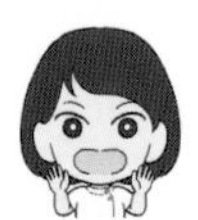

僕はまず本テーマで勉強した「食細胞」の３つ（好中球、マクロファージ、樹状細胞）を覚えることにするよ〜

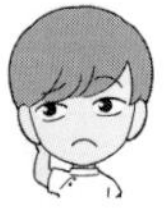

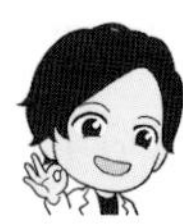

それが懸命ですよ！　一気に覚えていくのは大変なので、今は食細胞だけおさえておいて、テーマ⑬・⑭を勉強していくなかで「リンパ球」や「抗原提示細胞」も覚えていきましょう！

最後に③「炎症」について勉強していきましょう！

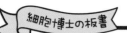

細胞博士の板書

炎症の4徴候「発赤」「痛み」「腫脹（腫れ）」「発熱」！

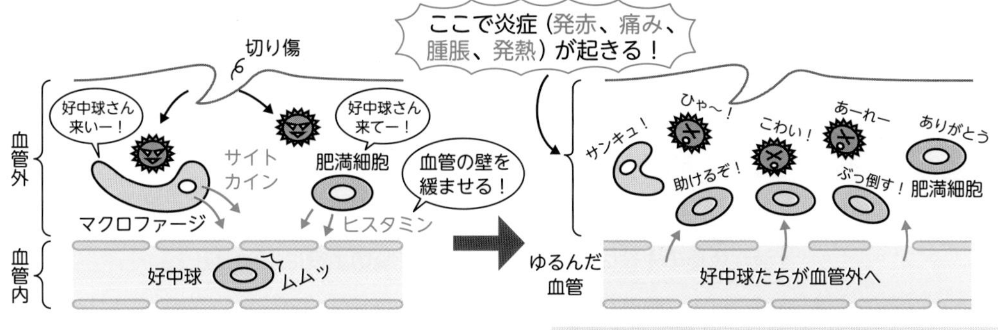

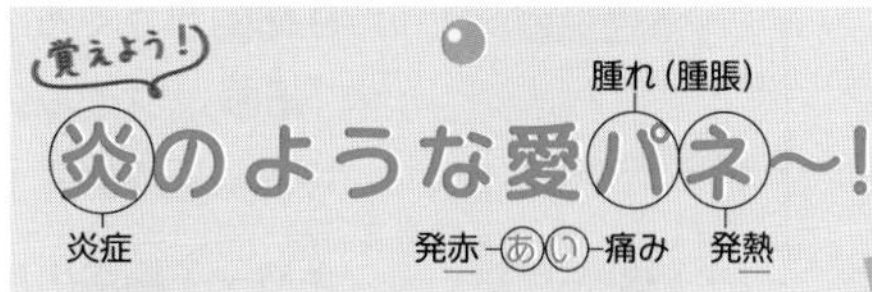

切り傷などが原因で病原体が体内（血管外）に侵入すると、それを察知した**肥満細胞**が**ヒスタミン**を放出し血管壁がゆるむ。同様に病原体を察知した**マクロファージ**が**サイトカイン**を放出すると、サイトカインに引き寄せられた血管内の**好中球**が血管外へ**遊走**し、炎症が起きる！

⇒ 炎症は皮膚表面の近く（血管の外）で起こるから、「赤く腫れた」状態が目で見てわかる！

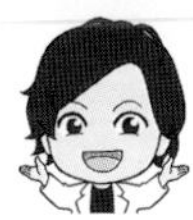

上記の4徴候は“ケルススの4徴候”っていうんですよ。“ガレノスの5徴候”だと、これに「**機能障害**」が加わることになるんです！

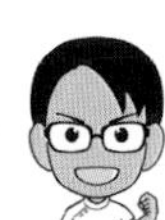

毎度のことだけど、博士のゴロは覚えやすいや～！

国試の類題にチャレンジ！

Q1 貪食能を有する細胞はどれか。［第105回　2016年］

1．好酸球　2．Bリンパ球　3．線維芽細胞　4．血管内皮細胞　5．マクロファージ

Q2 炎症の4徴候に含まれるのはどれか。2つ選べ。［第110回　2021年］

1．壊疽　2．腫脹　3．腫瘍　4．発赤　5．浮腫

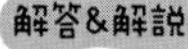

解答&解説

〈Q1〉5：食作用を行い、貪食を行う白血球は「好中球」「マクロファージ」「樹状細胞」です。「貪食」とは、食細胞が異物を取り込み、抗原などを分解して消化する過程のことを指します。細胞内に異物を取り込むだけの作用である「食作用」との違いに注意しましょう！

〈Q2〉2、4：ケルススの4徴候は「発赤」「痛み」「腫脹（腫れ）」「発熱」です。

テーマ12　自然免疫と白血球

テーマ 13

適応免疫①（液性免疫）

★★☆

テーマ⑪で勉強したように、適応免疫は「生後に獲得する免疫」です。
適応免疫は次のように2つに大別されます。

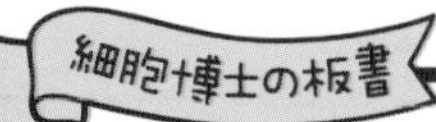

「適応免疫」を2大別!!

液性免疫の主役は「B細胞」、細胞性免疫の主役は「T細胞」

- 液性免疫 … **B細胞**がつくる「**抗体**」による免疫
  ⇒「**細菌**」「**ウイルス**」「**ヘビ毒などの毒素**」「**花粉などのアレルゲン**」などに対して攻撃する！
- 細胞性免疫 … **キラーT細胞**の攻撃による免疫
  ⇒「**ウイルスなどが感染した細胞**」「**がん細胞**」「**臓器などの移植片**」「**結核菌（ツベルクリン）**」などに対して攻撃する！

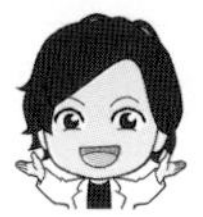

液性免疫と細胞性免疫の大きな違いは「**抗体をつくるかつくらないか**」です。各免疫の対応する異物の種類も軽くおさえておきましょう！

へぇ〜！　すべての免疫には抗体が関係していると思っていました〜！　抗体による免疫は「液性免疫」だけなんですね〜！

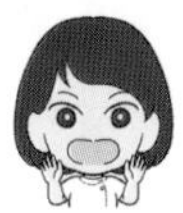

適応免疫のなかでも「液性免疫」のようすを次の図で確認しておきましょう

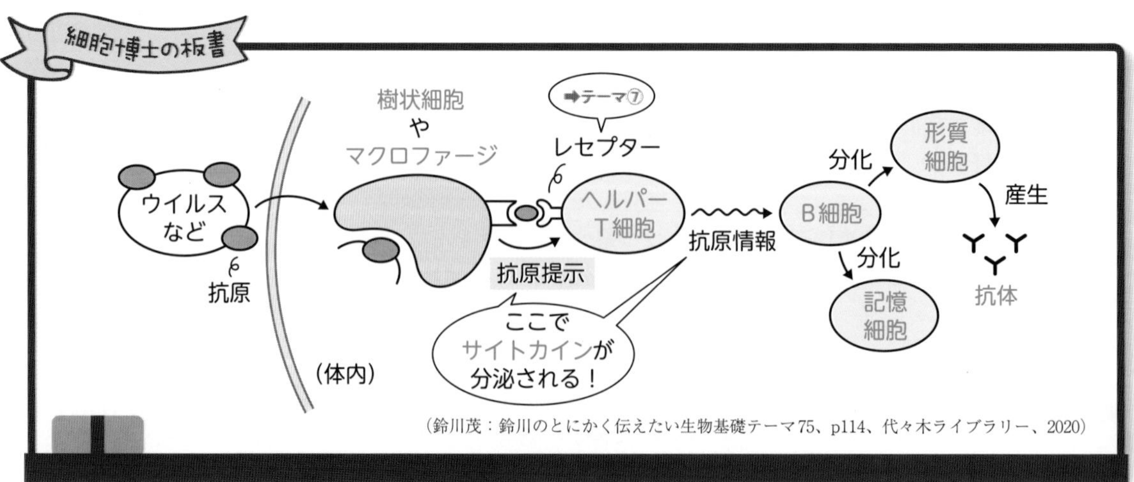

（鈴川茂：鈴川のとにかく伝えたい生物基礎テーマ75、p114、代々木ライブラリー、2020）

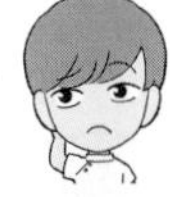

少し複雑すぎて、頭に入らないや…

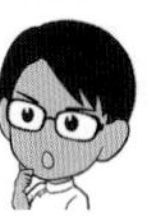

確か、サイトカインはテーマ⑦とテーマ⑫で勉強したような…

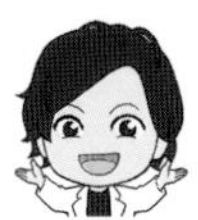

サイ君！　それなら次にわかりやすいイラストで表現してみますね♪
ゴル君!!　そのとおり！サイトカインは「他の細胞を運動させる」リガンドでしたね！

液性免疫の様子をわかりやすくイラストで表現してみました！
細胞たちを擬人的に表現していくと非常にわかりやすくなりますね!!

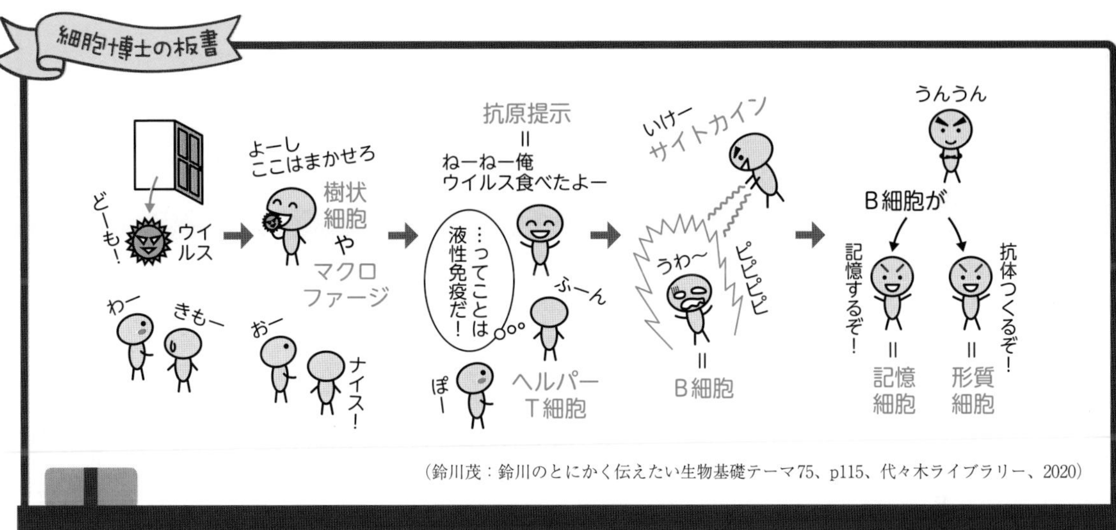

（鈴川茂：鈴川のとにかく伝えたい生物基礎テーマ75、p115、代々木ライブラリー、2020）

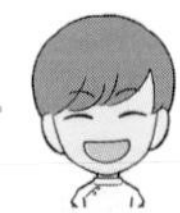

確かにこれならわかりやすいや！

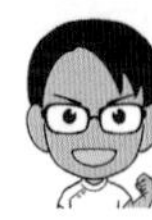

僕たちの体の中で、免疫細胞たちがこんなにも頑張ってくれているなんて…感動（T＾T）

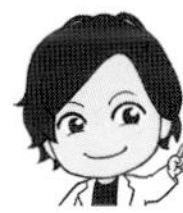

ここでテーマ⑫の内容を復習しましょう！　樹状細胞とマクロファージは「**食細胞**」と「**抗原提示細胞**」を兼任している細胞、T細胞とB細胞は「**リンパ球**」でしたね！

次に、抗体について詳しく勉強していきましょう！

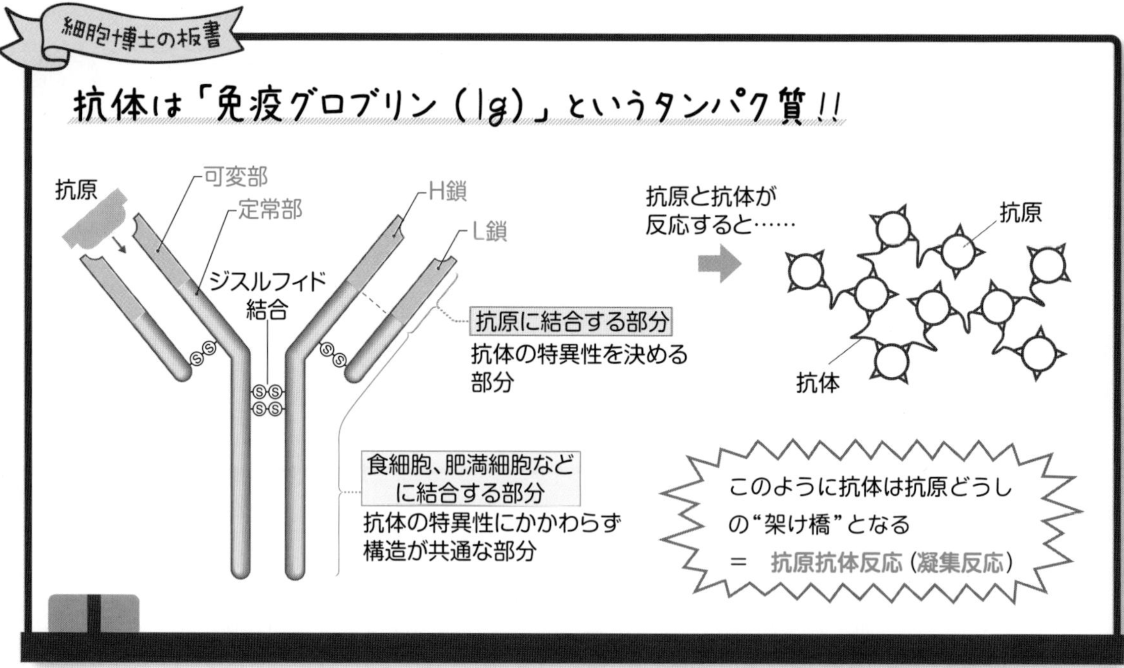

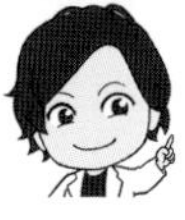

H鎖のHは「重い＝Heavy」、L鎖のLは「軽い＝Light」の意味ですよ～！
また、抗原と結合した抗体は、食細胞や肥満細胞とも結合することで、自然免疫を活性化するんです！　この作用を「オプソニン化」というんですよ～

抗体って変わった形しているな～…
なんかアルファベットの「Y」みたいだわ～…

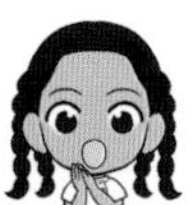

体内に同じ抗原が２回目に侵入したときの抗体の産生量をみてみましょう！

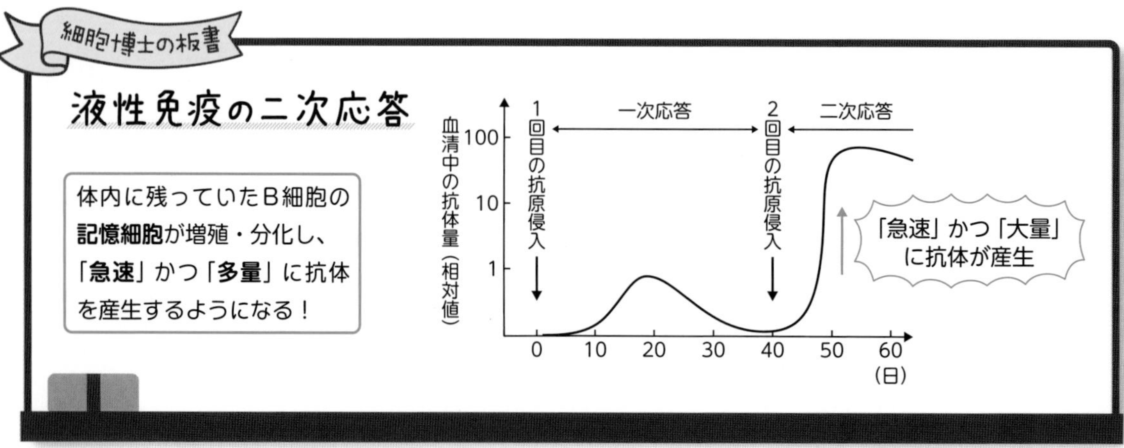

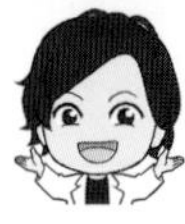

テーマ⑮で勉強する「予防接種（ワクチン療法）」は、この二次応答のしくみによるものなんです！　そう考えると、記憶細胞さんに感謝感謝ですね。

抗体にはいくつかの種類があります。一つひとつていねいにみていきましょう！

細胞博士の板書

抗体の種類！

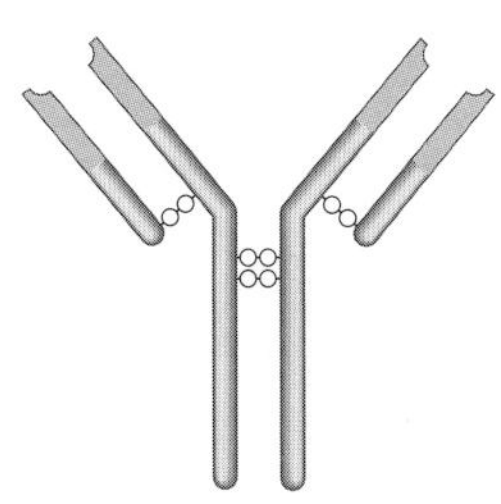

IgGやIgEは一般的な形！

IgG…血液中に最も多い免疫グロブリン。**胎盤を通過できるので、血液を介して母親から胎児へと受け渡される。**

IgE…肥満細胞に結合することで**即時型アレルギー（Ⅰ型アレルギー）**に関与する。

IgAやIgMは少し複雑な形！

IgA

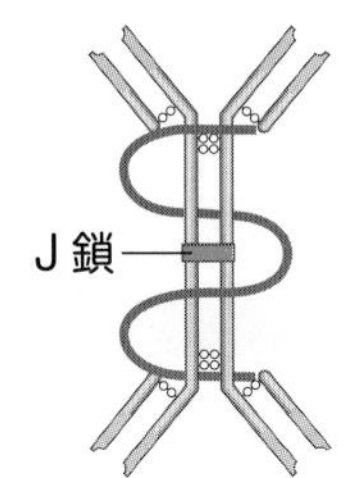

最も産生量の多い免疫グロブリン。呼吸器や消化管の粘膜表面（体外）に分泌される。（IgAはIgGのような一般的な形になることもある）

IgM

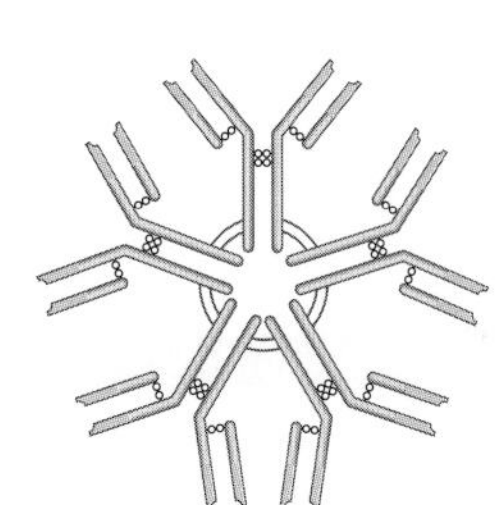

感染の初期につくられる。感染が起こるとまずIgMが産生され、その後IgGへと変化する。

（増田敦子：新訂版　解剖生理をおもしろく学ぶ，p245，サイオ出版，2015）

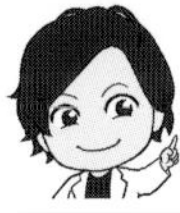

IgGが最もメジャーな抗体、IgEはアレルギーに関与する抗体です。二次応答のほとんどはIgGによるものなんですよ～！　IgEに関してはテーマ⑮でも詳しく勉強していきましょうね～！

国試の類題にチャレンジ！

Q1 免疫担当細胞とその機能の組合わせで正しいのはどれか。〔第100回　2011年〕

1．好中球 ―― 抗原の提示　　2．肥満細胞 ―― 補体の活性化

3．形質細胞 ―― 抗体の産生　　4．ヘルパーT細胞 ―― 貪食

Q2 新生児や乳児が胎児期に母体から受け取った抗体は次のどれか。〔第111回　2022年〕

1．IgA　　2．IgD　　3．IgG　　4．IgM

解答&解説

〈Q1〉 3：形質細胞は抗体を産生します。1．好中球は貪食を行います。2．肥満細胞はアレルギーに関与します（➡テーマ⑮）。4．ヘルパーT細胞は抗原の提示を行います。

〈Q2〉 3：胎盤を通過する唯一の抗体はIgGであり、最もメジャーな抗体です。2．IgDはIgGやIgEと同じ一般的な形をしていますが、機能については不明な点が多い抗体です。

適応免疫②（細胞性免疫） ★★☆

テーマ⑬で勉強したように、細胞性免疫は「キラーT細胞の攻撃による免疫」です。
細胞性免疫の様子を次の図で確認していきましょう！

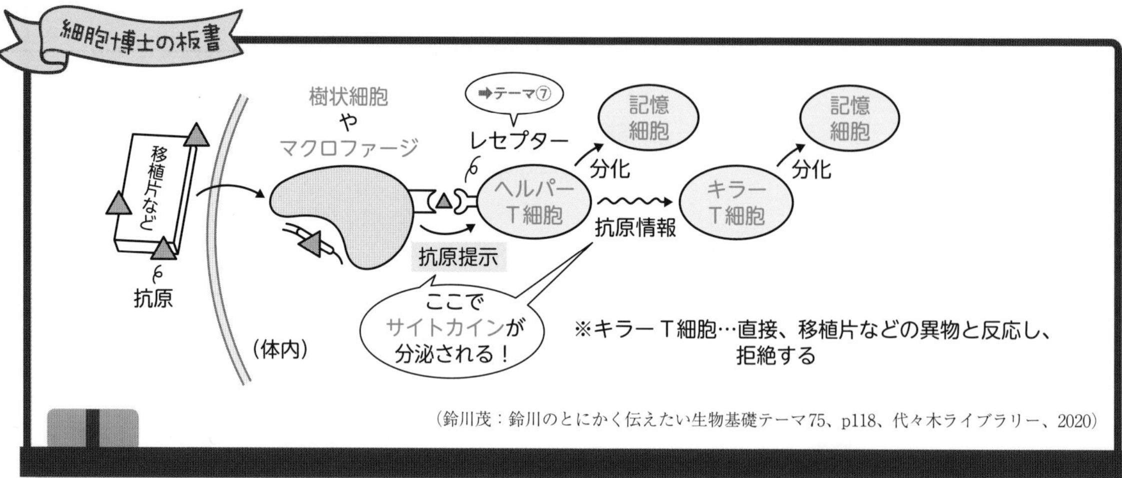

（鈴川茂：鈴川のとにかく伝えたい生物基礎テーマ75、p118、代々木ライブラリー、2020）

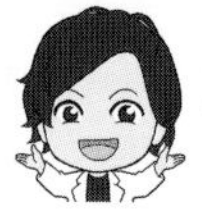

細胞性免疫は液性免疫と違って、「**抗体をつくらない**」免疫です！　ウイルスとかではなく、移植片やがん細胞などをやっつけるんです！

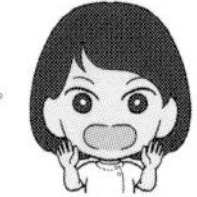

うわあ！　キラーT細胞が大活躍するんですね！

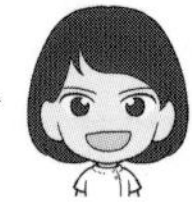

博士～　テーマ⑬のときのようなわかりやすいイラストはありませんか～？

テーマ⑬の液性免疫のときと同様、わかりやすくイラストで表現してみました！
免疫のしくみは擬人化で理解していくに越したことはないですね！

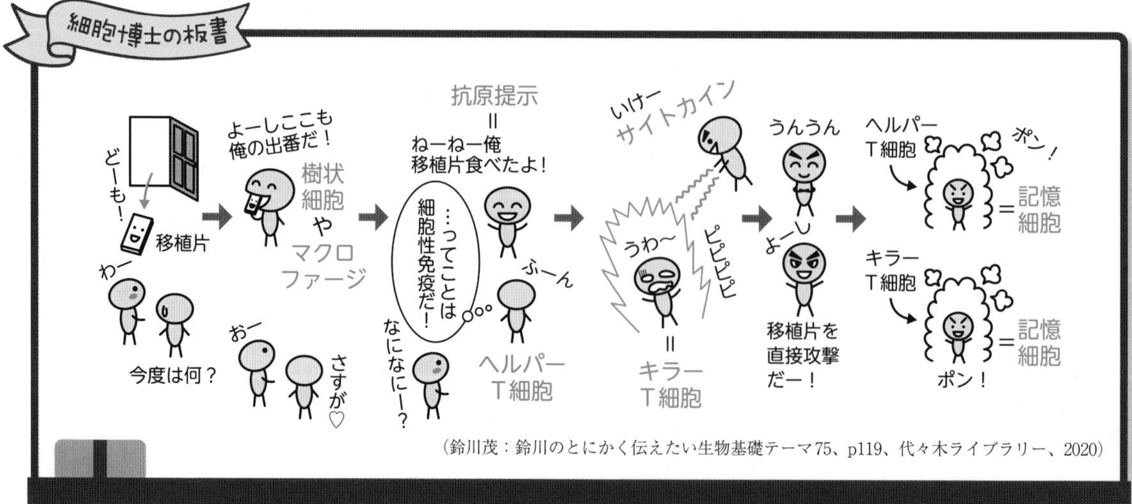

（鈴川茂：鈴川のとにかく伝えたい生物基礎テーマ75、p119、代々木ライブラリー、2020）

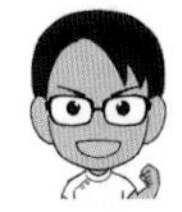

やはり、免疫細胞たちがこんなにも頑張ってくれているのを見ると感動します～（T＾T）（２回目）

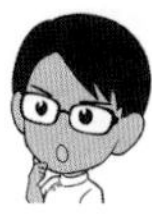

あれ？　液性免疫のときにも「記憶細胞」があったような…
博士～！　細胞性免疫にも液性免疫同様、「二次応答」があるんですか～？

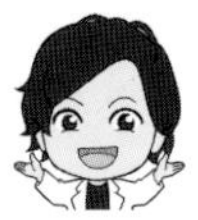

そのとおりです！　細胞性免疫にも「二次応答」がありますよ！
マウスを使った次の図を見てみてください！

マウスの皮膚移植で、細胞性免疫の二次応答を確認していきましょう！

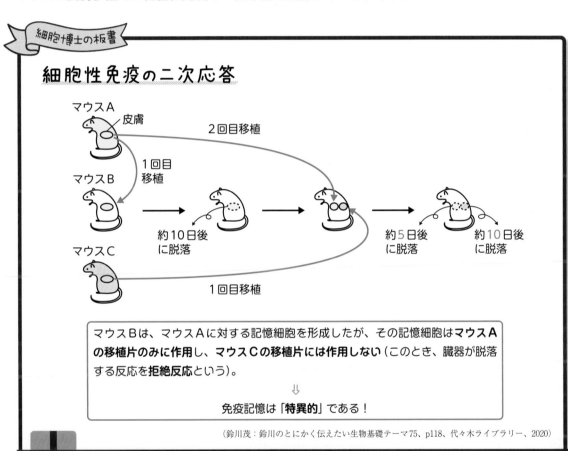

細胞博士の板書

細胞性免疫の二次応答

マウスA
皮膚
2回目移植
1回目
移植
マウスB
約10日後
に脱落
約5日後
に脱落
約10日後
に脱落
マウスC
1回目移植

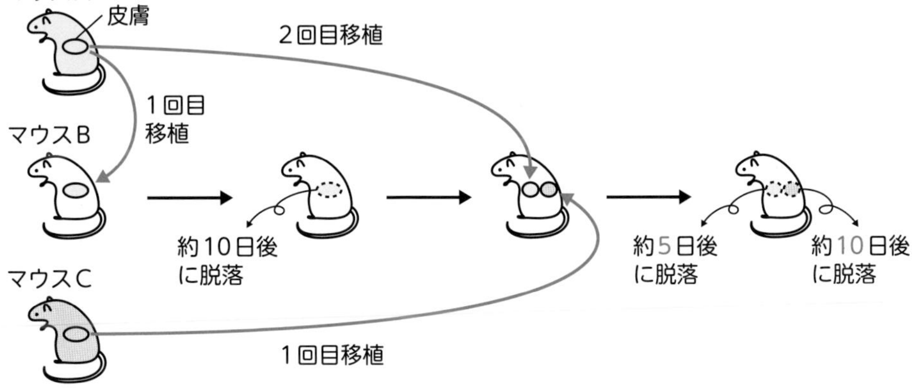

マウスBは、マウスAに対する記憶細胞を形成したが、その記憶細胞は**マウスAの移植片のみに作用**し、**マウスCの移植片には作用しない**（このとき、臓器が脱落する反応を**拒絶反応**という）。

⇩

免疫記憶は「**特異的**」である！

（鈴川茂：鈴川のとにかく伝えたい生物基礎テーマ75、p118、代々木ライブラリー、2020）

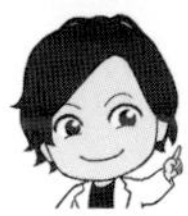

今回はマウスを例にしましたが、ヒトでの皮膚移植でも同じような二次応答が起こります。

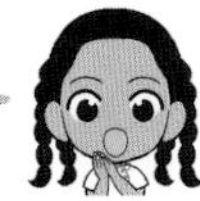

でも、どうして免疫細胞たちは「自分」の皮膚と「自分以外」の皮膚を区別できるんだろう？？　不思議だなあ…

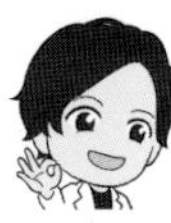

おおリムさん！　とてもいい疑問ですね！　僕らがもつすべての細胞の表面には「HLA」という自分の“しるし”があって、それによって「自分」と「自分以外」が区別されるんですよ～

HLAによって自己と非自己が区別されます。
HLAには非常にたくさんの「型」があって、その型はヒトによって違ってくるんです。

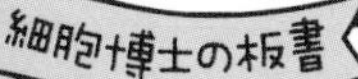
細胞博士の板書

HLAは「自分だよ」ということを示す“しるし”!!

HLAは別名「**ヒト白血球抗原**」という名の“抗原”

⇩

HLAには非常に多くの「型」があり、その「型」が違うヒト同士の間で臓器移植が行われると拒絶反応が起こる！

⇩

HLAはいわゆる「白血球の血液型」！

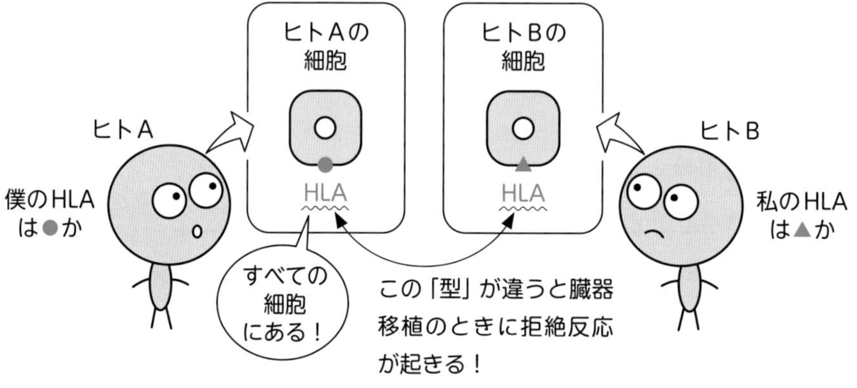
ヒトAの
細胞
ヒトBの
細胞
ヒトA
ヒトB
僕のHLA
は●か
私のHLA
は▲か
HLA
HLA
すべての
細胞
にある！
この「型」が違うと臓器
移植のときに拒絶反応
が起きる！

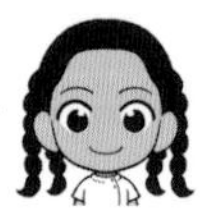

すごいわ〜！　細胞一つひとつにこんな自分専用の“しるし”があるなんて!?

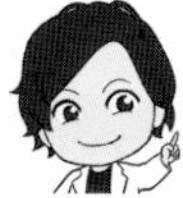

赤の他人とHLAの型が一致する確率は数百〜数万分の一と考えられています。つまり、他人同士での臓器移植が成功する確率は非常に低いってことなんです！

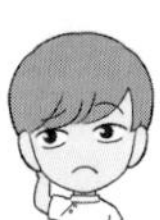

HLAは“抗原”なんですよね？　なんで、自分がもつHLAは自分自身の免疫細胞たちに攻撃されないのかな？

最後に「自分自身を攻撃しないしくみ＝自己寛容」を勉強していきましょう！

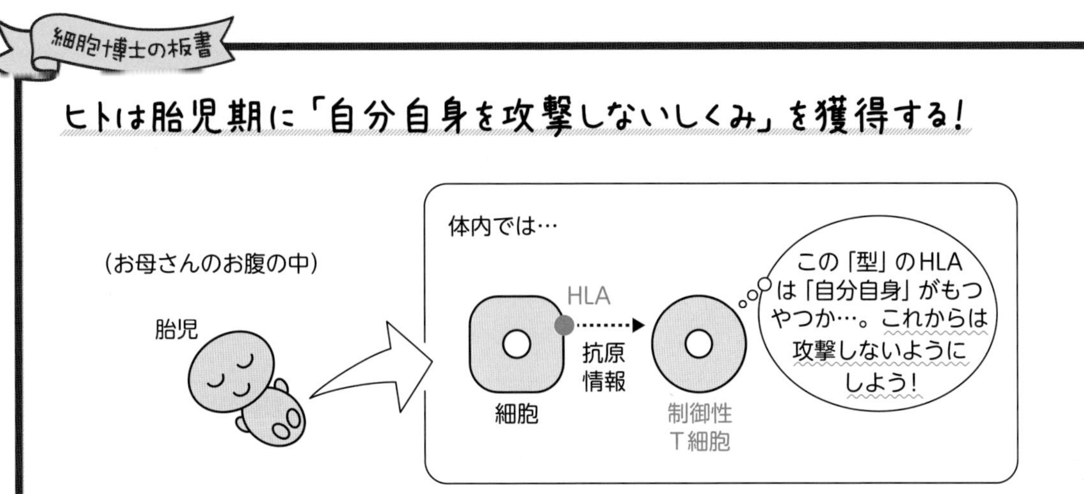
細胞博士の板書
ヒトは胎児期に「自分自身を攻撃しないしくみ」を獲得する！
（お母さんのお腹の中）
胎児
体内では…
HLA
抗原
情報
細胞
制御性
T細胞
この「型」のHLAは「自分自身」がもつやつか…。これからは攻撃しないようにしよう！
この結果、免疫細胞たちが自己を攻撃しなくなることを「自己寛容」という。

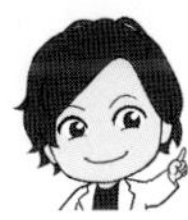

制御性T細胞は、マクロファージや樹状細胞などが放出するサイトカインをなくすはたらきをもつので、結果的に免疫反応を抑制しているんですよ～！

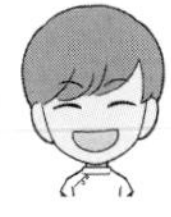

制御性T細胞…また新しい免疫細胞が出てきた…。でもT細胞ってことはリンパ球の一種だね！　テーマ⑫で勉強したからわかるゾ！

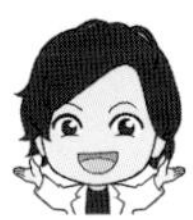

自己寛容が破綻すると、**自己免疫疾患**という**アレルギー**が引き起こされます。また、自己寛容は**ABO式血液型**にも大きく関与しています。これについてはテーマ⑮や⑯でも詳しく勉強していきましょうね～！

国試の類題にチャレンジ！

Q1 記憶細胞へと分化する免疫細胞はどれか。２つ選べ。

1．樹状細胞　　2．マクロファージ　　3．ヘルパーT細胞　　4．キラーT細胞

Q2 免疫細胞が自己を攻撃しなくなる現象は次のどれか。

1．二次応答　　2．自己寛容　　3．拒絶反応　　4．サイトカイン

解答&解説

〈Q1〉 3、4：細胞性免疫において、記憶細胞へと分化するのはヘルパーT細胞とキラーT細胞です。液性免疫においては、B細胞も記憶細胞へと分化します。

〈Q2〉 2：免疫細胞が自己を攻撃しなくなる現象は自己寛容です。1．二次応答は「2回目以降の抗原侵入時に免疫応答が急速かつ強くなる反応」、3．拒絶反応は「移植臓器が細胞性免疫によって脱落する反応」、4．サイトカインは「他の細胞を運動させるリガンド」です。

アレルギー、ワクチン

★★☆

本テーマでは、たくさんの人を苦しめている「アレルギー」や、医療の現場で大いなる貢献をしている「ワクチン」や「血清療法」について学んでいきましょう！

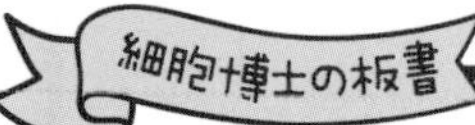

アレルギーとは何なのか!?

人体にとって無害の異物にくり返し接触したことによって起こる異常な適応免疫の反応のこと。
とくに自己寛容（テーマ⑭）が破綻し、自己の成分を攻撃するようになるアレルギーを
「**自己免疫疾患**」という。
⇩
アレルギーの原因となる物質 ＝ アレルゲン

アレルギーを4大別!!

- **Ⅰ型アレルギー（即時型アレルギー）** ……… アレルゲンの侵入後、15～20分で炎症反応（➡テーマ⑫）が起こる。IgE（➡テーマ⑬）が関与。
  例 花粉症、アレルギー性鼻炎、食物アレルギー、アトピー性皮膚炎、結膜炎、気管支喘息、蕁麻疹
- **Ⅱ型アレルギー（細胞傷害型アレルギー）** ……… **臓器特異的**な**自己免疫性疾患**。細胞に対してIgG（➡テーマ⑬）が攻撃する。
  例 自己免疫性溶血性貧血、血小板減少症、バセドウ病、円形脱毛症、重症筋無力症、１型糖尿病（➡テーマ㊱）、橋本病
- **Ⅲ型アレルギー（組織傷害型アレルギー）** ……… **全身性**の**自己免疫性疾患**。組織に対してIgGが攻撃する。
  例 全身性エリトマトーデス（SLE）、関節リウマチ
- **Ⅳ型アレルギー（遅延型アレルギー）** ……… アレルゲンの侵入後、１～３日後に炎症反応が起こる。**細胞性免疫**（➡テーマ⑭）が関与。
  例 ツベルクリン反応、金属アレルギー、接触性皮膚炎、移植拒絶反応

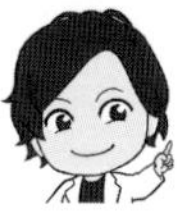

「Ⅰ型に分類されているアトピー性皮膚炎をⅣ型に、Ⅱ型に分類されているバセドウ病をⅤ型（←新しく新設された型）に分類しよう」という考えもあります。

医療従事者になるからには、アレルギーはしっかりと勉強しておかなきゃ!!

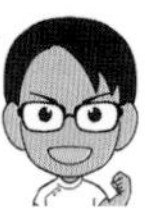

まずは、「Ｉ型アレルギー」のしくみを紹介します！

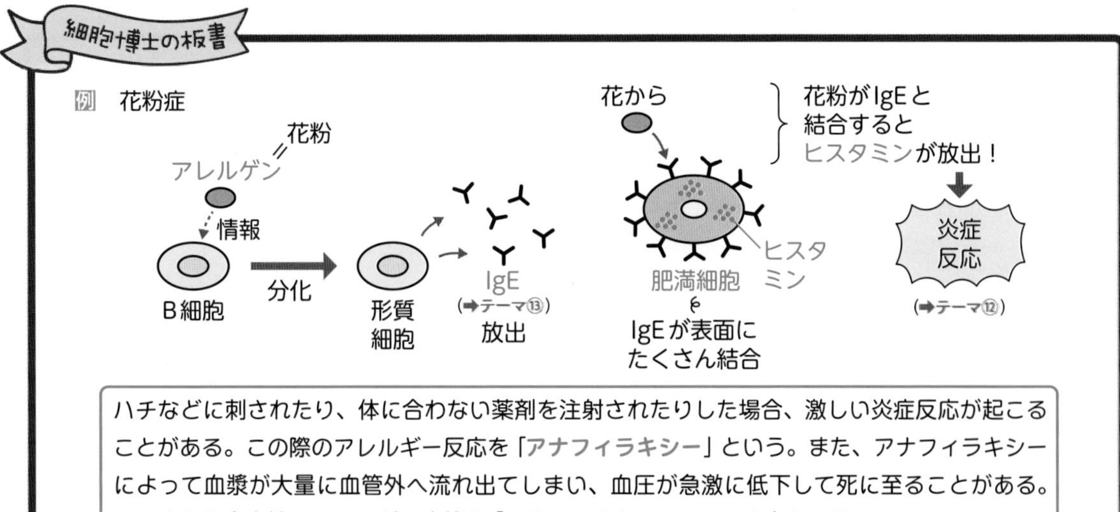

次は「Ⅱ型アレルギー」と「Ⅲ型アレルギー」についてです！

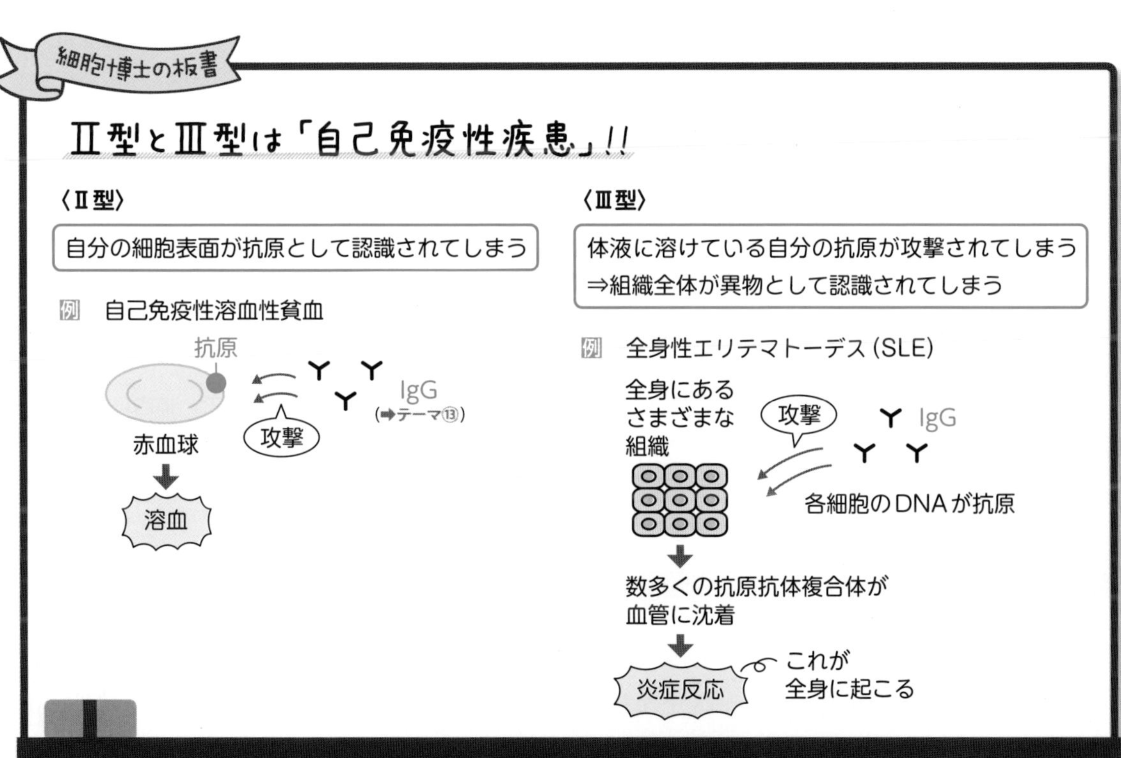

細胞博士の板書
Ⅱ型とⅢ型は「自己免疫性疾患」!!
〈Ⅱ型〉
自分の細胞表面が抗原として認識されてしまう
例　自己免疫性溶血性貧血
抗原
赤血球
攻撃
IgG
(➡テーマ⑬)
溶血
〈Ⅲ型〉
体液に溶けている自分の抗原が攻撃されてしまう
⇒組織全体が異物として認識されてしまう
例　全身性エリテマトーデス(SLE)
全身にあるさまざまな組織
攻撃
IgG
各細胞のDNAが抗原
数多くの抗原抗体複合体が血管に沈着
炎症反応
これが全身に起こる

細胞に攻撃するのが「Ⅱ型」、細胞の集合体（組織）に攻撃するのが「Ⅲ型」って考えればいいのか！

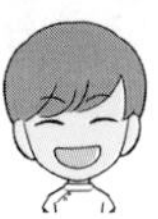

どんどんいきましょう！　次は「Ⅳ型アレルギー」です！

細胞博士の板書

Ⅳ型は「細胞性免疫」によるアレルギー!!

例　ツベルクリン反応

⇒BCG接種（通称ハンコ注射）が上手くいったかどうかの確認

└BCGとはウシの結核菌を弱毒化したもので、結核の予防接種として扱われている！

（詳しくは本ページの下へ）

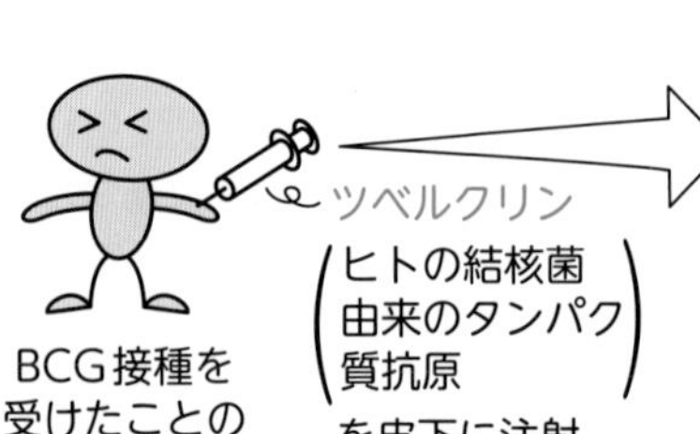

ツベルクリン
ヒトの結核菌由来のタンパク質抗原
を皮下に注射
BCG接種を受けたことのあるヒト

（このヒトの体内では）

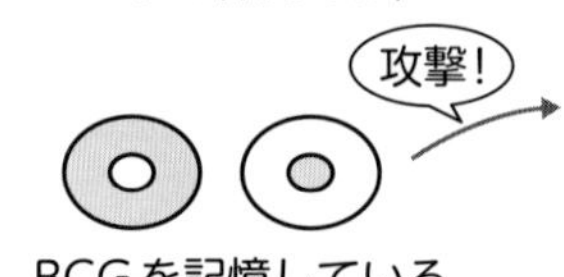

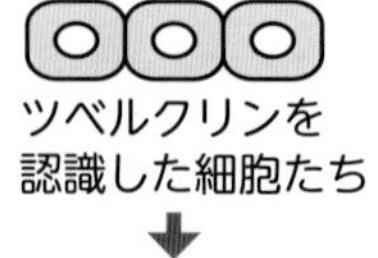

ツベルクリンを認識した細胞たち

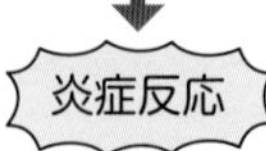

炎症反応

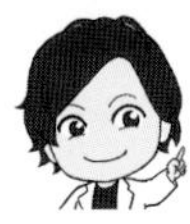

ここで、細胞性免疫によるアレルギーは**Ⅳ型のみ**であることをおさえておきましょう！
上記のツベルクリン反応の検査は今現在では廃止されているんですよ～
博士（40代）が小学生のころはバリバリやっていました～！

次に、免疫が医療現場でどのように活用されているかを具体的にみていきます！
そのなかでも今回は2つ紹介していきますね！

細胞博士の板書

免疫の医療への応用を2大別!!

- **予防接種**　…　弱毒化した病原体など（これを**ワクチン**という）を接種することで、体内に**記憶細胞**をつくらせ、感染症を予防する方法
- **血清療法**　…　ウマやウサギなどの動物にワクチンを数回に分けて接種して、**抗体**をつくらせ、この血清を用いて治療する方法

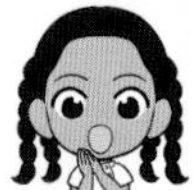

ワクチンなら私でも知ってるや～！　一重にワクチンっていってもたくさん種類があるんですよね～？

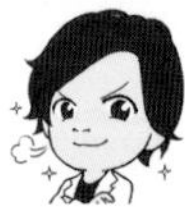

そのとおりです！　よくご存知ですね！　次ページにその分類を示しておきました！
血清療法は北里柴三郎がベーリングらとともに開発したんですよ。
ちなみに、博士の出身は北里柴三郎が設立した北里研究所なんです！

ワクチンは次の３つに分類されます。しっかり覚えていきましょうね!!

細胞博士の板書

ワクチンを3大別!!

- 生ワクチン　…　弱毒化した病原体
  - 例　［ウイルス］　**麻疹（はしか）、風疹、流行性耳下腺炎（おたふくかぜ）、水痘（みずぼうそう）、黄熱病**
  - ［細菌］　**結核**（BCGとして接種）、**腸チフス**
- 不活化ワクチン　…　死滅化した病原体や病原体の成分など
  - 例　［ウイルス］　**日本脳炎、インフルエンザ、子宮頸がん、ポリオ、コロナ感染症、B型肝炎**
  - ［細菌］　**肺炎、百日咳、コレラ、ジフテリア、破傷風**
- トキソイド　…　細菌の外に放出された毒素を無毒化したもの
  - 例　［細菌］　**ジフテリア、破傷風**

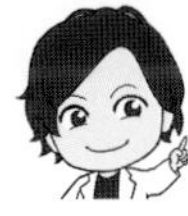

細胞博士としては、これらの病気の病原体が「ウイルス」であるか「細菌」であるかをきちんと分類しておいて欲しいです！

国試の類題にチャレンジ！

Q1 抗原によって感作されたTリンパ球による細胞性免疫が主体となるのはどれか。　［第110回　2021年］

1．花粉症　　2．蕁麻疹　　3．ツベルクリン反応
4．アナフィラキシーショック　　5．インフルエンザの予防接種

Q2 予防接種に生ワクチンが使用される疾患はどれか。２つ選べ。　［第111回　2022年］

1．ジフテリア　　2．日本脳炎　　3．破傷風　　4．結核　　5．麻疹

今回は覚える内容が多いや　でも、現場で使う内容ばかりだから、しっかりとおさえておきたいな!!

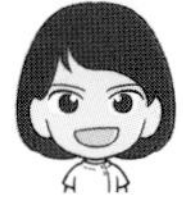

解答&解説

〈Q1〉3：細胞性免疫が主体となるアレルギーはⅣ型のみです。Ⅳ型アレルギーの代表例としては、ツベルクリン反応、金属アレルギー、接触性皮膚炎、移植拒絶反応があげられます。

〈Q2〉4、5：５つの選択肢の中で、予防接種に生ワクチンが使用される疾患は、4．結核（BCG）と5．麻疹（はしか）です。1．ジフテリアと3．破傷風には不活化ワクチンやトキソイドが使用され、2．日本脳炎には不活化ワクチンが使用されます。

テーマ 16

血液型と輸血

★★★

血液型には「ABO式」と「Rh型」があります。本テーマでは、その2つの血液型を、テーマ⑬で勉強した“抗原抗体反応”とテーマ⑭で勉強した“自己寛容”とリンクさせながら勉強していきましょう！

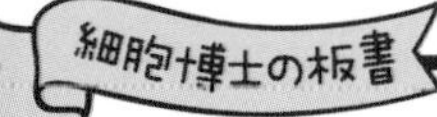

ABO式血液型の分類！

・赤血球の表面には「**A抗原（A）**」と「**B抗原（B）**」といった**凝集原**が存在する
・血清（血漿）には「**抗A抗体（α）**」と「**抗B抗体（β）**」といった**凝集素**が存在する

⇒Aはαと、Bはβと**凝集反応**（**抗原抗体反応**）を起こす

凝集原と凝集素

血液型	A型	B型	AB型	O型
凝集原（赤血球上の抗原）	A	B	A、B	なし
凝集素（血清中の抗体）	β	α	なし	α、β
凝集反応	**Aとα** **Bとβ** の組合わせのとき凝集が起こる			

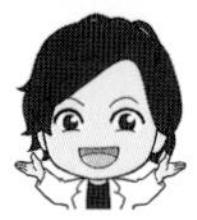

ちまたでもよく使われている血液型ですね！
みなさんは、自分の血液型が何型か知っていますか？

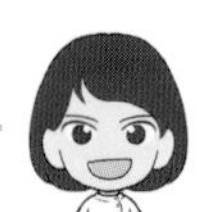

私はA型です。A型は日本人のなかでいちばん多い血液型だって聞きました～

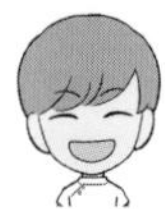

僕はお父さんとお母さんがO型だから、O型だっていわれました～実際に検査したことはないんですけど…

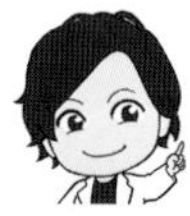

サイ君のいうとおり、血液型は自分の両親から予想することはできるけど（⬅この方法についてはテーマ㊽にて詳しく!）、次のように判定していくことができるんですよ～

ABO式血液型は次の方法で判定することができます！

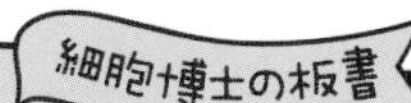

ABO式血液型の判定！

血液型の判定には
オモテ試験（被験者の血球を利用する場合）と**ウラ試験**（被験者の血清を利用する場合）がある！

【オモテ試験】

凝集反応（＋：有　－：無）				
被験者の血液型（凝集原）	A型（A）	B型（B）	AB型（A、B）	O型（なし）
抗A血清（α）	＋	－	＋	－
抗B血清（β）	－	＋	＋	－

【ウラ試験】

凝集反応（＋：有　－：無）				
被験者の血液型（凝集素）	A型（β）	B型（α）	AB型（なし）	O型（α、β）
A型血球（A）	－	＋	－	＋
B型血球（B）	＋	－	－	＋

へ～！　僕の血液型はB型だから、オモテ試験ではβのときに＋になって、ウラ試験ではAのときに＋になるのか～

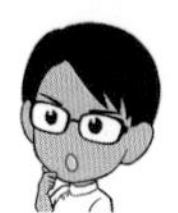

次に、輸血が可能な血液型の組合わせをみていきましょう！

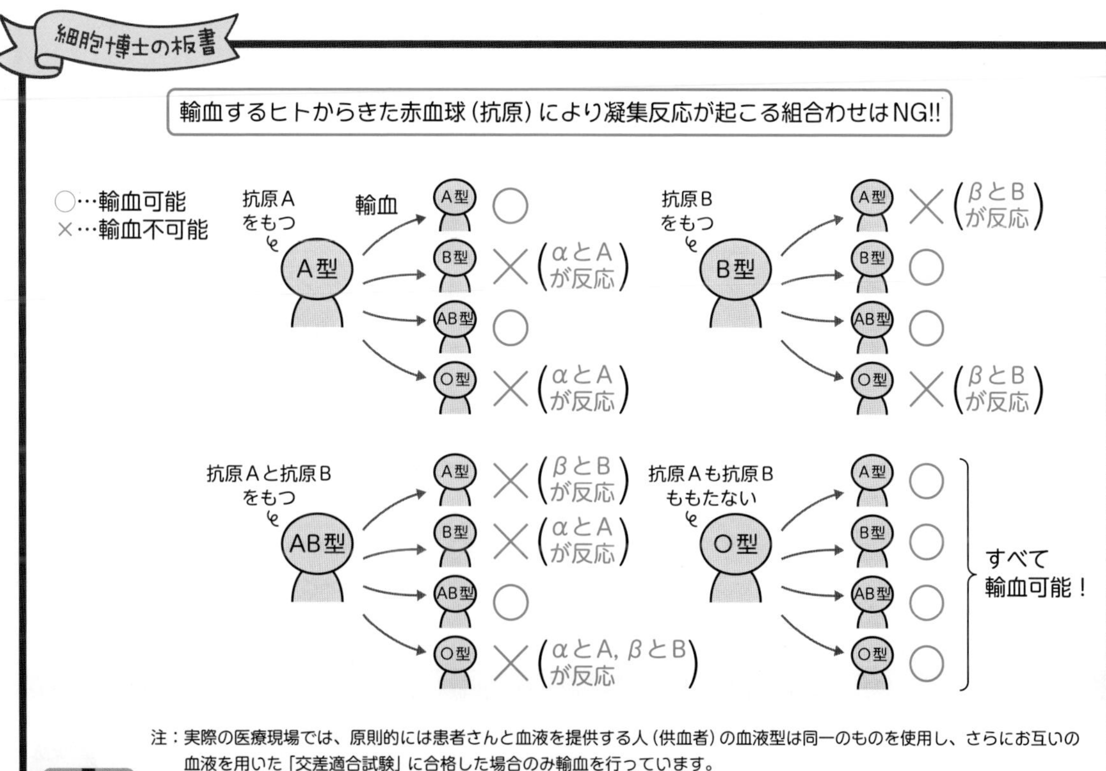

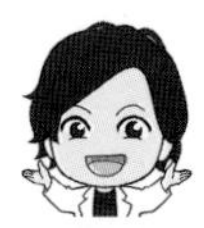

輸血された側からすると、自分がもっていない抗原が侵入した場合に免疫がはたらいて、B細胞（形質細胞）が抗体を産生するってことなんです〜

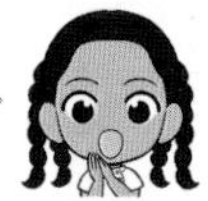

AB型である私は、全部の抗原（抗原Aと抗原B）をもっているから、どの血液型の血液が輸血されても凝集反応が起きないんですね〜

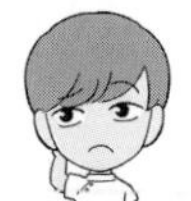

O型はどの抗原ももたないから、O型以外の血液は輸血できないのかあ…

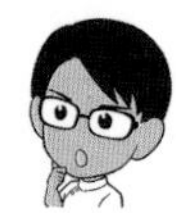

そういえば、サイ君のようなO型の人は抗体αや抗体βをつくるのに、何で僕のようなB型の人は抗体βをつくらないのかな？　そりゃあ僕の場合、血液中に抗体βがつくられていたらしょっちゅう凝集反応が起こって、体の中が大変な状態になってしまうけれども…

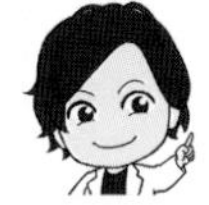

おおっゴル君！　とてもよい質問ですね！　その答えの鍵はテーマ⑭で勉強した「自己寛容」です！　ゴル君のようなB型の人の血液型を例にして説明していきますね。

B型の人がβ（抗B抗体）をもたない理由は次のとおりです！

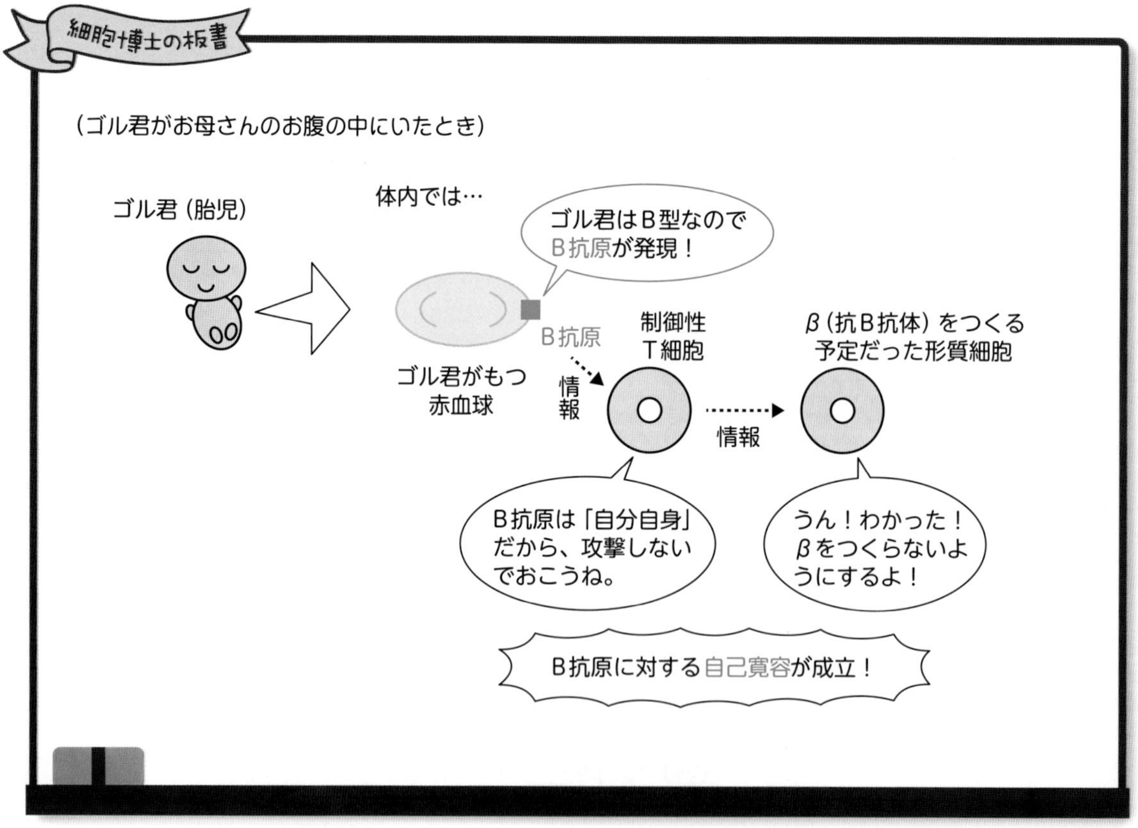

細胞博士の板書

（ゴル君がお母さんのお腹の中にいたとき）

ゴル君（胎児）

体内では…

ゴル君はB型なので
B抗原が発現！

B抗原

ゴル君がもつ
赤血球

情報

制御性
T細胞

情報

β（抗B抗体）をつくる
予定だった形質細胞

B抗原は「自分自身」
だから、攻撃しない
でおこうね。

うん！わかった！
βをつくらないよ
うにするよ！

B抗原に対する自己寛容が成立！

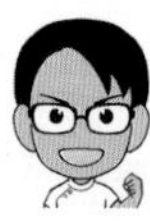

僕がお母さんのお腹にいるときにこんなことが起きていたなんて！
もう一度テーマ⑭に戻って自己寛容について復習しておこうっと。

最後に、Rh式血液型についても抗原抗体反応の観点からみていきましょう！

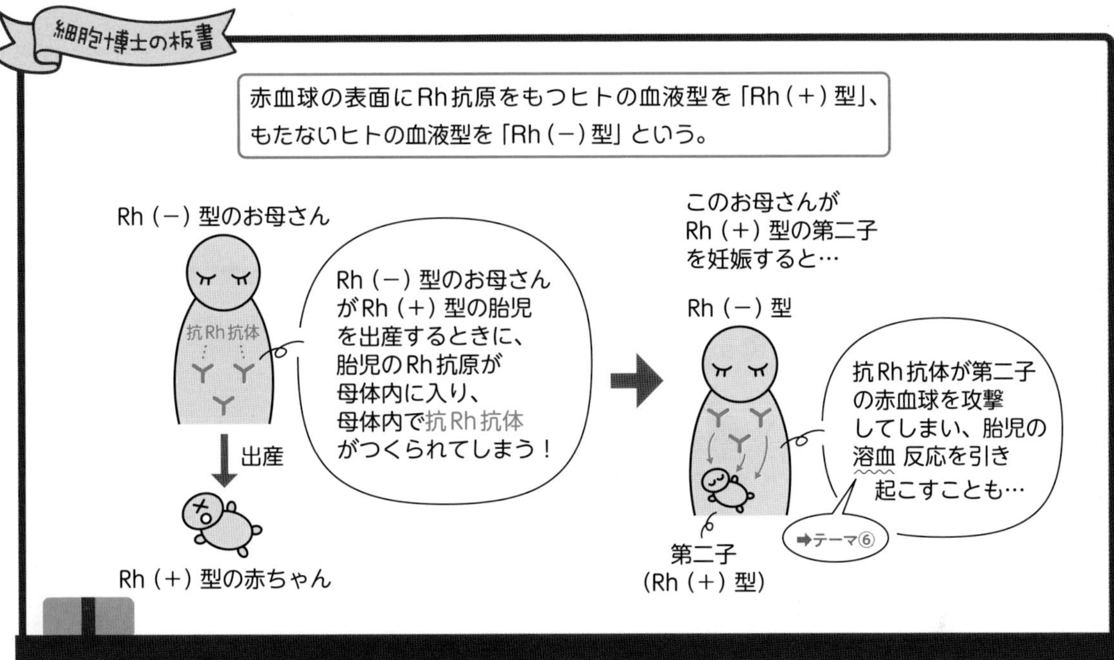

細胞博士の板書
赤血球の表面にRh抗原をもつヒトの血液型を「Rh（＋）型」、もたないヒトの血液型を「Rh（−）型」という。
Rh（−）型のお母さん
抗Rh抗体
Rh（−）型のお母さんがRh（＋）型の胎児を出産するときに、胎児のRh抗原が母体内に入り、母体内で抗Rh抗体がつくられてしまう！
出産
Rh（＋）型の赤ちゃん
このお母さんがRh（＋）型の第二子を妊娠すると…
Rh（−）型
抗Rh抗体が第二子の赤血球を攻撃してしまい、胎児の溶血 反応を引き起こすことも…
➡テーマ⑥
第二子
（Rh（＋）型）

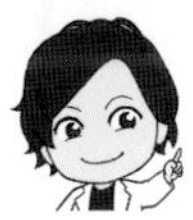

このような溶血反応による病気を**新生児溶血性疾患**といいます。この病気の診断にはお母さんだけでなくお父さんの血液検査の結果も必要であることがわかりますね。

将来、産婦人科などに勤務する可能性もあるので、これは絶対に知っておかなければなりませんね〜！

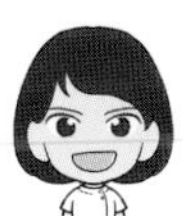

国試の類題にチャレンジ！

Q1 ABO式血液型におけるオモテ検査とウラ検査の結果の表を示す。血液型判定の結果がO型となるのはどれか。［第111回　2022年］

1．①　2．②　3．③　4．④

オモテ検査（患者血球使用）		ウラ検査（患者血清使用）		血液型
抗A血清	抗B血清	A型血球	B型血球	
＋	−	−	＋	①
−	＋	＋	−	②
−	−	＋	＋	③
＋	＋	−	−	④

表の＋は凝集あり、−は凝集なしを示す。

Q2 輸血が可能な組合せはどれか。

1．A型のヒトの血液をB型の人に輸血する。
2．AB型のヒトの血液をA型の人に輸血する。
3．B型のヒトの血液をO型の人に輸血する。
4．B型のヒトの血液をAB型の人に輸血する。

解答&解説

〈Q1〉 3：O型の人は抗原Aや抗原Bをもちませんが、抗体αや抗体βをもちます。よって、オモテ検査ではともに「−」、ウラ検査ではともに「＋」となります。表の①はA型の結果、②はB型の結果、④はAB型の結果です。

〈Q2〉 4：AB型の人に対してはどの血液型の血液の輸血も可能です。

テーマ 17

ニューロンの構造とグリア細胞

★★☆

何かを考えたり、情報を受け取って体を動かす指示を出したりなど、全身をコントロールする役割をもつニューロン（神経細胞）の構造とニューロンを取り巻くグリア細胞について勉強していきましょう！

細胞博士の板書

「ニューロン＝神経細胞」の構造！

中枢神経
介在ニューロン

神経細胞体
軸索
髄鞘
ランビエ絞輪
樹状突起

末梢神経
運動ニューロン

樹状突起
髄鞘
ランビエ絞輪
神経細胞体

感覚ニューロン

0,05〜1.0mm

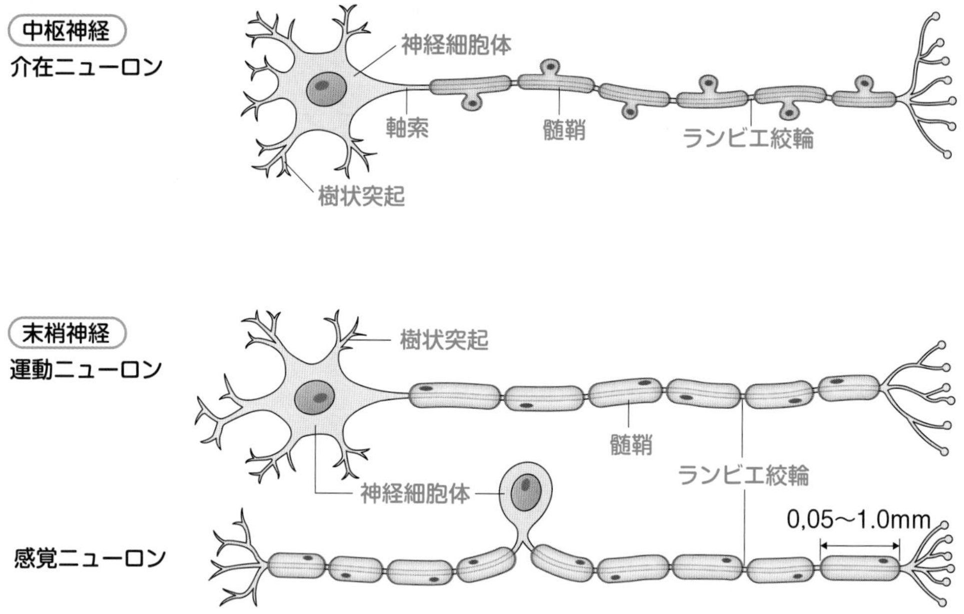

（吉里勝利監修：スクエア最新図説生物、p208、第一学習社、2021）

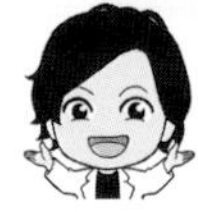

感覚ニューロンと運動ニューロンは**末梢神経系**、介在ニューロンは**脳**や**脊髄**などの**中枢神経系**に属します。要は、介在ニューロンが脳や脊髄の神経細胞って覚えておけばいいですよ！　神経系の詳しい内容はテーマ⑳にて！

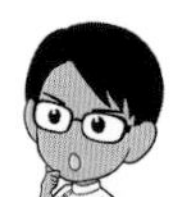

これも細胞…なんですね？　今まで勉強した細胞とはずいぶんと違った形をしているな〜

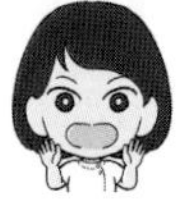

博士〜　ニューロンたちに巻きついているピンクのゼリービーンズみたいなものは何ですか〜？

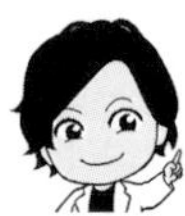

これらは“ニューロンの手助け”を行っている**グリア細胞（神経膠細胞）**という細胞です！　上に示されているグリア細胞は「**シュワン細胞**」と「**オリゴデンドロサイト**」といいます。シュワン細胞は末梢神経に、オリゴデンドロサイトは中枢神経に巻きついています。

まずは、ニューロンに巻きつくタイプのグリア細胞である「シュワン細胞」「オリゴデンドロサイト」について詳しくみていきましょう！

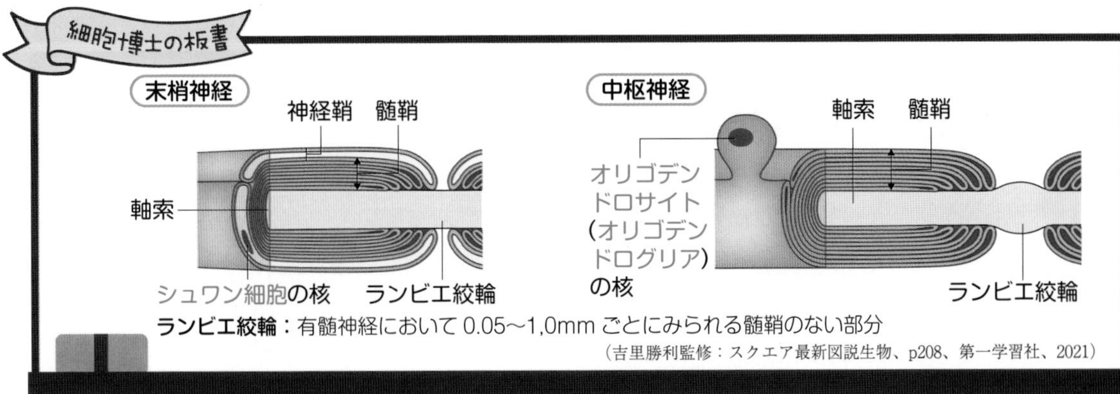

シュワン細胞やオリゴデンドロサイトのおかげで「跳躍伝導」が起こります！

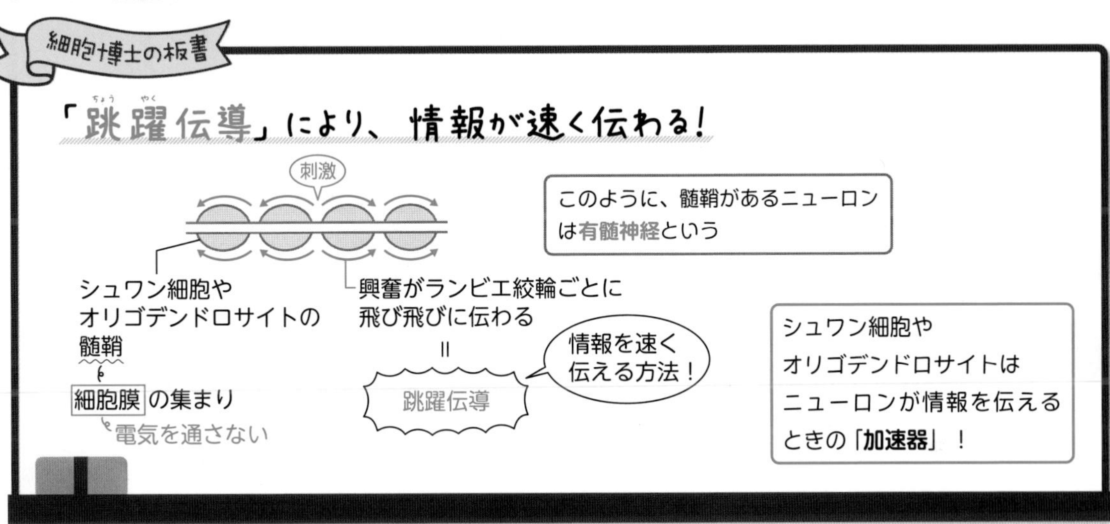

細胞博士の板書
「跳躍伝導」により、情報が速く伝わる！
刺激
このように、髄鞘があるニューロンは有髄神経という
シュワン細胞やオリゴデンドロサイトの髄鞘
細胞膜の集まり
電気を通さない
興奮がランビエ絞輪ごとに飛び飛びに伝わる
＝
跳躍伝導
情報を速く伝える方法！
シュワン細胞やオリゴデンドロサイトはニューロンが情報を伝えるときの「加速器」！

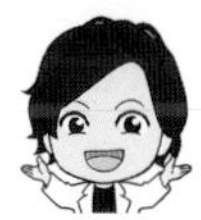

シュワン細胞やオリゴデンドロサイトがニューロンの軸索に巻きつくことによって、細胞膜の集合体である「髄鞘」ができます。髄鞘は**電気を通さない**絶縁体なので、このように飛び飛びに興奮が伝わる跳躍伝導が起き、速く情報が伝わるんですよ！

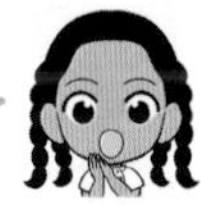

階段を登るときに“２段飛ばし”したほうが速く登れたりするイメージね〜（よい子は真似しないでね）

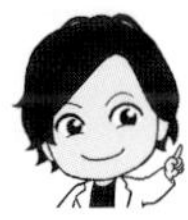

ちなみに、シュワン細胞などのグリア細胞が巻きついておらず、髄鞘が存在しないニューロンは「**無髄神経**」っていいます。自律神経の一部が無髄神経であったりするんですが、無髄神経では跳躍伝導がみられないので、有髄神経よりも情報が遅く伝わるんです。この内容は少しムズイですね…

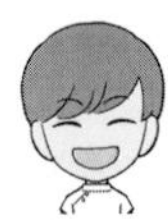

ハハハ…（汗）。…今回はニューロンの勉強だけすればいいのかと思っていたけど、このグリア細胞っていうのも要チェックなんですね！グリア細胞ってほかの種類もあったりするんですか〜？

グリア細胞には「シュワン細胞」「オリゴデンドロサイト」以外に「アストロサイト」「ミクログリア」などがあります！

細胞博士の板書

脳を構成するさまざまなグリア細胞

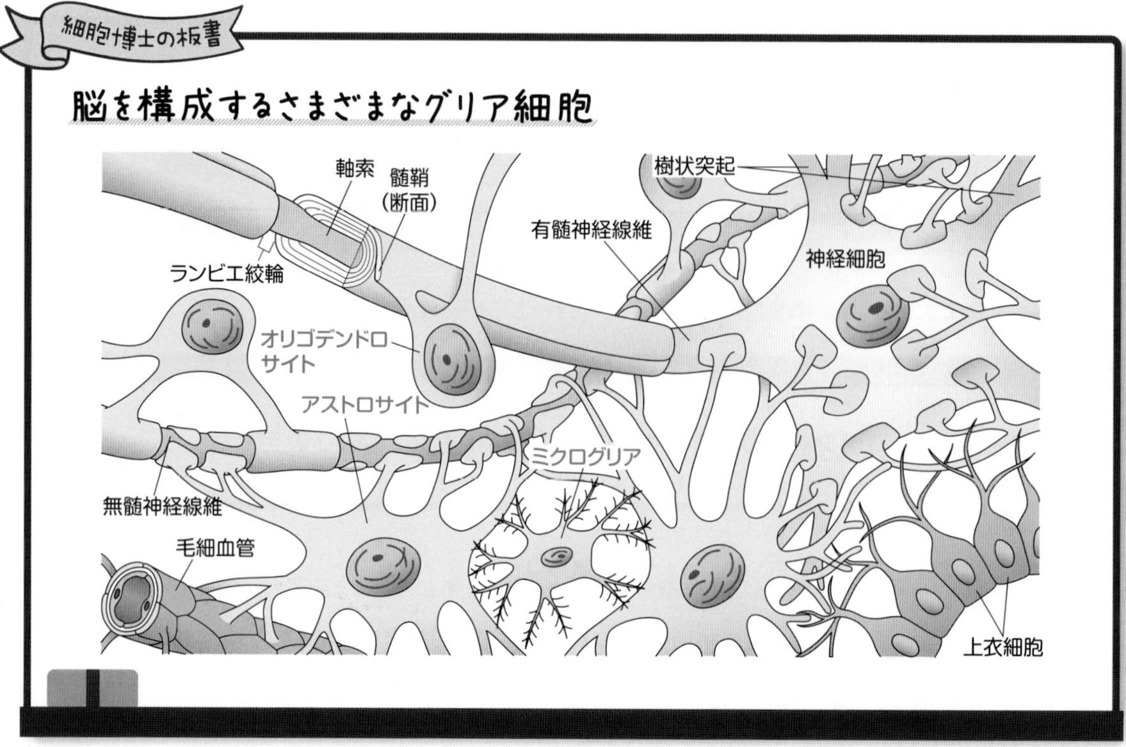

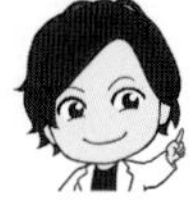

驚くことに、脳の中だけでも1000億個以上の介在ニューロンが集まっているんです！しかもグリア細胞は、そのおよそ10倍、１兆個以上もあるんですよ！

へ〜！　脳の中ってニューロンばかりがあるもんだと思っていました〜。こんなにさまざまな細胞があるなんてビックリ！

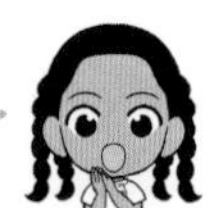

なんか情報が多すぎて頭がごちゃごちゃしてきました(脳だけに…)。博士〜！　いったんグリア細胞の種類をまとめてくれませんかあ〜？

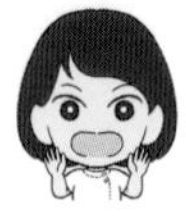

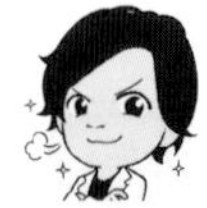

よしきた！　次の板書にニューロンの種類と各ニューロンを取り巻くグリア細胞を表でまとめておきますね♪

細胞博士の板書

神経系を構成する細胞の分類！

	ニューロン	グリア細胞
中枢神経	介在ニューロン	**オリゴデンドロサイト** **アストロサイト** **ミクログリア** 上衣細胞
末梢神経	運動ニューロン 感覚ニューロン 自律神経のニューロン	**シュワン細胞**

最後にアストロサイトとミクログリアについておさえていきましょう！

細胞博士の板書

〈アストロサイト〉

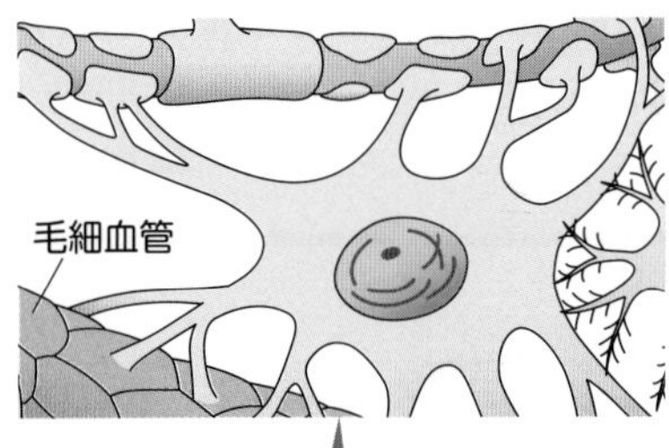

血液中の栄養をニューロンへと送り、ニューロンを元気づけている！

ニューロンの外のK⁺濃度の調節も行い、“静止電位”や“活動電位”の発生を助けることも…　➡テーマ⑱⑲

〈ミクログリア〉

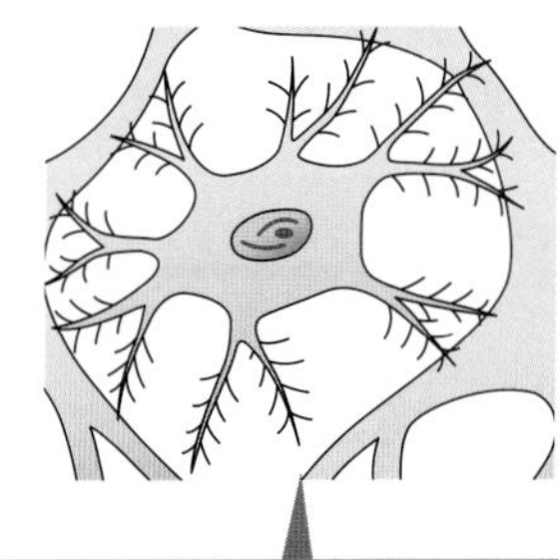

脳や脊髄のニューロンの修復や免疫を担当！

死んでしまったニューロンを“貪食”することも…　➡テーマ⑫

アストロサイトはニューロンの「**家政婦**」！　ミクログリアはニューロンの「**医者**」！

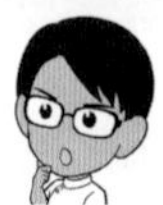

ミクログリアって免疫細胞ってことなんですか!?
しかも貪食するなんて、食細胞の仲間ってことなんですね！

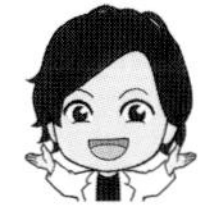

そのとおりです！　ミクログリアは、マクロファージのように血管の外で貪食を行う免疫細胞なんです！　あと、アストログリアは血液中の栄養を取り込むために毛細血管とつながっていることもおさえておきましょうね！

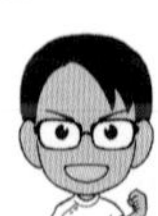

なるほどなあ。とりあえず、シュワン細胞やオリゴデンドロサイトは「加速器」、アストロサイトは「家政婦」、ミクログリアは「医者」って覚えておこう！

国試の類題にチャレンジ！

Q1 有髄神経において0.05～1.0mmごとにみられる髄鞘のない部分はどれか。

1．細胞体　2．樹状突起　3．軸索　4．ランビエ絞輪

Q2 ニューロンの跳躍伝導に寄与しているグリア細胞はどれか。

1．上衣細胞　2．オリゴデンドロサイト　3．アストロサイト　4．ミクログリア

解答&解説

〈Q1〉 4：有髄神経では、髄鞘が電気を通さないため、興奮がランビエ絞輪を次々と伝わっていきます。

〈Q2〉 2：介在ニューロンの「加速器」としてはたらくグリア細胞はオリゴデンドロサイトです。感覚ニューロンや運動ニューロンの加速器はシュワン細胞です。

静止電位

★★★

本テーマでは、ニューロンが興奮を伝えるために必要な「静止電位」についてみていきましょう！　血漿中のK⁺(カリウムイオン)濃度が高くなると心臓が停止してしまうことがありますが、その理由などもひも解いていきます！

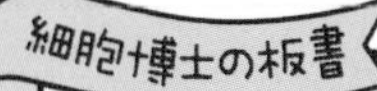

軸索内外の構造！

(なんにも刺激を与えていないとき＝静止時)

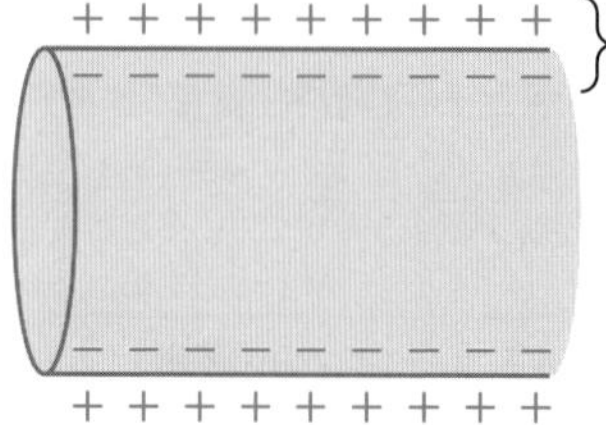

分極 ← 細胞内がマイナス、細胞外がプラスの状態

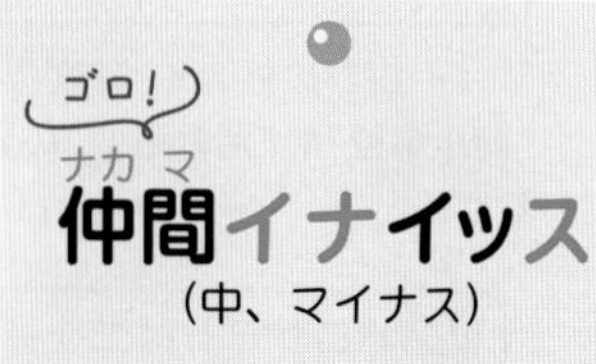

ゴロ！
ナカマ
仲間イナイッス
(中、マイナス)

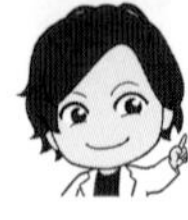

まずは、「ニューロンの**内側がマイナス**(－)、**外側がプラス**(＋)に帯電していること」＝「分極」であることを知っておきましょう！

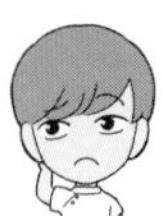

う～ん…ニューロンの内側が＋で外側が－のときも「分極」っていうような気がしますが…違うんですか？

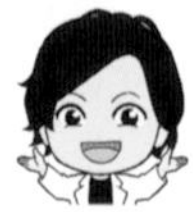

そうなんです(；＿；)そのように勘違いされやすいから注意が必要なんです。ちなみにニューロンの内側が＋で外側が－の時は「**脱分極**」というんです。このことはテーマ⑲にて詳しく勉強していきましょうね～！

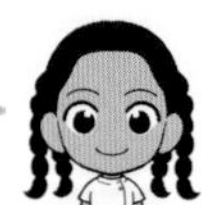

「仲間イナイッス」!!　少しさみしいゴロ合わせだけど、博士のゴロはいつも頭に入りやすいわ～！

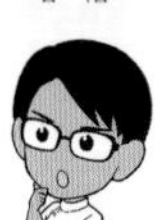

でもどうして、ニューロンの静止時は内側が－で外側が＋なんだろう…

なぜ「分極」が生じるのか？　そのしくみを、テーマ⑤で勉強した「ポンプ」や「チャネル」のはたらきからきちんと理解していきましょう！

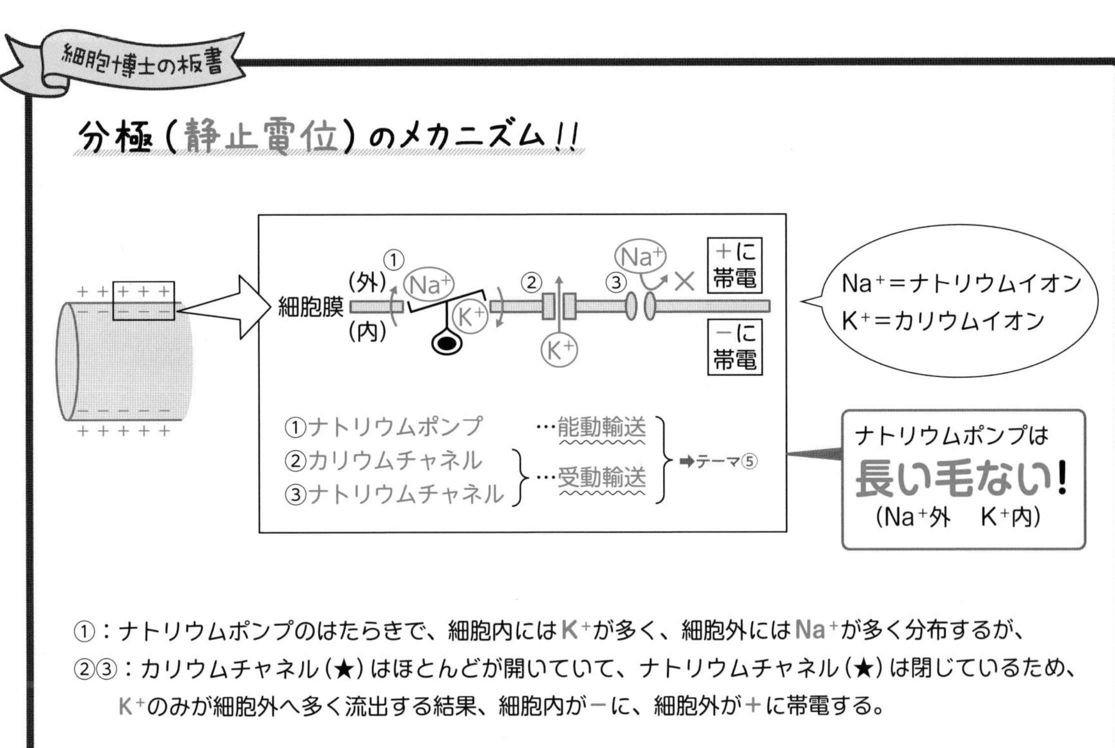
細胞博士の板書
分極（静止電位）のメカニズム!!
細胞膜
（外）
（内）
Na^+
K^+
＋に帯電
－に帯電
Na^+＝ナトリウムイオン
K^+＝カリウムイオン
①ナトリウムポンプ …能動輸送
②カリウムチャネル
③ナトリウムチャネル …受動輸送
➡テーマ⑤
ナトリウムポンプは
長い毛ない！
（Na^+外　K^+内）
①：ナトリウムポンプのはたらきで、細胞内にはK^+が多く、細胞外にはNa^+が多く分布するが、
②③：カリウムチャネル（★）はほとんどが開いていて、ナトリウムチャネル（★）は閉じているため、
K^+のみが細胞外へ多く流出する結果、細胞内が－に、細胞外が＋に帯電する。
（鈴川茂：鈴川のとにかく伝えたい生物テーマ200、p288、代々木ライブラリー、2020）

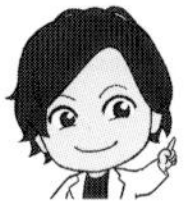

このようにして生じた細胞内外の電位差を**静止電位**といいます。このしくみを知っておくと、テーマ⑲で勉強する“活動電位の発生のしくみ”も簡単に理解できるはずですよ！

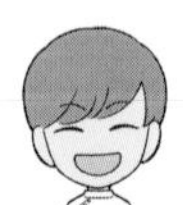

おおっ！　「長い毛ない（Na^+外K^+内）」はテーマ⑤のときに勉強したゴロ合わせだ！　覚えているぞ～！

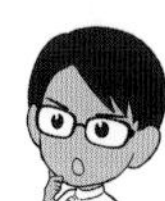

①～③までの流れをきちんと整理しておきたいな…え～と…

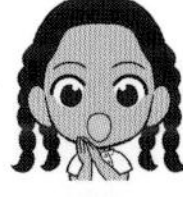

まずは①のナトリウムポンプによってNa^+が細胞外に多く移動して、K^+が細胞内に多く移動するんだね…

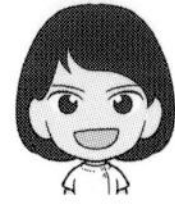

で、②のカリウムチャネルは常に開いていて、③のナトリウムチャネルは閉まっているから、細胞内のK^+が細胞外へ移動するってことか～…

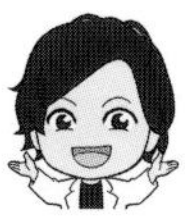

４人ともすばらしい！　このように、テーマ⑤で勉強した内容とつなげながら順を追って理解を深めていくことが大切です！　とりあえず、“**K^+が細胞外へ受動輸送されることで静止電位が生じること**”は絶対におさえておきましょう！

前ページの★で示した「イオンチャネル」には次の２種類があります。

細胞博士の板書

・漏洩(ろうえい)チャネル　…開きっぱなしのチャネル　**カリウムチャネル**の多くがこれ
・電位依存性チャネル…電気刺激によって開くチャネル
ナトリウムチャネルの多くがこれ　**カリウムチャネル**も一部はこれ

⇒**電位依存性チャネルが開くことによって活動電位が発生する**

⇒この開いている時間は新しい刺激を与えてもニューロンは**一切反応しない**（この時間を**不応期**という）

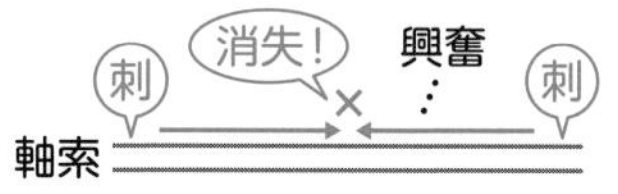

約１ミリ秒
$= \frac{1}{1000}$ 秒

（鈴川茂：鈴川のとにかく伝えたい生物テーマ200、p288、代々木ライブラリー、2020）

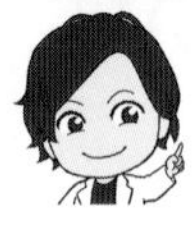

"**活動電位**の発生のしくみ"や"**不応期**の存在意義"は
テーマ⑲にて詳しく勉強していきましょう！

うわあ（´；ω；`）…ここは難しい…
くじけてしまいそう…

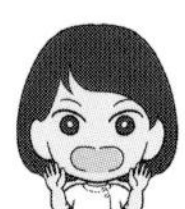

僕はとりあえず、「開きっぱなしのカリウムチャネル」＝「**漏洩チャネル**」、「電気刺激によって開くナトリウムチャネル」＝「**電位依存性チャネル**」ということだけを覚えることにするよ。

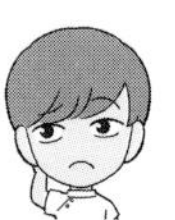

次に静止電位を測定する様子を示していきます！

細胞博士の板書

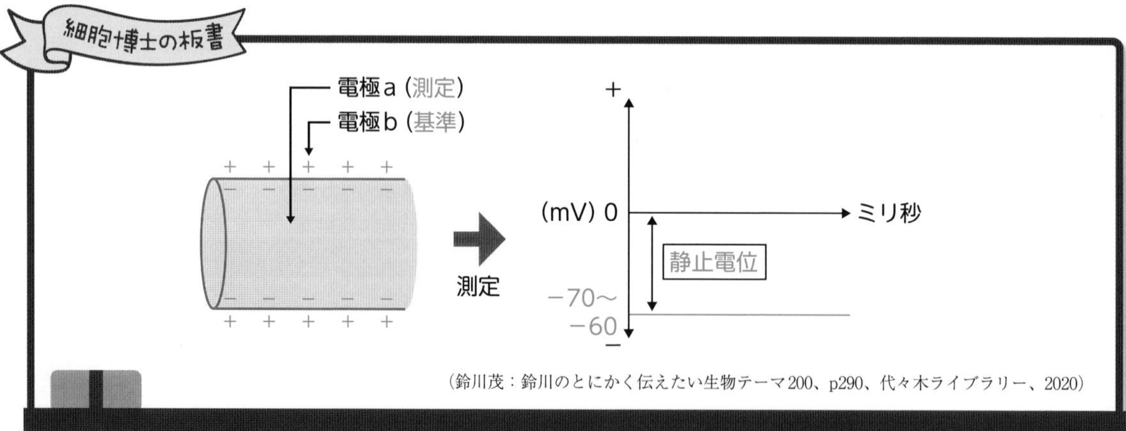

（鈴川茂：鈴川のとにかく伝えたい生物テーマ200、p290、代々木ライブラリー、2020）

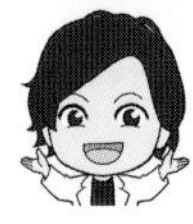

＋である外側の電極bを**基準**にして、−である内側の電極aを**測定**するから、静止電位では測定値が「−」になるんですよ〜！　この測定値である**−70〜−60mV**の数値もおさえておきましょう！

なんかみたことあるなあ…
あっ！　これって心電図みたいじゃありません？

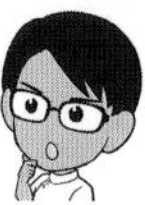

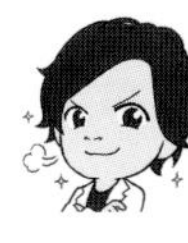

おおっ！　ゴル君！　そのとおり、静止電位や活動電位は心電図と深い関わりがあるんですよ！　詳しくはテーマ㉖で説明しますが、本テーマではとりあえず“K^+の動き”に注目して考えていきましょう！

血漿中にK^+が多いと「高カリウム血症」となり、心停止になることも!?

細胞博士の板書

高カリウム血症による心停止のメカニズム

例　災害などによって、がれきなどに下敷きになり、筋肉が圧迫される状態が長時間続いた場合

急にがれきなどを取り除くと、筋肉細胞内のK^+が血漿中に放出され、
血漿中のK^+濃度が高くなる（高カリウム血症）

⇓

心臓において、細胞内のK^+濃度と細胞外のK^+濃度の差が少なくなり、
細胞内のK^+がカリウムチャネルを通じて細胞外へあまり移動しなくなる

⇓

静止電位が十分に生じなくなることで、心臓の活動電位（➡テーマ⑲）も十分に起こらなくなり、
心停止へとつながる

このように、がれきなどの重量物による長時間の圧迫が原因で生じる病態を**クラッシュ症候群**という。

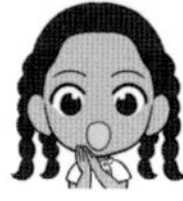

なるほど！　心臓は常に拍動しているから、静止電位が生じなくなると、活動電位も発生できなくなり、心停止してしまうのね！

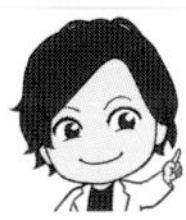

血漿中のK^+濃度が低くなる「**低カリウム血症**」もあります。高カリウム血症や低カリウム血症については、心電図の結果で診断することができます。テーマ㉖では、静止電位や活動電位の知識を活かして、心電図の読みとり方を勉強していきましょう！

国試の類題にチャレンジ！

Q1 静止時のニューロンの帯電について正しいのはどれか。

1．細胞内も細胞外もプラスに帯電している。
2．細胞内はプラスに、細胞外はマイナスに帯電している。
3．細胞内はマイナスに、細胞外はプラスに帯電している。
4．細胞内も細胞外もマイナスに帯電している。

Q2 静止時のニューロンにおいて、細胞内のイオン濃度が最も高いのはどれか。

1．Na^+　2．K^+　3．Ca^{2+}　4．Cl^-

解答&解説

〈Q1〉 3：ニューロンの内側はマイナスに、外側はプラスに帯電しています。「仲間イナイッス（中はマイナス）」のゴロ合わせで覚えておきましょう。

〈Q2〉 2：静止時のニューロンの内側ではK^+の濃度が高く、外側ではNa^+の濃度が高いです。テーマ⑤のときにも勉強した「長い毛ない（Na^+外K^+内）」のゴロ合わせで覚えておきましょう。

テーマ 19

活動電位

★★★

ニューロンに刺激を与えると興奮（活動電位）が生じて、他のニューロンや筋肉などに情報が伝わります。テーマ⑱で勉強した静止電位の内容にならって、「活動電位の発生のようす」を勉強していきましょう！

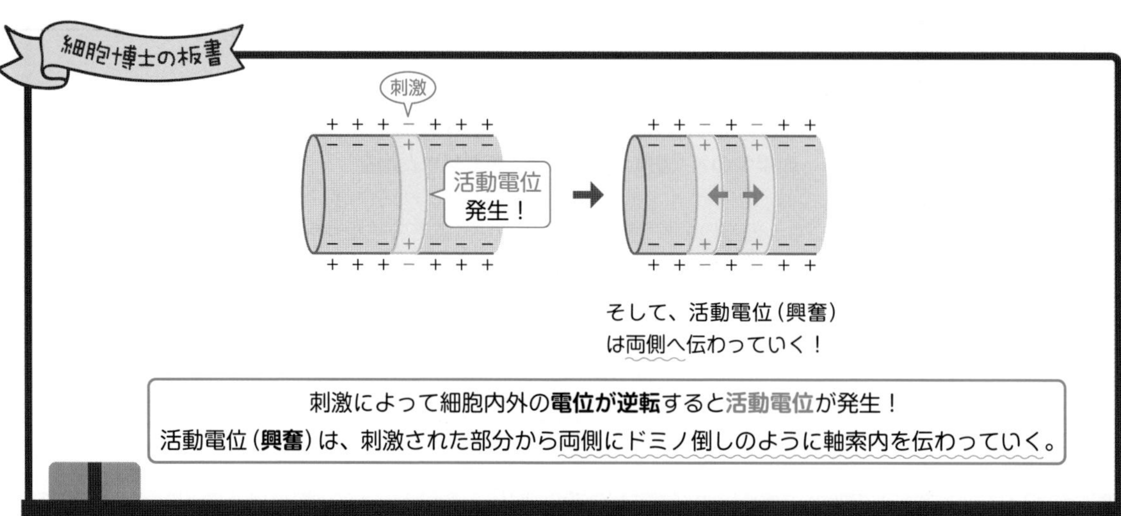

細胞博士の板書
刺激
活動電位
発生！
そして、活動電位（興奮）
は両側へ伝わっていく！
刺激によって細胞内外の**電位が逆転**すると**活動電位**が発生！
活動電位（**興奮**）は、刺激された部分から両側にドミノ倒しのように軸索内を伝わっていく。

テーマ⑱で勉強した静止電位（分極）では、ニューロンの内側がマイナスで外側がプラスだったから、今度はその"**逆**"ってことなんですね～！

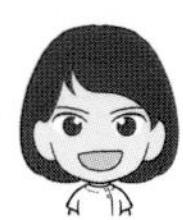

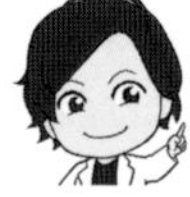

そのとおりです！　…ところで、活動電位（興奮）はどうして逆流せずに一定方向へ進み続けることができるのか、わかるかな？

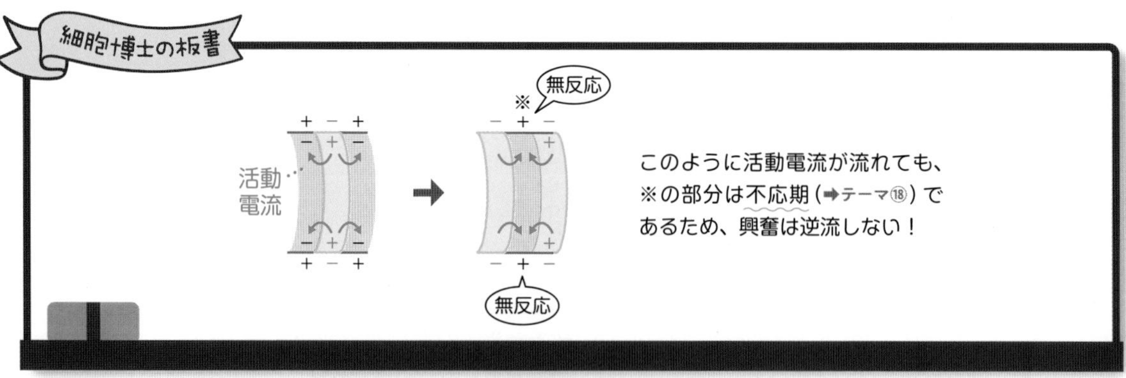

細胞博士の板書
活動電流
無反応
※
無反応
このように活動電流が流れても、
※の部分は不応期（➡テーマ⑱）で
あるため、興奮は逆流しない！

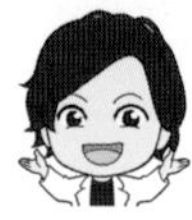

これがテーマ⑱で勉強した"不応期の存在意義"なんです！
これがあるから興奮が逆流しないんです！

確かに、興奮が逆流してしまったら、情報がほかのニューロンや筋肉などに正確に伝わらなくなるもんな～

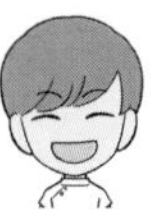

活動電位を測定していくと次のようになります！

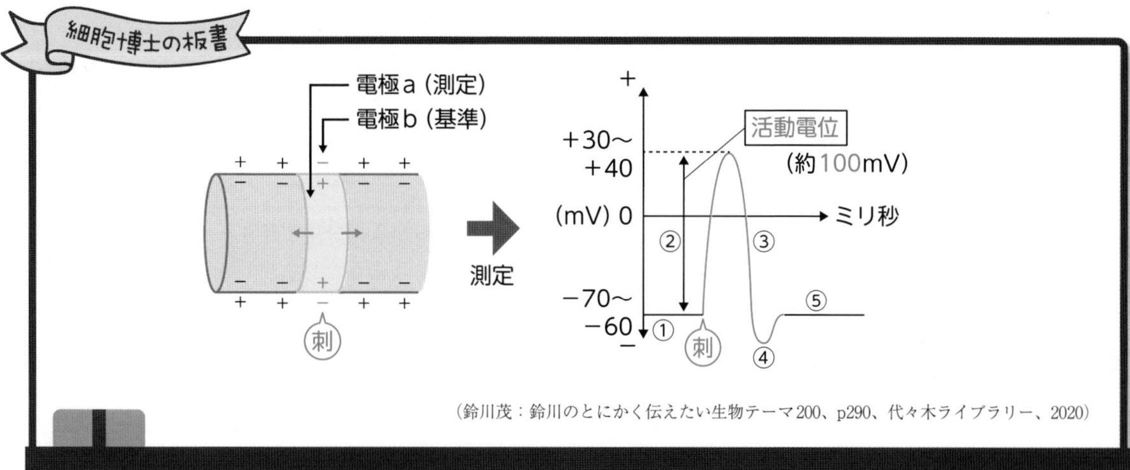

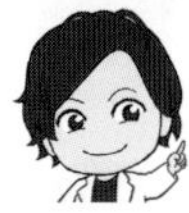

テーマ⑱同様、外側の電極bを基準にして内側の電極aを測定するから、上記のグラフのようになるんですよ。ここでは、活動電位が約**100mV**であることを覚えておきましょう！

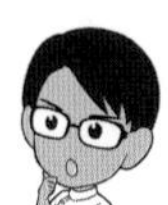

ふむふむ…静止電位を測定したときはだいたい－**70**～－**60mV**、活動電位はだいたい**100mV**ってとこか～　少しずつ頭に入れていくぞ～！

上記の様子を、テーマ⑱同様「チャネル」や「ポンプ」のはたらきをもとに、順を追って理解していきましょう！

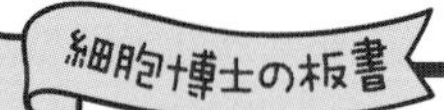

活動電位の発生のメカニズム!!

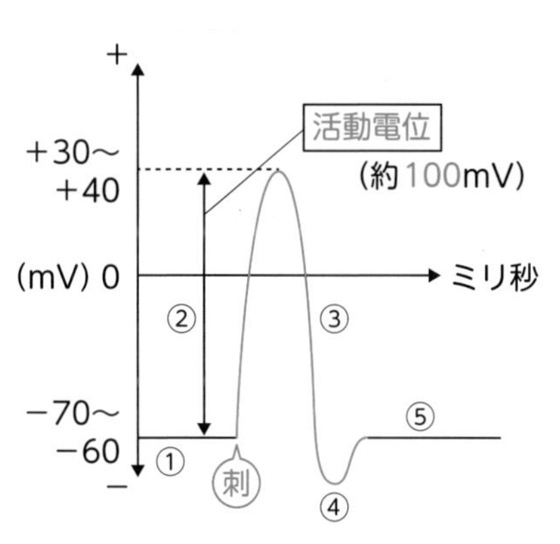

①：単なる静止電位

②：電気刺激によって**ナトリウムチャネル**が開き、Na^{+}が急速に流入
⇒細胞内が＋に、細胞外が－に帯電（＝**脱分極**）

③：②の際、急速に入ってきたNa^{+}に押し出されるようにK^{+}が多く流出
⇒細胞内が－に、細胞外が＋に帯電（＝**再分極**）

④：③の際、K^{+}が少し多く流出（＝**過分極**）（★）
（★の原因）
電位依存性の**カリウムチャネル**が遅れて開く

⑤：再び静止電位
⇒静止時に比べ、イオンの濃度が逆転してしまったため、**ナトリウムポンプ**がもとの状態に戻す。

（鈴川茂：鈴川のとにかく伝えたい生物テーマ200、p290、代々木ライブラリー、2020）

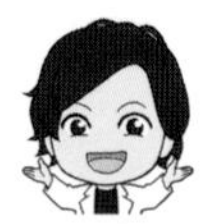

テーマ⑱のときと同様、①〜⑤まで順を追って理解していくと効果的ですよ！　今回は、“**Na^+が細胞内へ受動輸送されることで活動電位が生じること**”を絶対におさえておきましょう！

え〜と、②では電位依存性ナトリウムチャネルが開きNa^+が細胞内へ移動することで**脱分極**が起き、③ではK^+が漏洩カリウムチャネルを通って細胞外へ移動することで**再分極**が起きるのか〜

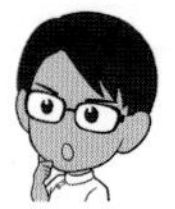

…で、④でK^+が細胞外へ少し多く流出するから**過分極**が起きる。…あれ？　でもどうしてK^+が多く流出してしまうんですか〜？

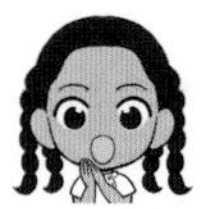

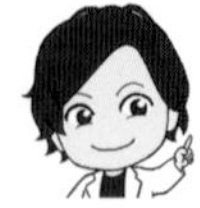

それは、テーマ⑱でも勉強したように、カリウムチャネルには“漏洩タイプ”の他に“電位依存性タイプ”のものもあるからですよ〜！　この電位依存性カリウムチャネルは**少し遅れて開く**性質をもち、これによってより多くのK^+が流出するんです！

なるほど！　チャネルの種類をきちんとおさえておくことが鍵なんですね！

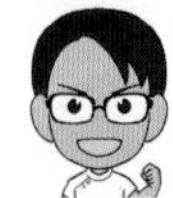

博士〜　「脱分極」やら「再分極」やら、内容がややこしくなってきました…イメージできるいい方法はありませんか〜？

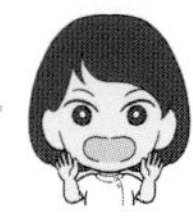

「脱分極」や「再分極」を電車に乗るヒトでイメージしてみましょう！

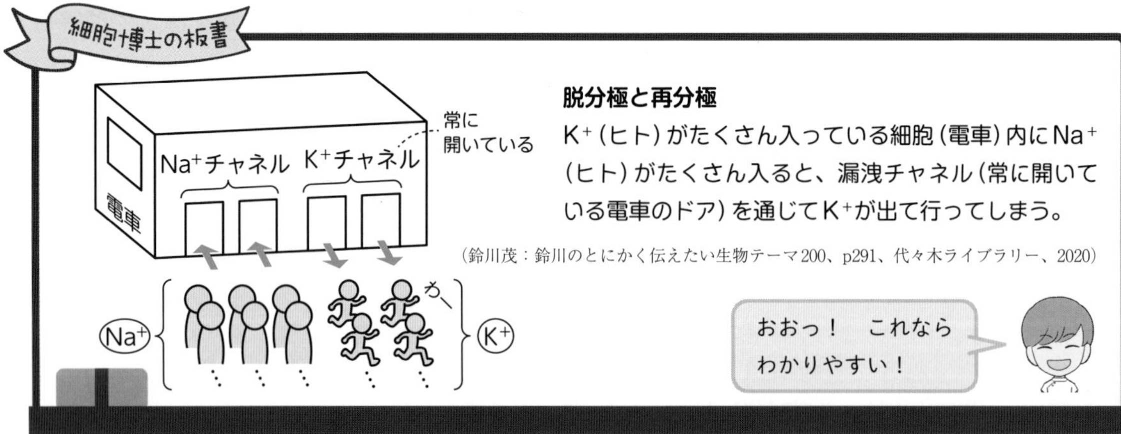

細胞博士の板書
電車
Na^+チャネル
K^+チャネル
常に開いている
Na^+
K^+
わ〜
脱分極と再分極
K^+（ヒト）がたくさん入っている細胞（電車）内にNa^+（ヒト）がたくさん入ると、漏洩チャネル（常に開いている電車のドア）を通じてK^+が出て行ってしまう。
おおっ！　これならわかりやすい！

（鈴川茂：鈴川のとにかく伝えたい生物テーマ200、p291、代々木ライブラリー、2020）

次に、ニューロンに与える刺激の“強さ”を変えてみた場合の話をします！

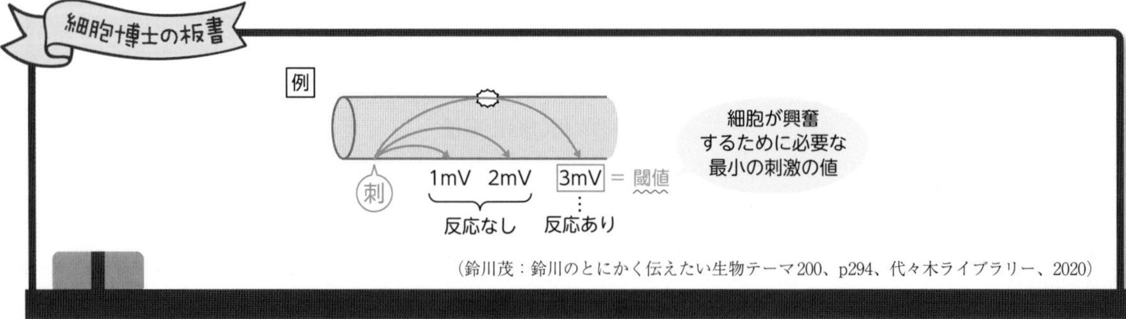

（鈴川茂：鈴川のとにかく伝えたい生物テーマ200、p294、代々木ライブラリー、2020）

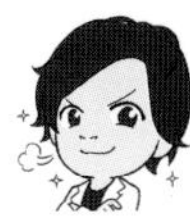

閾値は個人差もあるって考えられていて、辛いものを食べたときに「辛い！」って強く感じるヒトは、もしかしたら舌の細胞の**閾値が低い**かもですよ～　辛さは“痛み”で感じるものですしね～　ちなみに博士は辛いものが大好きで、辛いものばかり食べていたら、どんなに辛いものを食べてもだんだん痛みを感じなくなってしまいました～(^_-)-☆

へ～！　辛さって“痛み”なんですね！　甘味とか酸味とかと同じように、味覚なのかと思っていました～

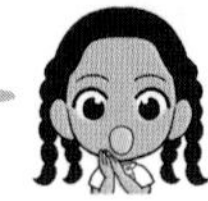

ニューロンなどの細胞は閾値を超えた刺激を与えられると興奮しますが、閾値以下の刺激では興奮しません。これを「全か無かの法則」といいます。

※活動電位の大きさは「約100mV」と決まっている。

(鈴川茂：鈴川のとにかく伝えたい生物テーマ200、p294、代々木ライブラリー、2020)

面白い名前の法則ですね！

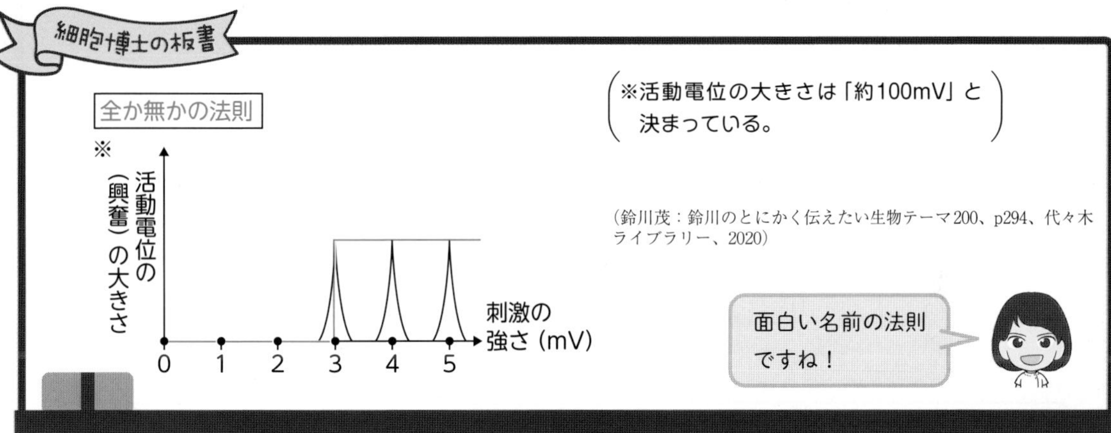

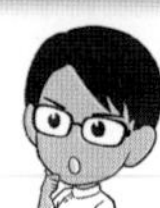

なるほど…刺激を強くすればするほど、活動電位が大きくなるっていうわけでもないのか…

国試の類題にチャレンジ！

Q1　活動電位の大きさ（mV）として最も近い値はどれか。

1．30mV　　2．70mV　　3．100mV　　4．130mV　　5．170mV

Q2　活動電位について正しいのはどれか。　［第103回　2014年］

1．脱分極が閾値以上に達すると発生する。
2．細胞内が一過性に負（マイナス）の逆転電位となる。
3．脱分極期には細胞膜のカリウム透過性が高くなる。
4．有髄線維ではプルキンエ細胞間隙を跳躍伝導する。

「分極」＝「細胞内が－で細胞外が＋」、「脱分極」＝「細胞内が＋で細胞外が－」よ～し！　だんだん定着してきたゾ！

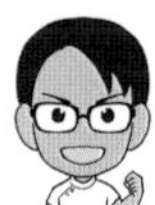

解答&解説

〈Q1〉3：活動電位の大きさはだいたい100mVです。活動電位が発生したときの膜電位の測定値は30mVほどになります。

〈Q2〉1：閾値はニューロンなどの細胞が興奮する（脱分極を発生する）ために必要な最小の刺激の値です。2．活動電位では、細胞内が一過性に＋の電荷を帯びます。3．脱分極は細胞膜のナトリウムの透過性が高くなることで生じます。4．有髄神経ではランビエ絞輪を跳躍伝導します。

テーマ 20

興奮の伝達と神経伝達物質

★★☆

テーマ⑲ではニューロン内の情報の伝わり方である「伝導」について勉強しました。本テーマではニューロンの外への情報の伝わり方である「伝達」と伝達を担うリガンドである「神経伝達物質」について理解を深めていきましょう。

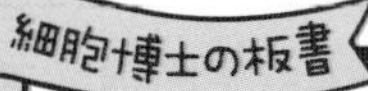

ニューロン内の情報の伝わり方＝「伝導」

ニューロンの外への情報の伝わり方＝「伝達」

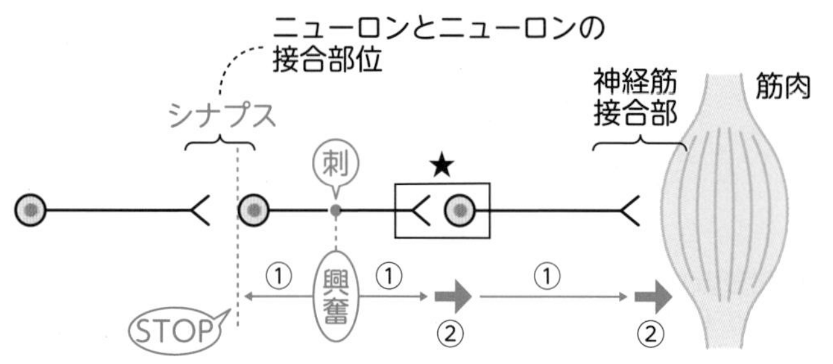

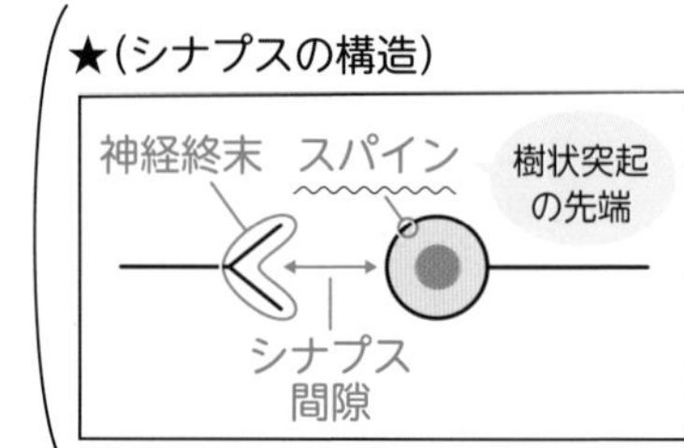

①伝導
- 電気刺激によるため速い
- 両方向性
- 活動電位は途中で小さくならない（不滅衰）
- 速度は温度・断面積に比例

②伝達
- 神経伝達物質の分泌によるため遅い
  - ⇒例
    - アセチルコリン…運動神経、副交感神経
    - ノルアドレナリン…交感神経　など
- 一方向性
- アセチルコリンは分泌後、コリンエステラーゼによって分解される

注）サリンによって減少

（鈴川茂：鈴川のとにかく伝えたい生物テーマ200、p296、代々木ライブラリー、2020）

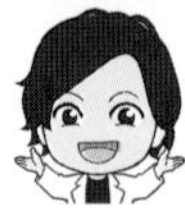

ここでは「伝導」と「伝達」の違いについておさえておきましょう！　また、伝達が行われる「**シナプス**」が“ニューロンとニューロンの接合部位”であることも知っておきましょうね♪

ふむふむ…伝導は“電気による”から**速く**て、伝達は“物質の分泌による”から**遅い**のか～

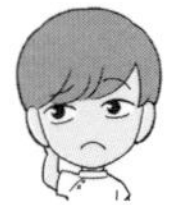

博士！　サリンってまさか、あの地下鉄の事件の!?

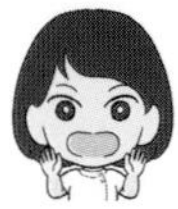

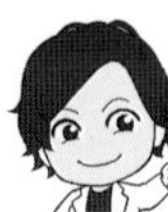

ミトさん、よくぞ気づきましたね！　サリンは有毒性の神経ガスですが、その作用についても説明したいので、シナプスで行われる伝達の詳しい様子を次のページでみていきましょう！

次に、伝達の詳しいしくみについてみていきましょう！

細胞博士の板書

ミトコンドリア
神経終末
シナプス小胞
①Ca^{2+}
②
③
④
⑤
⑥
⑦
⑧
⑨
隣のニューロンのスパイン
※
レセプター

(鈴川茂：鈴川のとにかく伝えたい生物テーマ200、p298、代々木ライブラリー、2020)

①興奮が神経終末へと伝わるとCa^{2+}がニューロン外から流入
②**シナプス小胞**内でアセチルコリン(神経伝達物質)が合成
③シナプス小胞が神経末端まで輸送
④⑤アセチルコリン(神経伝達物質)が分泌され、隣のニューロンのスパインの**レセプター**に結合
⑥⑦ナトリウムチャネルとしてはたらくレセプターが開き、Na^{+}が細胞内へ流入⇒**活動電位**が発生し、興奮が伝達
⑧※で取りこぼされたアセチルコリンが**コリンエステラーゼ**によって分解
⑨※で取りこぼされたアセチルコリンが神経終末側へ回収

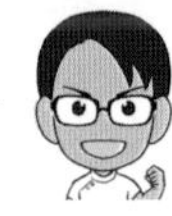

よおし！　テーマ⑱や⑲同様、①～⑨まで順を追って理解していくぞ！「伝導」のときは引き金が“**Na^{+}(ナトリウムイオン)**”だったけど、「伝達」では“**Ca^{2+}(カルシウムイオン)**”なんだな～

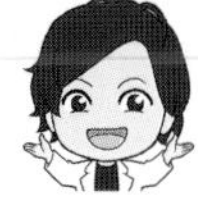

ゴル君その調子ですよ！　ここでサリンの作用について説明しますね。たとえば、空気中のサリンが気管に入ってしまうと、そこの神経内のシナプスにおいて⑧の**コリンエステラーゼが減少**し、シナプス間隙の**アセチルコリンの量が増加**することで、気管支などの筋肉がどんどん収縮し、結果的に気道が狭まっていって窒息症状へとつながる恐れがあるんです。

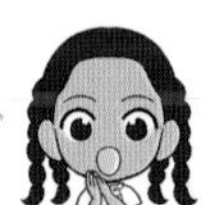

なるほどね～！　しくみをきちんと知っておくと、理解しやすいですね！
ところで博士、私たちは何種類くらいの神経伝達物質を覚えておけばいいですか？

博士がみなさんに知っておいてほしい「神経伝達物質」はこれです！

細胞博士の板書

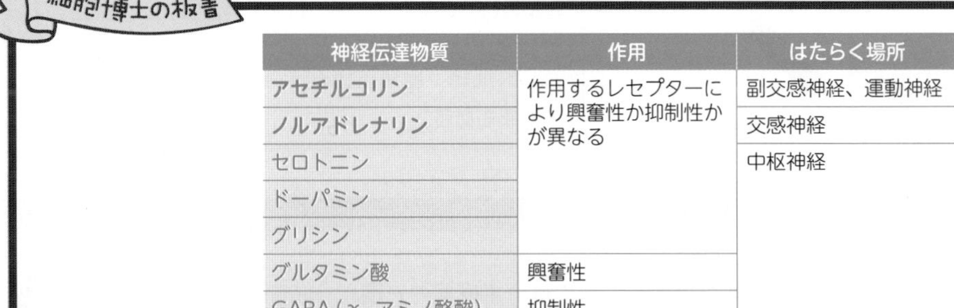

神経伝達物質	作用	はたらく場所
アセチルコリン	作用するレセプターにより興奮性か抑制性かが異なる	副交感神経、運動神経
ノルアドレナリン		交感神経
セロトニン		中枢神経
ドーパミン		
グリシン		
グルタミン酸	興奮性	
GABA(γ-アミノ酪酸)	抑制性	

(鈴川茂：鈴川のとにかく伝えたい生物テーマ200、p297、代々木ライブラリー、2020)

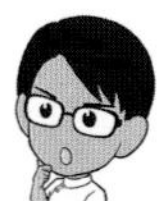

ドーパミン…セロトニン…なんか聞いたことあるな…
あ！　確かテーマ⑦の「レセプターと**リガンド**」で勉強したやつだ！

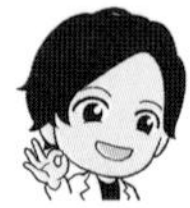

そのとおり！　リガンドとは“細胞膜にある**レセプターに結合する**物質の総称”でしたね！

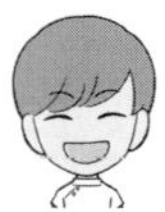

ほかにも知っているぞ…グリシンっていうのは薬局のサプリメントコーナとかで見たことあるし、GABAはチョコ菓子に入っていたりするやつだ～！

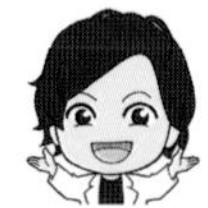

みなさんすばらしいですね！　それでは博士セレクションで、目ぼしい神経伝達物質の効果などをまとめてみようかと思います。

細胞博士の板書

細胞博士が選ぶ「神経伝達物質」の効果4選!!

快感を増幅させる「ドーパミン」

「ドーパミン」が多く分泌されるとヒトは快感を感じる。好きな人に会ったとき、おいしいご飯を食べたとき、ギャンブルで大勝したとき…僕たちはドーパミンによって快感を感じる。この快感が忘れられなくなることでさまざまな依存症が引き起こされる。脳内のドーパミンが少なくなると「**パーキンソン病**」が引き起こされるとされている。

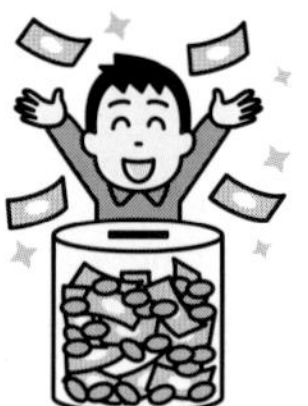

「うつ病」の原因「セロトニン」

「セロトニン」は**不安の抑制**を担当する神経伝達物質。別名「幸せホルモン」とよばれる。セロトニンの分泌量が少ないと「うつ病」の原因になることも（ヒトは一生に1回うつ病になるといわれている）。「日光を浴びる」「運動をする」「しっかり寝る」「辛いものを食べる」などをすることで分泌量が増える。夜中はとくに分泌量が減る。

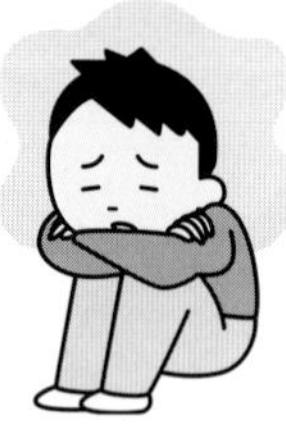

睡眠の質を向上「グリシン」

「グリシン」は睡眠の質を向上させる神経伝達物質。また、セロトニン同様、うつ病を抑制する効果ももつ。さらには美肌にも効果があり、肝臓のはたらきをサポートしてくれる作用をもつ。

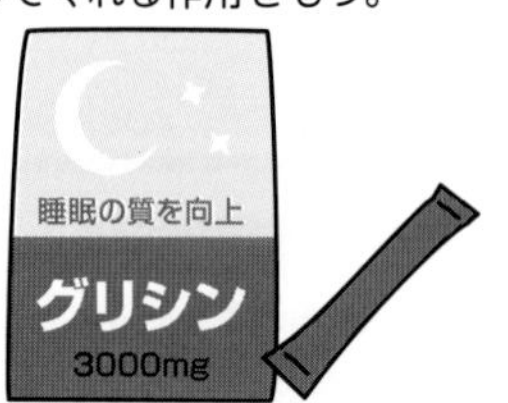

気持ちを落ち着かせる「GABA」

「GABA（γ-アミノ酪酸）は**ストレスを和らげる**神経伝達物質。娯楽の多い現代では、ドーパミンなどの快感増幅の神経伝達物質が多く分泌される機会が多い反面、現代人にはGABAが足りないと考えられている。また、GABAにはグリシン同様、睡眠の質を上げる効果もある。

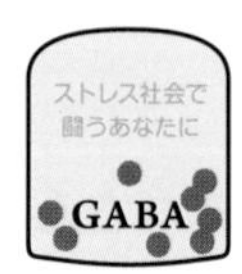

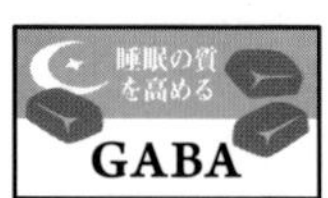

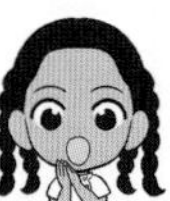

「コカイン」は、ドーパミンの量を異常に増やす麻薬の一種だって聞いたことあるわ！　コカインによる薬物中毒者は、もっともっとドーパミンが欲しくて、常に強い快感を求めるようになってしまうんだろうな～…

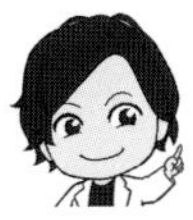

確かゴル君はテーマ⑦のときに“レセプターにフタをする神経伝達物質によって感情が抑えられたりするのか？”という疑問をもっていましたね。

はい！　この瞬間を待っていました！
ようやくそのフラグが回収されるわけですね！

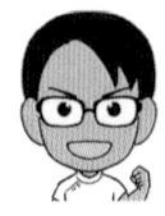

最後に、「アンタゴニスト」と「アゴニスト」について勉強していきましょう！

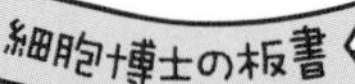

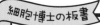

神経伝達物質の邪魔をする物質、神経伝達物質と同じ効果をもつ物質

例　**ドーパミン**におけるアンタゴニストとアゴニスト

レセプターに結合しフタをすることで神経伝達物質が結合できなくする物質＝アンタゴニスト

「統合失調症」はドーパミンの放出量の“増加”が原因とされている

⇩

ドーパミンの**アンタゴニスト**（ハリペリドールやクロルプロマジンなど）が
統合失調症の抗精神病薬としてはたらく

神経伝達物質と同じ効果をもつ物質＝アゴニスト

「パーキンソン病」はドーパミンの放出量の“減少”が原因とされている

⇩

ドーパミンの**アゴニスト**（ブロモクリプチンやペルゴリドなど）がパーキンソン病患者の薬としてはたらく

へ～！　要するに、「リガンド」としてはたらく物質が薬になったりするのか～！　薬の開発ってすごく大変そうだなあ…

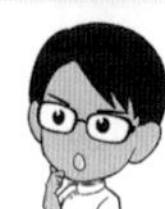

国試の類題にチャレンジ！

Q1 伝達の際にニューロン外から神経終末に流入するイオンはどれか。

1．ナトリウムイオン　2．カリウムイオン　3．カルシウムイオン　4．マグネシウムイオン

Q2 うつ病に最も関連が強い神経伝達物質はどれか。　［第103回　2014年］

1．ドーパミン　2．セロトニン　3．グルタミン酸　4．アセチルコリン　5．γ－アミノ酪酸

解答&解説

〈Q1〉 3：興奮がニューロンの神経終末へと伝わるとCa^{2+}（カルシウムイオン）がニューロン外から流入します。K^{+}（カリウムイオン）は静止電位、Na^{+}（ナトリウムイオン）は活動電位の発生に関与するイオンです。

〈Q2〉 2：うつ病は、不安を抑制するセロトニンの分泌不足によって引き起こされます。1．ドーパミンは快感を増幅させる神経伝達物質で、パーキンソン病の原因であると考えられています。3．グルタミン酸は脳などにおいて活動電位を発生させる興奮性の神経伝達物質です。4．アセチルコリンは運動神経や副交感神経から分泌される神経伝達物質で、筋肉の収縮などを起こします。5．通称GABAとよばれるγ－アミノ酪酸はストレスを和らげる神経伝達物質です。

テーマ 21

神経系を全部紹介

僕たちはさまざまな外部からの刺激を中枢神経系や末梢神経系などの「神経系」を通じて処理しています。本テーマでは神経系全部を一気に紹介していきます。

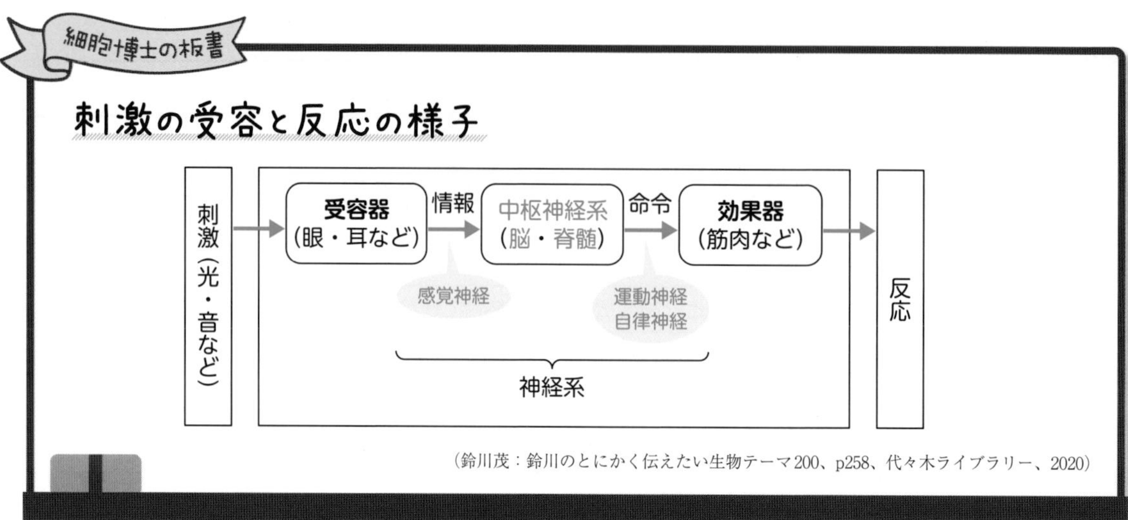

まぁ自分の体のことだからいいたいことはわかるけど…なんか文字だけだと理解しにくいな〜

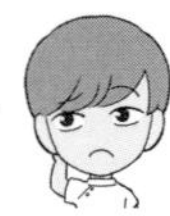

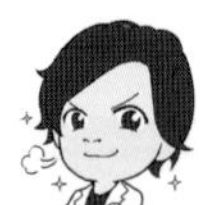

ようし！　それならば、次のようにイメージしてみてはいかがでしょうか？

「刺激の受容と反応」を“防犯システム”でイメージしてみましょう！

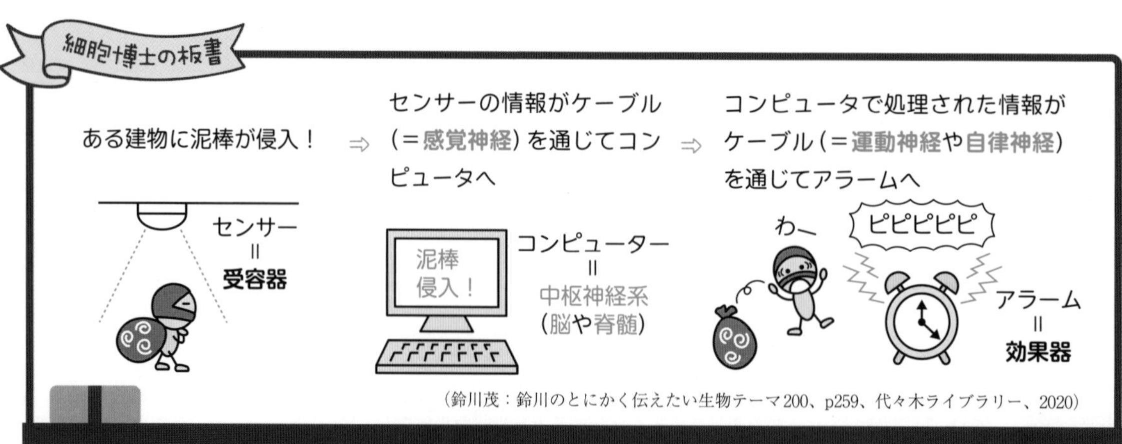

細胞博士の板書
ある建物に泥棒が侵入！
⇒
センサーの情報がケーブル(＝感覚神経)を通じてコンピュータへ
⇒
コンピュータで処理された情報がケーブル(＝運動神経や自律神経)を通じてアラームへ
センサー＝受容器
泥棒侵入！
コンピューター＝中枢神経系(脳や脊髄)
わ〜
ピピピピピ
アラーム＝効果器
(鈴川茂：鈴川のとにかく伝えたい生物テーマ200、p259、代々木ライブラリー、2020)

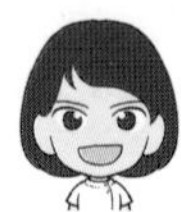

ようするに、コンピュータが中枢神経系で、その他ケーブルが末梢神経系ってことね〜！

おおっ！　これならわかりやすい！

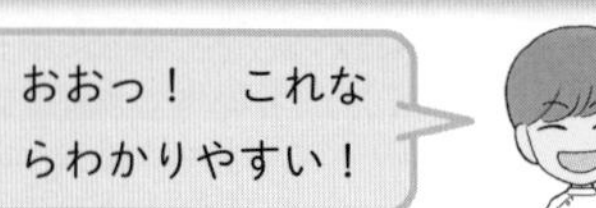

次に、神経系を大ざっぱに分類していきますね。

細胞博士の板書

神経系を大まかに分類！

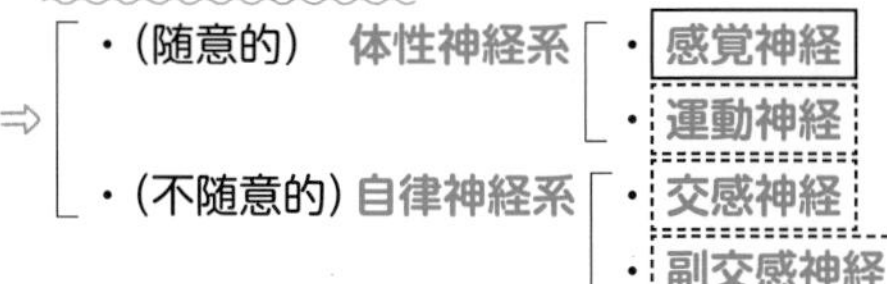

- 中枢神経系…脳、脊髄
  （情報）⇧　⇩（指令）
- 末梢神経系（43対）
  ⇒
  - （随意的）　体性神経系
    - 感覚神経
    - 運動神経
  - （不随意的）自律神経系
    - 交感神経
    - 副交感神経

（・［実線枠］求心性神経…受容器から中枢へ情報を伝える
・［点線枠］遠心性神経…中枢から効果器へ情報を伝える）

脳と脊髄の神経

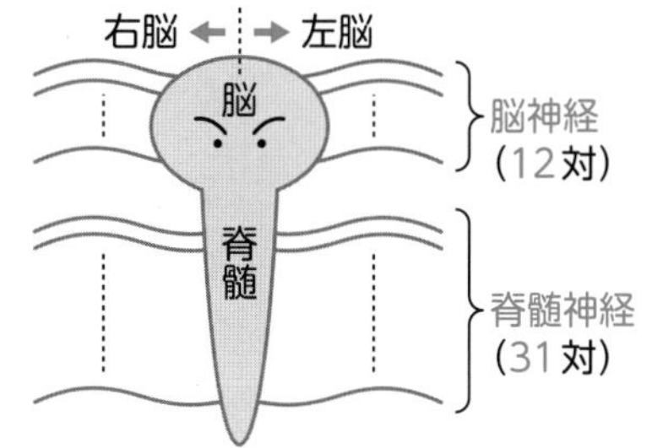

（鈴川茂：鈴川のとにかく伝えたい生物テーマ200、p302、代々木ライブラリー、2020）

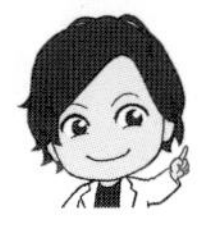

脳神経や脊髄神経はあくまで、脳や脊髄“から出る”神経である「末梢神経」です。脳や脊髄“にある”神経である「中枢神経」と勘違いされやすいので注意が必要です！

（…キュン♥　右のキャラクターかわいいな…）

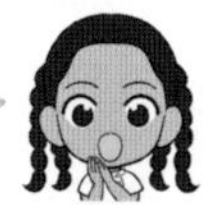

なるほど…脳神経が12対で脊髄神経が31対だから、末梢神経系全体で（12＋31＝）43対になるってことか～　ということはとりあえず**12対と31対だけを覚えればいい**わけだな…

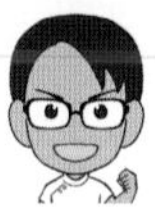

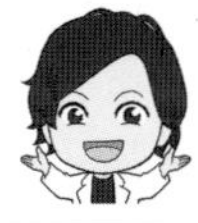

そのとおりです！　その「12対」と「31対」は次のゴロ合わせのように覚えていくといいですよ♪

細胞博士の板書

脳神経と脊髄神経の対数

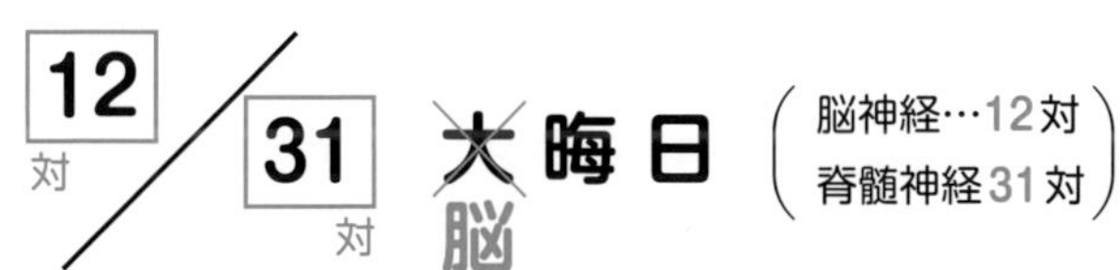

（脳神経…12対
脊髄神経31対）

（鈴川茂：鈴川のとにかく伝えたい生物テーマ200、p303、代々木ライブラリー、2020）

おおっ！
これも覚えやすい！

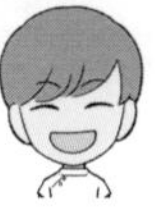

それでは、12対の脳神経と31対の脊髄神経の細かい名称や位置関係をはたらきとともにみていきましょう！

細胞博士の板書

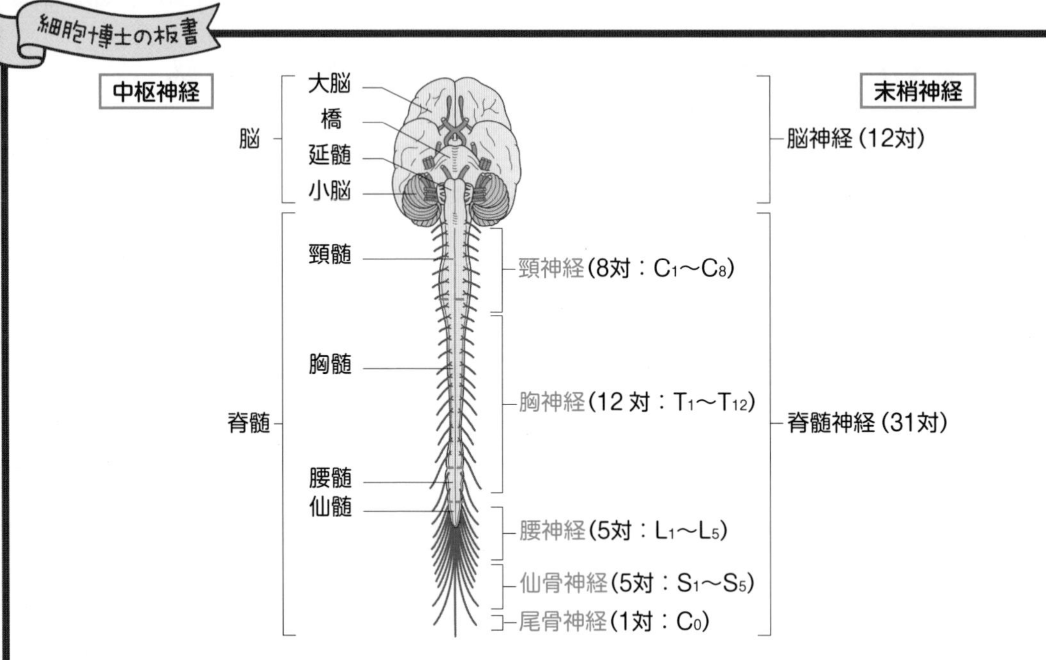

脳神経と脊髄神経の名称とはたらき

脳神経	はたらき	種類
Ⅰ 嗅神経（第1脳神経）	においの情報を中枢に伝える神経。	感覚神経
Ⅱ 視神経（第2脳神経）	網膜に写った像や明るさ、色彩の情報を中枢に伝える。	感覚神経
Ⅲ 動眼神経（第3脳神経）	眼球運動にかかわる筋を支配する（運動神経）。また、瞳孔や毛様体筋の収縮を支配する（副交感神経）。	運動神経 副交感神経
Ⅳ 滑車神経（第4脳神経）	眼球運動にかかわる骨格筋のうち、上斜筋を支配する。	運動神経
Ⅴ 三叉神経（第5脳神経）	脳神経のうち最も太い。顔面の感覚情報を中枢に伝える（感覚神経）。咀嚼を行う筋肉を支配する（運動神経）。	感覚神経 運動神経
Ⅵ 外転神経（第6脳神経）	眼球を外側に向ける外側直筋を支配する。	運動神経
Ⅶ 顔面神経（第7脳神経）	顔面の表情筋（閉眼や額のしわ寄せなど）を支配する（運動神経）。舌の味覚を中枢に伝える（感覚神経）。また、涙腺、顎下腺、舌下線の分泌を調整する（副交感神経）。	運動神経 感覚神経 副交感神経
Ⅷ 内耳神経（第8脳神経）	聴覚や平衡感覚の情報を中枢に送る。前庭神経と蝸牛神経からなる。メニエール病は前庭神経の異常による。	感覚神経
Ⅸ 舌咽神経（第9脳神経）	舌の味覚を中枢に伝える（感覚神経）。嚥下に関する咽頭筋を支配する（運動神経）。また、耳下腺分泌調整を行う（副交感神経）。	感覚神経 運動神経 副交感神経
Ⅹ 迷走神経（第10脳神経）	脳神経の中で最も支配領域が広い。外耳道、咽頭、喉頭の感覚情報を中枢に伝え（感覚神経）、嚥下や発声を支配する（運動神経）。また、頸部、胸部、腹部臓器に分布する（副交感神経）。	感覚神経 運動神経 副交感神経
Ⅺ 副神経（第11脳神経）	頸部にある胸鎖乳突筋と僧帽筋を支配する。	運動神経
Ⅻ 舌下神経（第12脳神経）	舌の運動を支配する。	運動神経

脊髄神経（31対）	はたらき
頸神経（8対）	頸部や肩の皮膚、筋を支配する頸神経叢と腕神経叢に分けられる。
胸神経（12対）	肋間神経をつくり、胸壁と腹壁に分布。
腰神経（5対）	腰神経叢をつくり、下腹部、殿部、大腿前部に分布。
仙骨神経（5対）	仙骨神経叢をつくる。最も太いものに坐骨神経がある。
尾骨神経（1対）	肛門付近と外陰部に分布。

（片野由美・内田勝雄：図解ワンポイント生理学 人体の構造と機能、p88、サイオ出版、2017）

ひゃ〜　博士〜！　まさかこれを全部覚えなくてはならないんですか？

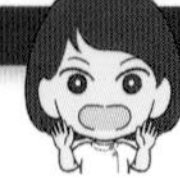

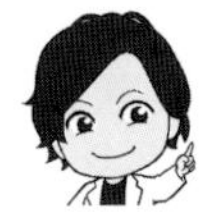

とりあえずは、脳神経の名称を“順番どおり”に覚えておきましょう！
そして、赤字になっている各脳神経のはたらきをざっとみておいてくださいね。
本ページの下にある国試の過去問と照らし合わせていくと頭に入りやすいですよ〜！
もちろんそれを覚えるためのゴロ合わせもありますよ♪

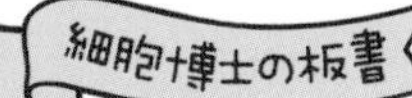

脳神経の名称を“順番どおり”に覚えよう！

Ⅰ:嗅神経　Ⅱ:視神経　Ⅲ:動眼神経　Ⅳ:滑車神経　Ⅴ:三叉神経　Ⅵ:外転神経

臭いがするから**視**ると、**動**きが**滑**らか**三**回**転**！

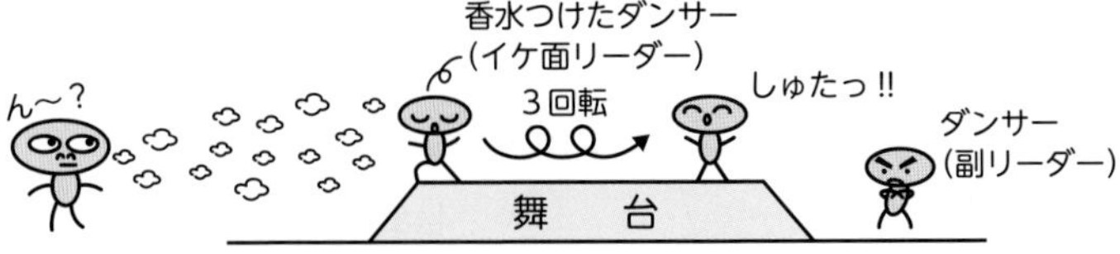

Ⅶ:顔面神経　Ⅷ:内耳神経　Ⅸ:舌咽神経　Ⅹ:迷走神経　Ⅺ:副神経　Ⅻ:舌下神経

イケ**面**が聞き**耳**立てて**舌**を出すと、**迷走**する**副**リーダーだ**ぜ**！

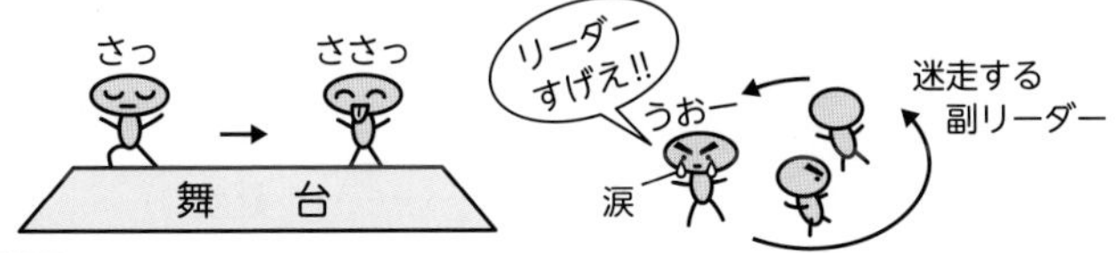
さっ
さささっ
舞　台
リーダー
すげえ!!
うおー
涙
迷走する
副リーダー

ホント…博士のゴロ合わせにはいつも救われていますわ…(シミジミ)

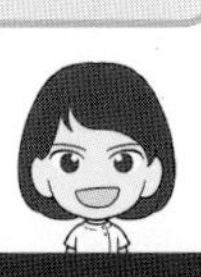

なるほど…脳神経に関しては、似たような問題が結構な頻度で出題されているんですね！　これは本番までにしっかりと頭に詰め込んでおかねば！

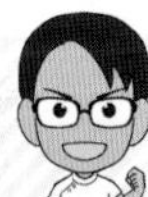

国試の類題にチャレンジ！

Q1 咀嚼運動にかかわる脳神経はどれか。　［第111回　2022年］

1．嗅神経　2．滑車神経　3．三叉神経　4．動眼神経　5．内耳神経

Q2 嚥下にかかわる脳神経はどれか。　［第107回　2018年］

1．嗅神経　2．外転神経　3．滑車神経　4．迷走神経

Q3 閉眼に関与する神経はどれか。　［第104回　2015年］

1．動眼神経　2．滑車神経　3．三叉神経　4．外転神経　5．顔面神経

Q4 脳神経とその機能の組合わせで正しいのはどれか。　［第103回　2014年］

1．顔面神経 ― 顔の感覚　2．舌下神経 ― 舌の運動
3．動眼神経 ― 眼球の外転　4．三叉神経 ― 額のしわ寄せ

解答&解説　〈Q1〉3　〈Q2〉4　〈Q3〉5　〈Q4〉2

前ページにある、「脳神経の名称とはたらきの表」を参照してください。
Q２：嚥下は「迷走神経」のほかに「舌咽神経」にもかかわります。
Q４：1．顔の感覚は「三叉神経」、3．眼球の外転は「外転神経」、4．額のしわ寄せは「顔面神経」の機能です。

テーマ 22

脳の構造とはたらき

★★☆

中枢神経系には「脳」と「脊髄」があります。その中でも、本テーマでは「脳」の構造とはたらきについて詳しく勉強していきましょう！

細胞博士の板書

脳と脊髄の位置関係を“おおざっぱ”に確認！

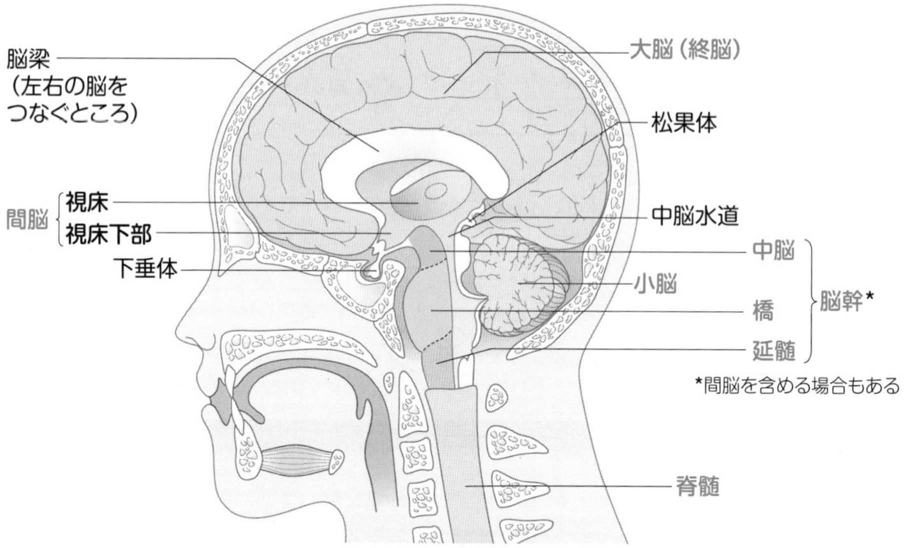

脳梁（左右の脳をつなぐところ）
大脳（終脳）
松果体
間脳 視床
間脳 視床下部
下垂体
中脳水道
中脳
小脳
橋
延髄
脳幹*（中脳・橋・延髄）
*間脳を含める場合もある
脊髄

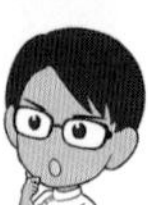
なるほど…脳と脊髄はこのようにしてつながっているんだな～

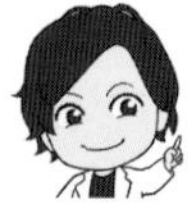
脳は**頭蓋骨**で、脊髄は**脊椎骨**で保護されているんですよ。僕達が生きるうえでとっても大切な部分ですからね～

ふむふむ…**大脳**はまさしく“大きい脳”って感じだからわかりやすいわ！　**小脳**はまさに大脳の“小さいバージョン”って感じね～　大脳も小脳も“シワシワ”な形をしているんだなあ。

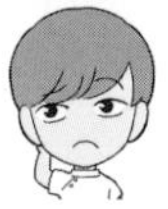
なんか「**脳幹**」って聞いたことあるぞ～！

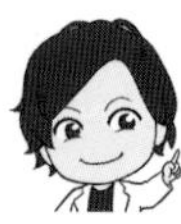
お♪　サイ君！　すばらしいところに注目してくれましたね！
脳幹は脳の中でも「**生命維持にとって不可欠な部分**」のことなんです。
脳幹の機能が停止しているかどうかが“**脳死判定**”の基準なんですよ～！

「脳死」と「植物状態」の違いは“脳幹が機能しているかどうか”なんです！

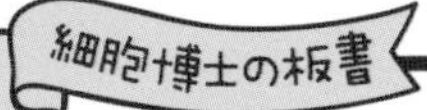

「脳死」と「植物状態」の違い！

脳幹…生命維持にとって不可欠な部分

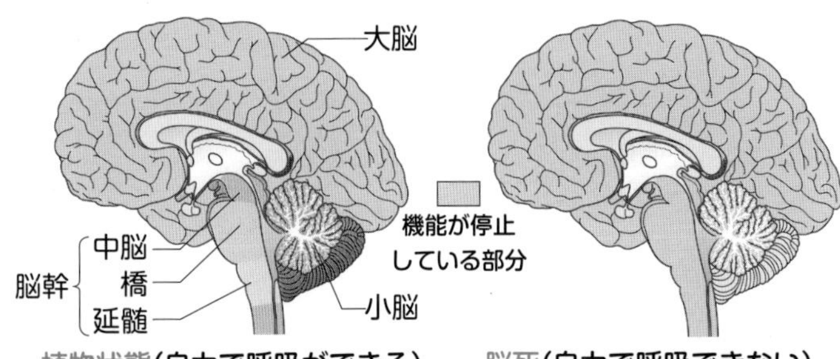

脳死判定の基準

①深い昏睡
②瞳孔の散大固定
③脳幹反射の消失
④平坦な脳波
⑤自発呼吸の消失
①～⑤が確認され、6時間経っても変化がない→脳死と判定

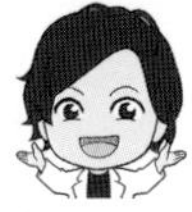

脳死と判定されると、心臓・肺・肝臓・腎臓・膵臓・小腸・眼球の７つの臓器を最大11人に提供することができるんです。博士は運転免許証の裏に“臓器提供OK！”という意思表示をしています！

へ～！　私もきちんと意思表示するようにしとこ～っと。

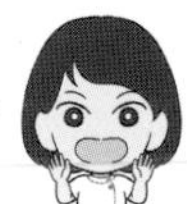

まずは、脳の各部位のはたらきをきちんとおさえておきましょう！

細胞博士の板書

		はたらき	
大脳	新皮質	運動野	随意運動の中枢
		感覚野	感覚の中枢
		連合野	学習的行動(記憶、判断)・精神活動の中枢
	原皮質 古皮質	感情・情動・本能的行動の中枢 (原皮質と古皮質の２つをあわせて大脳辺縁系という →記憶は大脳辺縁系にある海馬で管理)	
小脳		体の平衡保持　筋肉の緊張や運動の調節	
間脳	視床	感覚神経・受容器と大脳を中継	
	視床下部	自律神経・体温・水分・血圧・血糖・食欲・睡眠などの調整中枢	
脳幹	中脳	眼球運動・瞳孔の大きさ・姿勢保持の調整中枢	
	橋	運動に関する情報を大脳から小脳に伝える	
	延髄	呼吸運動・心臓拍動・唾液分泌の調整中枢 咳・くしゃみ・嚥下・消化器運動などの運動中枢	

（鈴川茂：鈴川のとにかく伝えたい生物テーマ200、p304、代々木ライブラリー、2020）

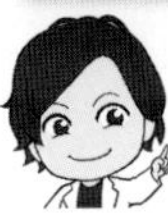

とりあえずは、赤字の部分を頭に詰め込んでおきましょう！
ここは国試で非常に狙われやすい内容です！

ようし！　いつも博士がいってくれているように、イメージしながら覚えるぞ！　間脳の視床下部は「**自律神経系**」「**恒常性**（➡テーマ①&⑨）」に関与するって覚えればいいや～

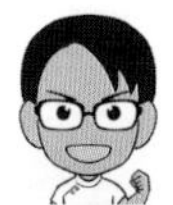

ふむふむ、中脳は「**眼**」「**姿勢保持**」に関与、延髄は「**せき**」「**くしゃみ**」「**のみこみ（嚥下）**」のほかに、「**呼吸系**（➡第8章）」や「**循環系**（➡第4章）」、「**消化器系**（➡テーマ㉝）」に関与って感じね～！

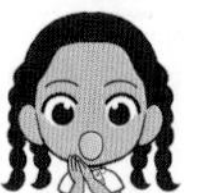

橋は言葉どおり、「**運動**」の情報を"橋渡し"するんだね。…あれ？　小脳の「**筋肉の緊張や運動の調節**」っていうのは、大脳の「**随意運動の中枢**」とは違うのかな？

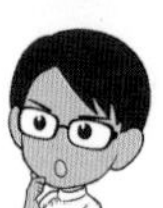

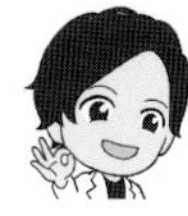

おおゴル君！　いいところに気がつきましたね！　運動に関して、小脳は"中枢"ではなく"調節"なんです！　あくまで"補佐的にはたらく"って感じですかね？
このことはテーマ㉓の「錐体外路」でも勉強していきましょうね！

今度は大脳について詳しくみていきましょうね！

細胞博士の板書

大脳の新皮質の部位名称とはたらき！

前
後
前頭葉
中心溝（ローランド溝）
頭頂葉
能動的なはたらき
受動的なはたらき
後頭葉
側頭葉
前
後
一次運動野（筋肉運動）
中心溝（ローランド溝）
運動前野・補足運動野
体性感覚野（皮膚感覚）
頭頂連合野
（体性感覚連合野）
前頭前野（思考・意思）
視覚連合野
視覚野
運動性言語中枢
（ブローカ野）
感覚性言語中枢
（ウェルニッケ野）
味覚野
聴覚連合野
聴覚野

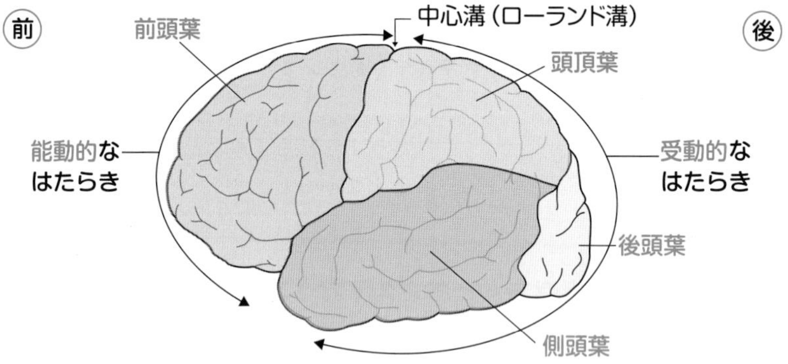

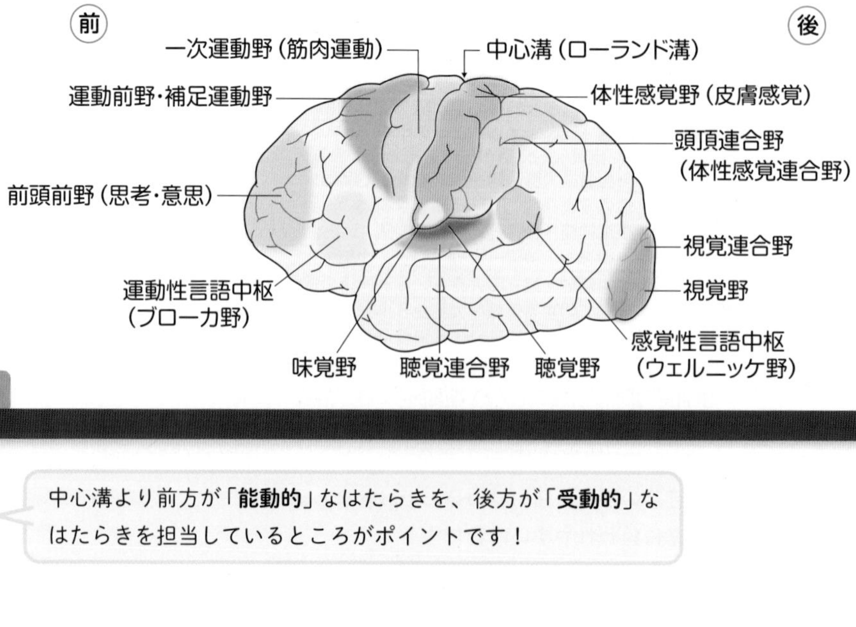

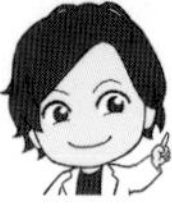

中心溝より前方が「**能動的**」なはたらきを、後方が「**受動的**」なはたらきを担当しているところがポイントです！

確かに！　成績上げるためには“前頭葉を鍛えろ！”って聞いたことあるわ…　あれってここからきているのかなあ？

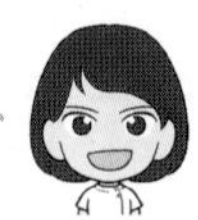

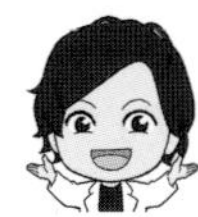

ちなみに、ブローカ野に障害があると発語のできなくなる（運動性）「失語症」、ウェルニッケ野に障害があると文字が読めない「失読症」と診断されることがあるんです！

これはあくまで大脳の表面部分の“皮質”なんですよね？
大脳の中身の部分（髄質）はどうなっているんだろう…？

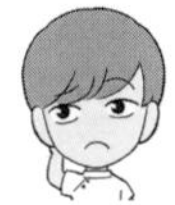

最後に、大脳の「白質」と「灰白質」との違いを知っておきましょう！

細胞博士の板書

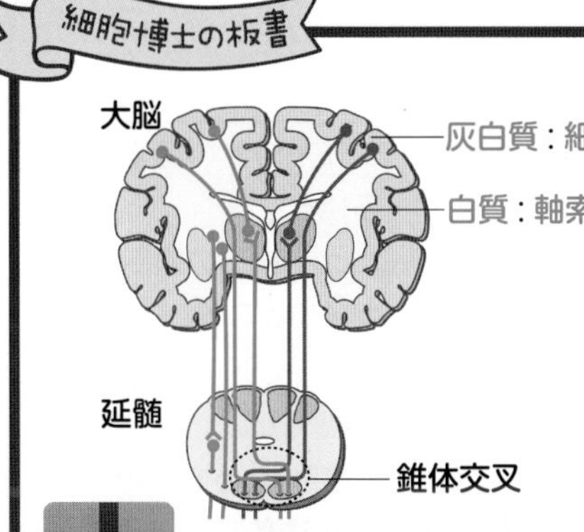

脳では、皮質が「**灰白質**」、髄質が「**白質**」なんです！　この関係は、脊髄では“逆”になるんですが、これに関してはテーマ㉓で詳しく説明していきます！　また、「細胞体」や「軸索」に関しては、テーマ⑰の内容を復習しておきましょうね～！

（鈴川茂：鈴川のとにかく伝えたい生物テーマ200、p305、代々木ライブラリー、2020）

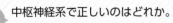

国試の類題にチャレンジ！

Q1 小脳の機能はどれか。２つ選べ。　［第104回　2015年］

1．関節角度の知覚　2．振動感覚の中継　3．姿勢反射の調節
4．随意運動の制御　5．下行性の疼痛抑制

Q2 脳の外側面を左右から見た模式図を示す。右利きの健常成人のBroca〈ブローカ〉の運動性言語中枢はどれか。　［第111回　2022年］

1．①　2．②　3．③　4．④　5．⑤

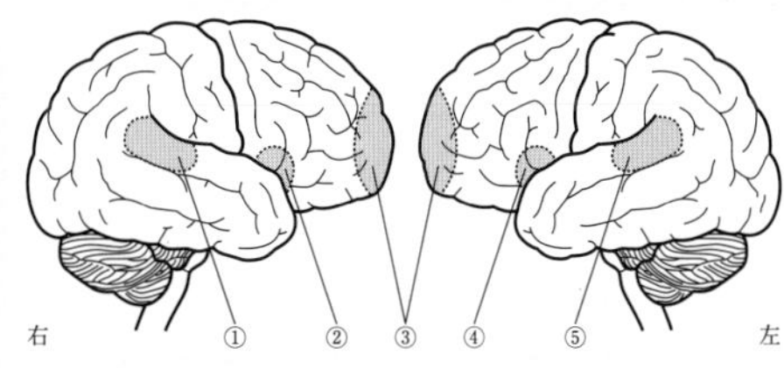

Q3 中枢神経系で正しいのはどれか。　［第95回　2006年］

1．大脳の表面は白質と黒質とからなる。　2．小脳の下端に下垂体が位置する。
3．脳幹は延髄と脊髄とからなる。　4．間脳は視床と視床下部からなる。

解答&解説

〈Q1〉３、４：小脳は主に運動の「調節」を行います。本問では３の「調節」と４の「制御」という文言に注目すると非常に解きやすいです。

〈Q2〉４：ブローカ野（運動性言語中枢）は、左脳の前頭野の下のほうにあります。ブローカ野は、言語処理（話すこと）のほか、音声言語の中枢で、唇やのど、舌を動かして言語を発する役割を担っています。

〈Q3〉４：1．大脳の表面（皮質）は灰白質からなります。2．下端に下垂体が位置するのは小脳ではなく間脳の視床下部です（➡テーマ㉙）。3．脳幹は中脳、橋、延髄からなります。定義によっては間脳も脳幹に含まれることがあります。

テーマ 23

脊髄の構造とはたらき

★★☆

脊髄の主なはたらきは「反射（無意識に起こる反応）」と「脳との伝導路（情報の連絡）」です。本テーマでは主に「反射」について説明していきますね。

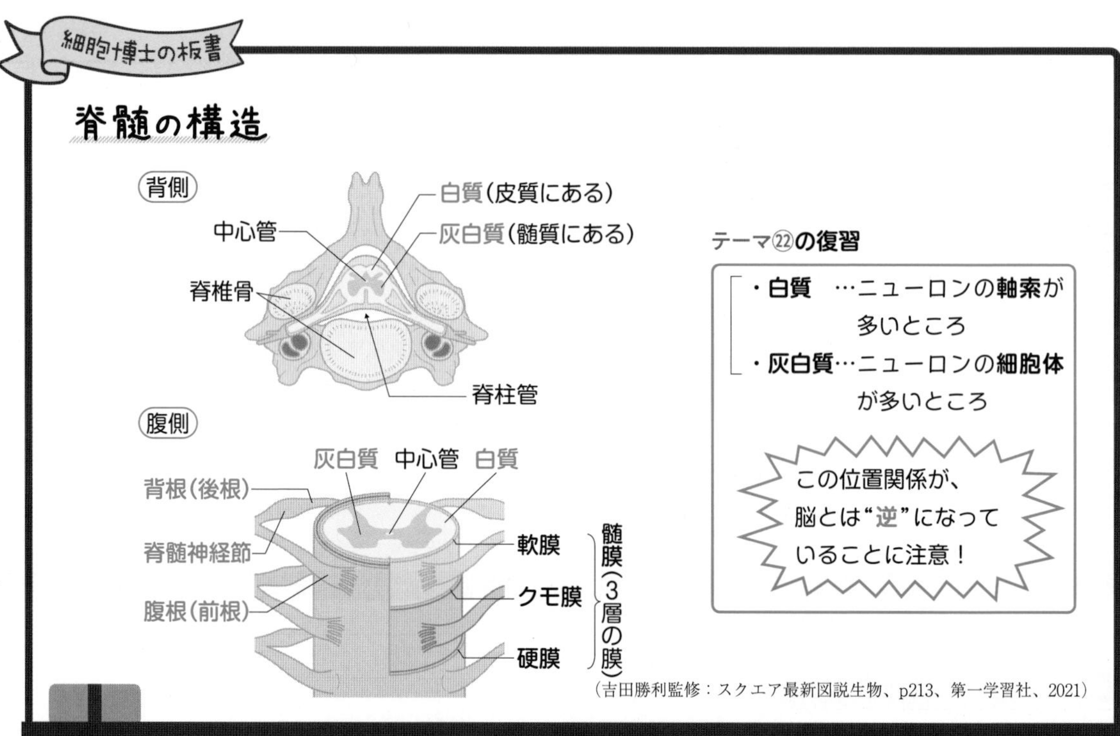

（吉田勝利監修：スクエア最新図説生物、p213、第一学習社、2021）

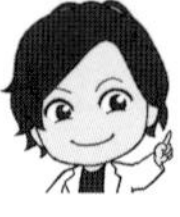

脊髄は脊椎骨の中の脊柱管とよばれるトンネルの中にあります。博士の腰は椎間板ヘルニアなので、この脊柱管が狭くなってしまっていて、脊髄の神経を圧迫しているようなんです…（泣）

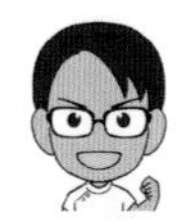

博士～！　僕たちが看護師になったら診てあげますよ！　なぁみんな！　そうだよなぁ！

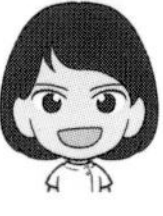

ええ！　もちろん！　私たちに頼って下さいね、博士。

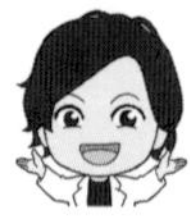

うぅ…ありがとう…なんて優しい子たちなんだ～！…コホン…あと、灰白質と白質の位置が脳とは“**逆**”であること、脊髄が**3層の膜で保護されている**こともおさえておきましょうね～！

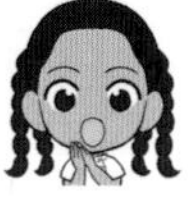

脊髄は中枢神経系だから、脳と同じように、受容器からの情報を処理して効果器へ指令を送っているんですよね～？　脊髄って具体的にどのような情報処理をしているんですか～？

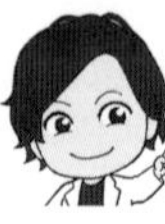

脊髄は“無意識で起こる反応（＝大脳が関与しない反応）”である「**反射**」の情報を処理しています。脊髄の反射には「屈筋反射」と「伸張反射（膝蓋腱反射）」の2つがあります！

まずは、「屈筋反射」のしくみを詳しくみていきましょう！

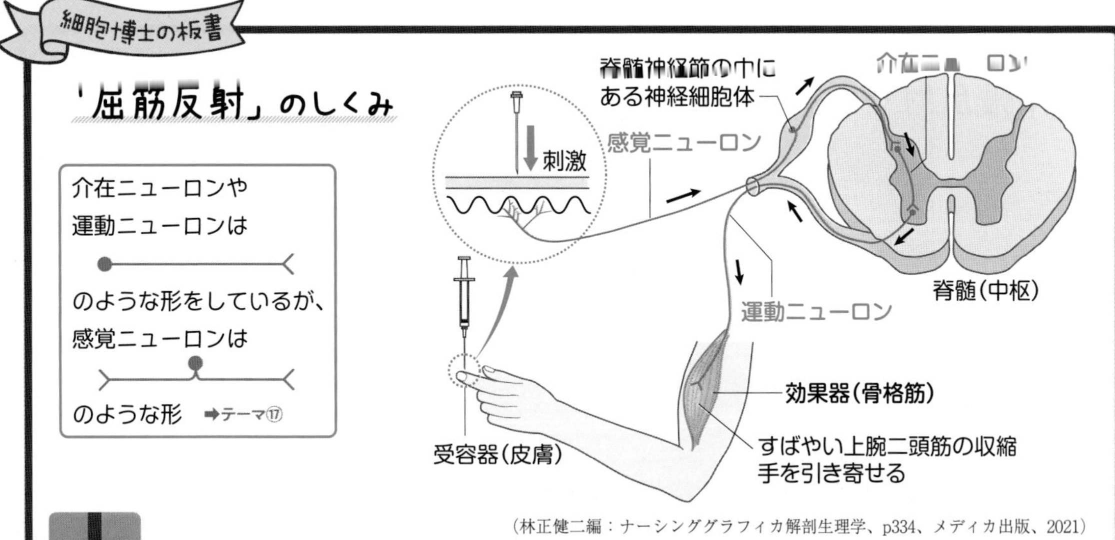

（林正健二編：ナーシンググラフィカ解剖生理学、p334、メディカ出版、2021）

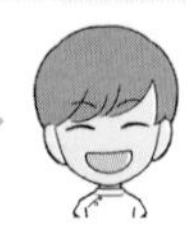

確か、ニューロンの種類（**感覚ニューロン、介在ニューロン、運動ニューロン**）については、テーマ⑰で勉強しましたよね。

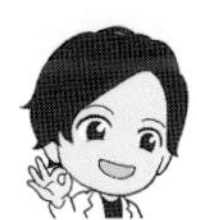

おおサイ君！　よく覚えていましたね！　えらい！
本テーマでもニューロンの種類について復習しておきましょう！

次に、ニューロンについて復習していきましょう！
また、“反射の道筋”を「反射弓」ということも知っておきましょう！

細胞博士の板書

ニューロンの分類

	分布	興奮の方向性	形態
感覚ニューロン	末梢神経系	求心性神経	
介在ニューロン	中枢神経系		
運動ニューロン	末梢神経性	遠心性神経	

反射弓とは!?

反射弓…反射の道筋

受容器 ⇒ 感覚ニューロン ⇒ 介在ニューロン ⇒ 運動ニューロン ⇒ 効果器

受容器：皮膚や筋紡錘など
効果器：筋肉など

（鈴川茂：鈴川のとにかく伝えたい生物テーマ200、p306、代々木ライブラリー、2020）

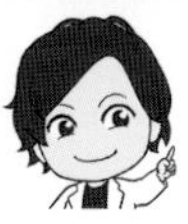

テーマ㉑で勉強した「中枢神経系」と「末梢神経系」の違いや、「求心性神経」と「遠心性神経」の違いについても復習しておきましょうね！

感覚ニューロンだけ形が違うんですね！　しかもこの形…今にも走り出しそうな感じで面白いですね（笑）。

続いて「伸張反射（膝蓋腱反射）」のしくみもみていきましょう！

細胞博士の板書

「伸張反射（膝蓋腱反射）」のしくみ

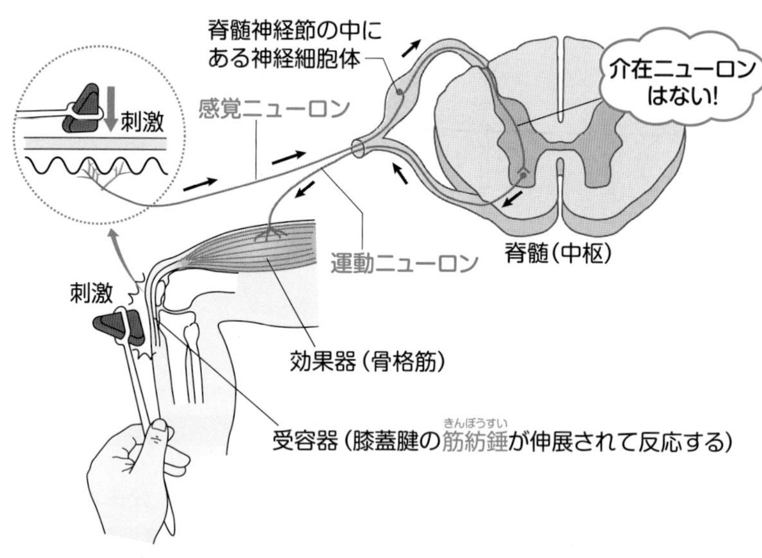

え〜と…屈筋反射とは受容器の種類が違うぞ…屈筋反射のときは受容器が「**皮膚**」で、伸張反射では「筋紡錘」っていうのか〜？　…ん？　**筋紡錘**ってなんだ〜？

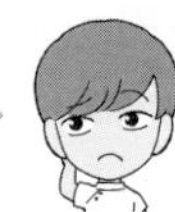

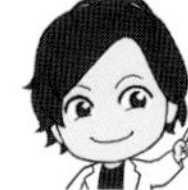

筋紡錘は、横紋筋の筋線維（➡テーマ㊺）の間にある、筋肉の伸張を受容する受容器の一種です！筋肉の中にあるから効果器と勘違いされやすいけど、れっきとした受容器なんです！

あ！　あと、含まれるニューロンの種類も屈筋反射のときと少し違うなあ…。屈筋反射では**3種類**のニューロンが関与していたけど、伸張反射では**2種類**なんですね〜

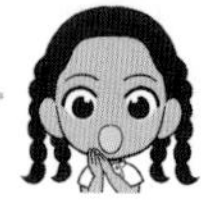

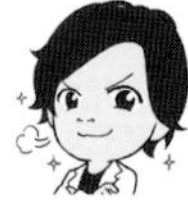

リムさん！　よくぞ細かいところに気づいた！　脊髄反射を勉強するうえでそこはとても大切なんです！　次に屈筋反射と伸張反射の反射弓の違いを紹介しますね！

細胞博士の板書

屈筋反射 の反射弓　（関与するニューロンは**3種類**）

受容器（**皮膚**）⇨感覚ニューロン ⇨ **介在ニューロン** ⇨ 運動ニューロン ⇨ 効果器（筋肉）

伸張反射 の反射弓　（関与するニューロンは**2種類**）

受容器（**筋紡錘**）⇨感覚ニューロン ⇨ 運動ニューロン ⇨ 効果器（筋肉）

最後に、脊髄と脳との伝導路（情報の連絡）についても勉強していきましょう！

細胞博士の板書

「上行性伝導路」と「下行性伝導路」

脊髄の白質には、次の２つの伝導路がある！

- 上行性伝導路：**脊髄**などの下位の中枢から**脳**などの上位の中枢に向かって信号を伝える
- 下行性伝導路：**脳**などの上位の中枢から**脊髄**などの下位の中枢に向かって信号を伝える

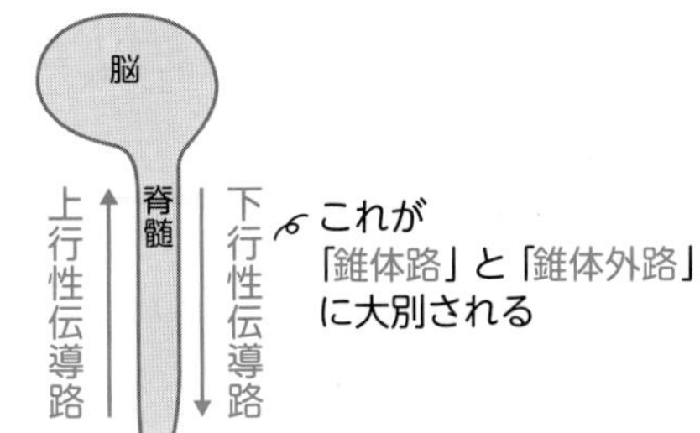

「錐体路」と「錐体外路」

とくに、下行性伝導路は次の２つに大別！

- 錐体路　：運動の指令を**随意的**に骨格筋に伝える経路
- 錐体外路：**不随意的（無意識的）**に筋肉の緊張や運動の「**調節**」に関与する経路（**小脳**が大きく関与➡テーマ㉒）。箸で豆をつかむなどの細かい作業は、錐体外路系の機能による。錐体外路による運動の調節がうまくいかないとチック症になることも…

錐体路
脳→脊髄へ、随意的に運動指令を骨格筋まで伝える

錐体外路
錐体路系のはたらきを脳幹や小脳と連絡をとりながら不随意的に調整する

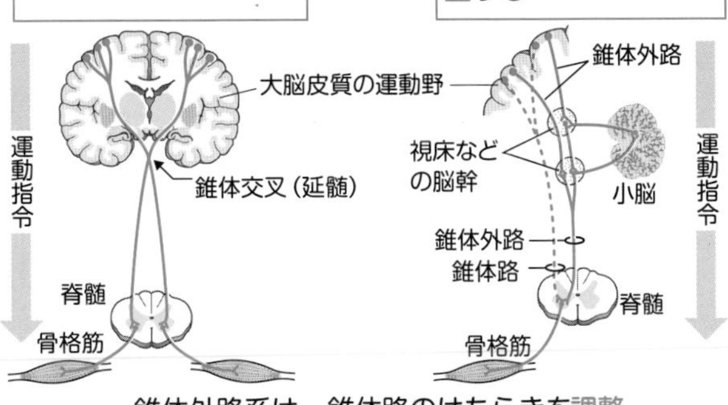

錐体外路系は、錐体路のはたらきを調整

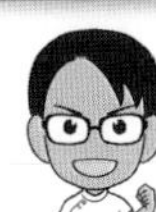

脊髄のはたらきは「反射」だけではないんだなあ…
「伝導路」についてもしっかりとおさえておこうっと！

国試の類題にチャレンジ！

Q1 脊髄で正しいのはどれか。［第97回　2008年］

1．小脳に連なる。　2．脊柱管内にある。
3．２層の膜で保護されている。　4．第10胸椎の高さで終わる。

Q2 伸張反射の構成要素はどれか。２つ選べ。［第104回　2015年］

1．骨膜　2．筋紡錘　3．腱紡錘　4．脊髄側角　5．運動神経

解答&解説

〈Q1〉２：1．脊髄は小脳ではなく延髄や橋、中脳などの脳幹に連なる。3．脊髄は３層の膜で保護されている。4．脊髄は40～45cmの長さで、頸椎から尾骨（肛門付近）まである。

〈Q2〉２、５：伸張反射の受容器は「筋紡錘」であり、伸張反射の情報は「感覚ニューロン（感覚神経）→運動ニューロン（運動神経）」の順に伝わる。

自律神経系

★★☆

テーマ㉑で勉強したように、自律神経系は意思とは無関係にはたらく末梢神経系です。
本テーマで、自律神経系の暗記の“コツ”をつかんでいきましょう！

細胞博士の板書

自律神経系の分布！

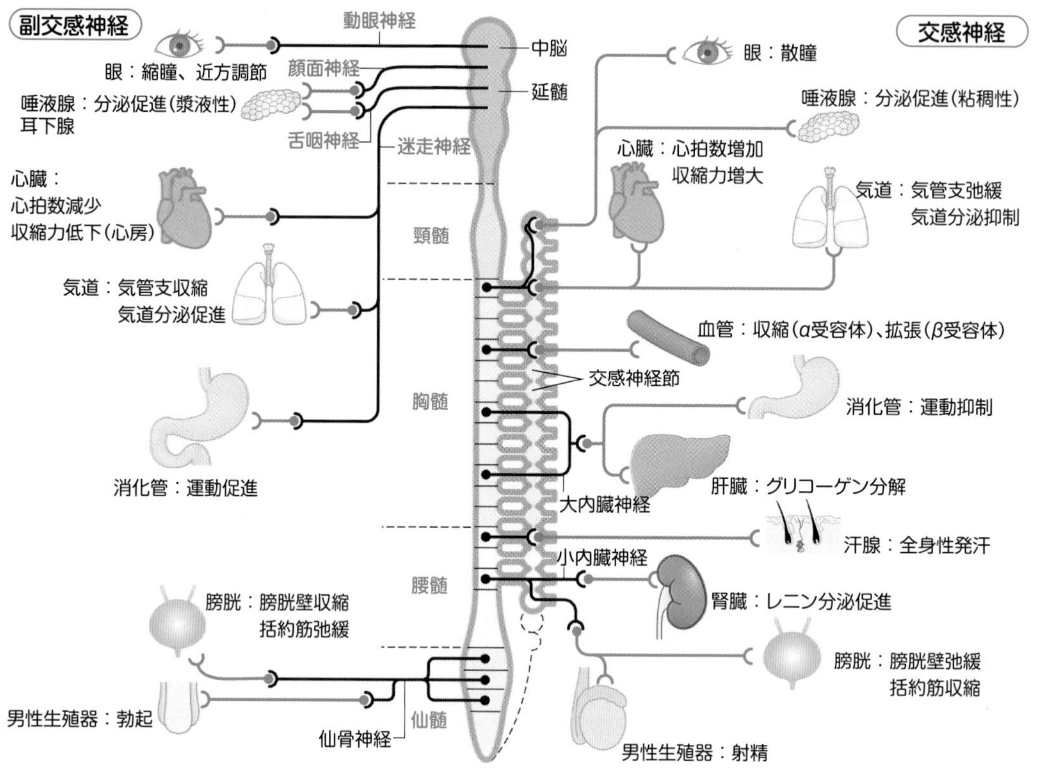

副交感神経

動眼神経
眼：縮瞳、近方調節
顔面神経
唾液腺：分泌促進（漿液性）
耳下腺
舌咽神経
迷走神経
心臓：
心拍数減少
収縮力低下（心房）
気道：気管支収縮
気道分泌促進
消化管：運動促進
膀胱：膀胱壁収縮
括約筋弛緩
男性生殖器：勃起
仙骨神経

中脳
延髄
頸髄
胸髄
腰髄
仙髄

交感神経

眼：散瞳
唾液腺：分泌促進（粘稠性）
心臓：心拍数増加
収縮力増大
気道：気管支弛緩
気道分泌抑制
血管：収縮（α受容体）、拡張（β受容体）
交感神経節
消化管：運動抑制
肝臓：グリコーゲン分解
大内臓神経
汗腺：全身性発汗
小内臓神経
腎臓：レニン分泌促進
膀胱：膀胱壁弛緩
括約筋収縮
男性生殖器：射精

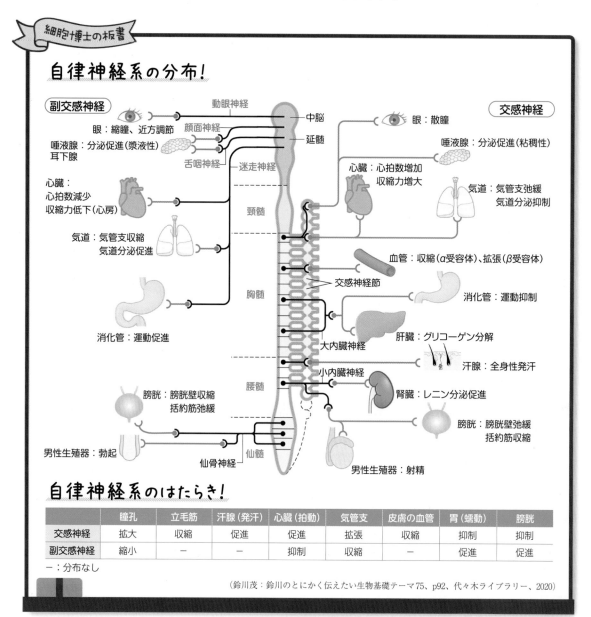

自律神経系のはたらき！

	瞳孔	立毛筋	汗腺（発汗）	心臓（拍動）	気管支	皮膚の血管	胃（蠕動）	膀胱
交感神経	拡大	収縮	促進	促進	拡張	収縮	抑制	抑制
副交感神経	縮小	ー	ー	抑制	収縮	ー	促進	促進

ー：分布なし

（鈴川茂：鈴川のとにかく伝えたい生物基礎テーマ75、p92、代々木ライブラリー、2020）

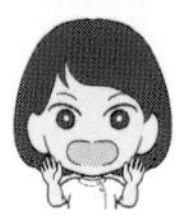

今回も覚えること満載って感じですね～
博士～！　暗記のコツとかありませんか～？

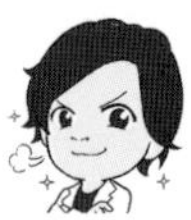

よくぞいってくれた！　国試対策をしたい人だから出てくる言葉だね！　まずは博士に任せてください！

まずは、交感神経と副交感神経の違いを次のイラストで比較してみましょう！

細胞博士の板書

交感神経と副交感神経のはたらきの違い!!

《交感神経がはたらいているとき》

緊張時　や　興奮時　や　空腹時

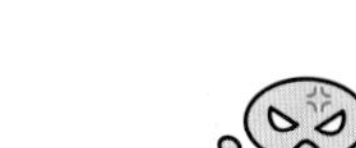

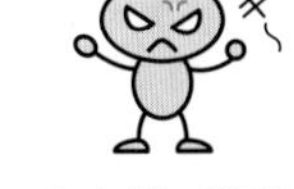

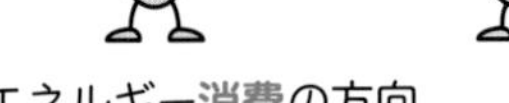

⇨エネルギー消費の方向

《副交感神経がはたらいているとき》

安静時　や　満腹時（摂食時）

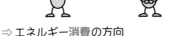

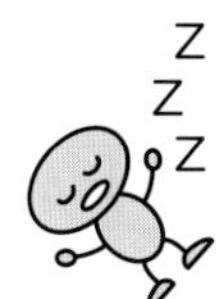

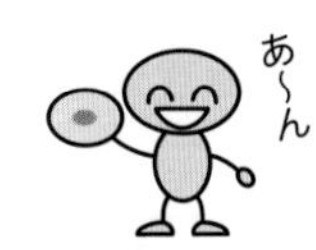

⇨エネルギー蓄積の方向

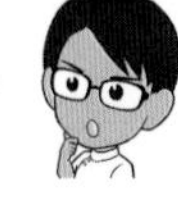

ふむふむ…交感神経と副交感神経は“**反対**”のはたらきをもつってことなんだなあ…

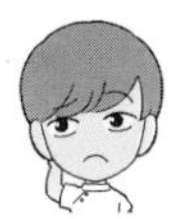

確かに興奮してくると、瞳孔が開いたり、心臓がバクバク動いたり、息が荒くなったりするもんな。あれは交感神経が優位にはたらいているからかあ。

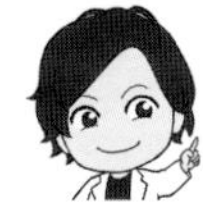

立毛筋や汗腺や皮膚の血管に**副交感神経が分布していない**のは、“副交感神経が体温調節とは無関係”だからって考えるとわかりやすいですよ（➡より詳しい内容はテーマ㊲にて）。

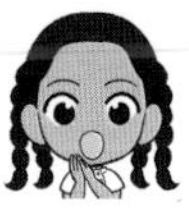

確かに！　暑いときも寒いときも、体は「興奮」状態なはずだもんねえ…

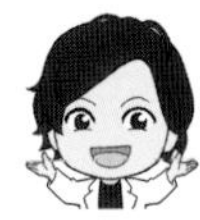

あと、人はお腹減っているときに「緊張」状態になって、お腹いっぱいのときに「安静」状態になるってこともイメージしておくとよいです。みなさん経験あると思うけど、お腹いっぱいだと眠くなりますもんね～。あと博士は、授業をしていない休み時間はどうしても安静状態（副交感神経が優位の状態）になって、トイレ（排尿）に行きたくなってしまうんです（笑）

次に各神経が放出する神経伝達物質についてチェックしておきましょう！

細胞博士の板書

自律神経が放出する神経伝達物質！

- 交感神経　：ノルアドレナリン
  （ただし、汗腺に分布する交感神経はアセチルコリンを放出）
- 副交感神経：アセチルコリン

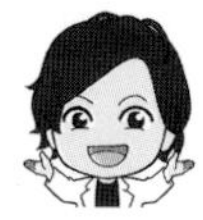

テーマ⑳で勉強したいくつかの神経伝達物質のなかでも、今回は「**ノルアドレナリン**」と「**アセチルコリン**」に注目してくださいね。あと、汗腺に分布している交感神経は例外的に**アセチルコリン**が作用することも知っておきましょう！　…汗（アセ）だけにね（ニヤケ顔）

ハハハ　博士の親父ギャグのせいで交感神経がはたらいて、汗かいてきますわ（笑）

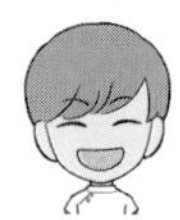

次は各神経の“起点”についてです！　各神経が中枢神経（脳や脊髄）のどこから出ているのかを確認しておきましょう！

細胞博士の板書

自律神経の起点！

- ・交感神経　：　脊髄の「胸髄」と「腰髄」が起点
- ・副交感神経　：　「中脳」と「延髄」と脊髄の「仙髄」が起点

ええと…これは2ページ前の図できちんと確認しなくちゃ…確かに、交感神経は脊髄の**胸髄**と**腰髄**から、副交感神経は**中脳**と**延髄**と**脊髄**の**仙髄**から出ているな！

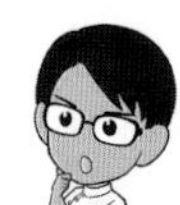

博士～！　質問です！　確かテーマ㉑では、脳から**12対の脳神経**が出ているって話でしたよね？　どの脳神経が副交感神経を含むんですか～？

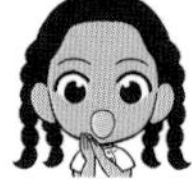

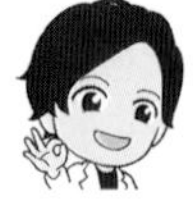

おおっリムさん！　すばらしい質問です！
12対の脳神経のうち、次の4対が副交感神経を含むんです！

最後に、“何本目の脳神経が副交感神経を含むのか”みていきましょう！

細胞博士の板書

脳神経の副交感神経を細かく分類！

- ・第3脳神経　：「**中脳**」を起点とする「動眼神経」を含む
- ・第7脳神経　：「**延髄**」を起点とする「顔面神経」を含む
- ・第9脳神経　：「**延髄**」を起点とする「舌咽神経」を含む
- ・第10脳神経：「**延髄**」を起点とする「迷走神経」を含む

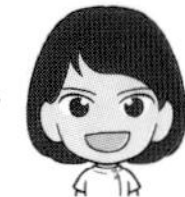

テーマ㉑のときに教えてもらった博士のゴロで、12対の脳神経の順番と名前をすべて覚えました！　そこから考えていけばいいんですね！

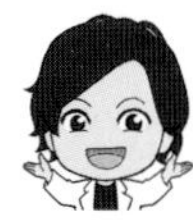

そのとおり！　“何本目の脳神経に何という名前の副交感神経が含まれるのか”を覚えていかなくちゃならないんです！

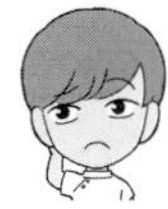

う〜ん　なんだか頭の中がぐちゃぐちゃのスパゲティみたいにこんがらがってきました（泣）。博士〜　すっきりとした暗記法はありませんか〜？

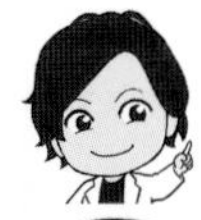

よしきた！　博士の十八番（オハコ）、ゴロで覚えてしまいましょう♪

細胞博士の板書

港区で汗が散るから服交換

汗 → アセチルコリン　服交換 → 副交感神経

- み → 3 … 動眼神経
- な → 7 … 顔面神経
- と → 10 … 迷走神経
- く → 9 … 舌咽神経

（あと、脊髄の仙髄を起点とする仙骨神経も副交感神経を含むよ。）

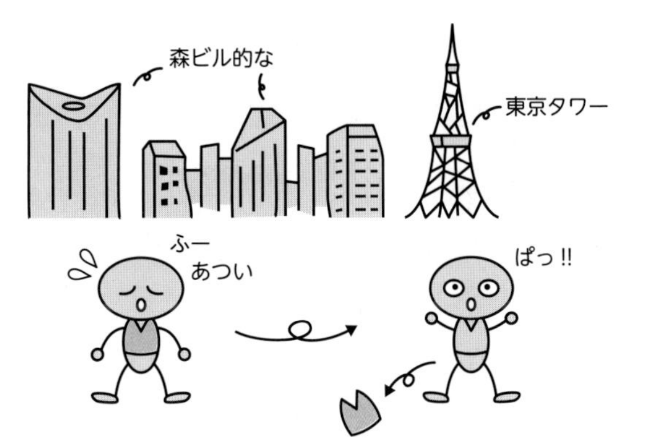

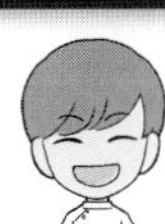

（博士…いつもありがとう…）

国試の類題にチャレンジ！

Q1 交感神経の作用はどれか。２つ選べ。　［第109回　2020年］

1．散瞳　2．精神性発汗　3．腸蠕動の促進
4．排尿筋の収縮　5．グリコーゲン合成の促進

Q2 副交感神経を含む脳神経はどれか。２つ選べ。　［第110回　2021年］

1．動眼神経　2．三叉神経　3．内耳神経　4．迷走神経　5．舌下神経

解答&解説

〈Q1〉１、２：1．散瞳（瞳孔の拡大）や、2．精神性発汗（体温調節）は緊張時や興奮時にはたらく交感神経の作用です。3．腸蠕動の促進と、5．グリコーゲンの合成の促進（ともに食事直後に起きる）、4．排尿筋の収縮（トイレに行きたくなる）は安静時や満腹時にはたらく副交感神経の作用です。

〈Q2〉１、４：選択肢の中で副交感神経を含む脳神経は、1．動眼神経（第３脳神経）と4．迷走神経（第10脳神経）です。2．三叉神経（第５脳神経）は感覚神経と運動神経を、3．内耳神経（第８脳神経）は感覚神経を、5．舌下神経（第12脳神経）は運動神経を含みます。

テーマ 25

心臓と血管

一生で心臓は20～30億回ほど拍動するといわれております。
そんな頑張り屋さんの心臓の動きを、血管の構造とともにみていきましょう！

細胞博士の板書

血液と血管の種類！

《血液》
- **動脈血**…**酸素**を多く含む鮮紅色の血液
- **静脈血**…**二酸化炭素**を多く含む暗赤色の血液

《血管》
- **動脈**…心臓**から出る**血液を含む血管
- **静脈**…心臓**へ戻る**血液を含む血管

（鈴川茂：鈴川のとにかく伝えたい生物基礎テーマ75、p72、代々木ライブラリー、2020）

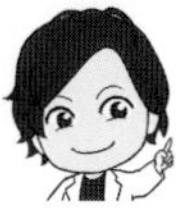

「動脈血＝動脈の血液」「静脈血＝静脈の血液」
ということではないことに注意しましょう！

動脈や静脈などの血管は単なる“管”ではありません！
外膜、中膜、内膜の“３層”構造からなる立派な「臓器」なんです！

細胞博士の板書

血管の構造！

動脈は**外膜**（結合組織）、**中膜**（平滑筋）、**内膜**（内皮）の“３層”構造からなる！

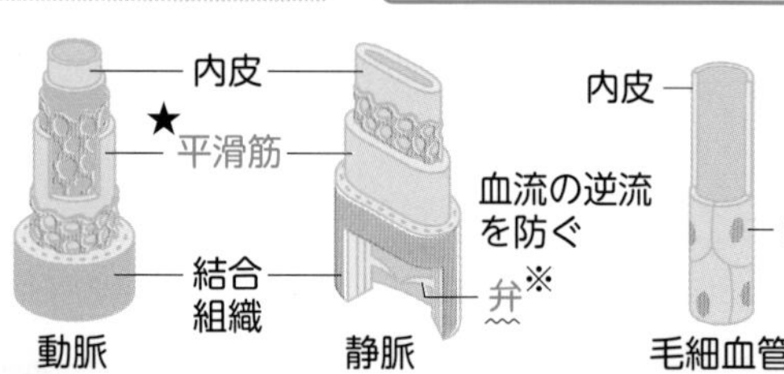

★：平滑筋は動脈で発達している
※：弁は動脈や毛細血管にはない
（→リンパ管には弁がある）

（鈴川茂：鈴川のとにかく伝えたい生物基礎テーマ75、p72、代々木ライブラリー、2020）

動脈や静脈は“３層、毛細血管は“１層”の構造からなるのね～
で、動脈では**中膜である平滑筋が発達**しているのね！

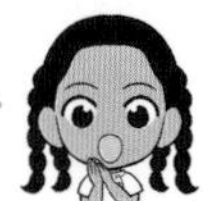

しかも、動脈は血液を心臓から送り出す血管
だから、弁をもつ必要もないんだね！

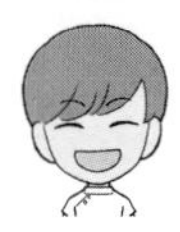

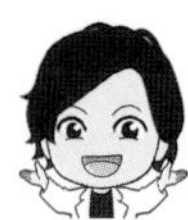

そうなんです！　動脈は焼肉屋さんで食べたりするんですよ！　ジュルリ😋
「ハツモト」「タケノコ」「コリコリ」という名前の焼肉は“動脈”のことなんです！

次に、血液を全身に送り込んでいる心臓の構造をみていきましょう！

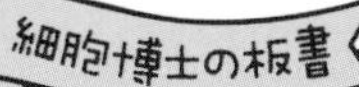

心臓の構造（複雑バージョン）！

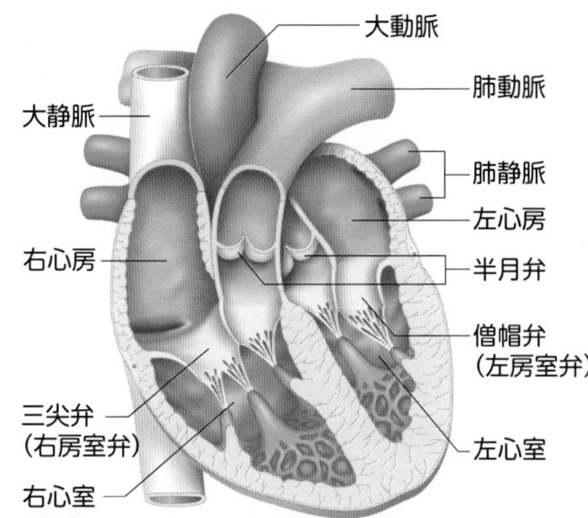

ひえ～心臓って複雑な構造をしているんだなあ…　これだと少しわかりにくいな～

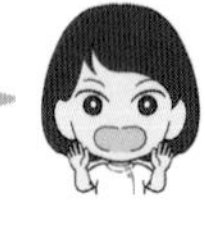

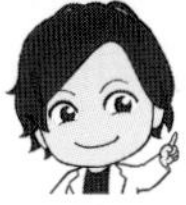

それならば、次のような簡略化した図で、血液の流れをみてみましょうか！

心臓の構造（簡略バージョン）！

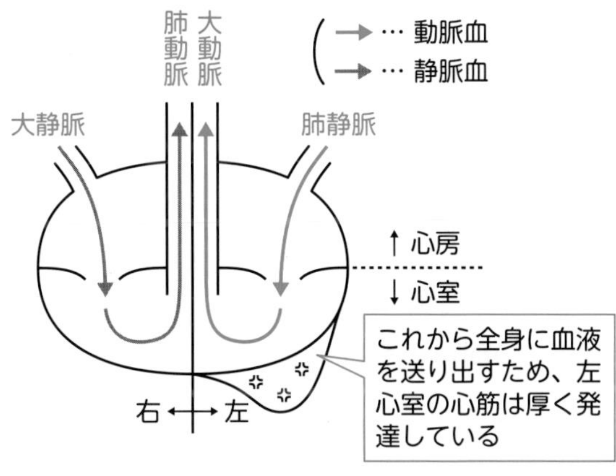

（鈴川茂：鈴川のとにかく伝えたい生物基礎テーマ75、p72、代々木ライブラリー、2020）

確かにこれなら血液の流れがわかりやすいわ！

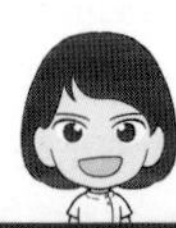

全身に酸素を配り終え、静脈血となった血液が**大静脈**を通って右心房へ戻ってきて、そのあとは右心室から**肺動脈**を通って肺へ行くんだな…

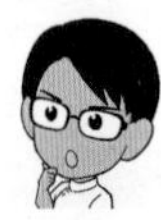

…で、肺で動脈血となった血液が**肺静脈**を通って左心房に入り、左心室から**大動脈**を通って全身へと向かうってことか～　あ！　だから、左心室の心筋が厚く発達しているんだね！

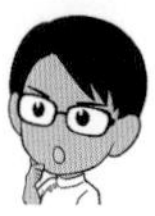

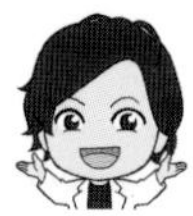

そのとおり！　しかも、ゴル君がいってた「右心房→肺動脈→肺→肺静脈→左心房」の血液の移動にかかる時間は何と３～４秒なんですよ！

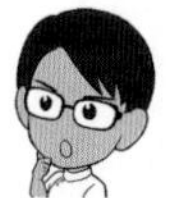

ほぇ～！　びっくりだ！　確かに博士はテーマ⑨のときに「血流の平均速度はおよそ時速200km」っていってたもんな～　それを考えたらそんなもんなのかも…

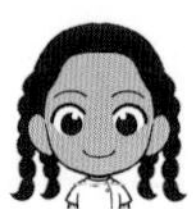

博士～　心臓ってどのくらいの頻度で拍動するもんなんですか～？

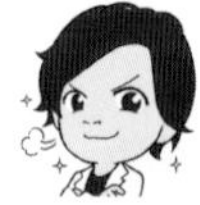

安静時の心拍数は１分間に60～80回くらいですよ。赤ちゃんの場合は１分間に120回くらいです（カワイイ）。また、心臓は**自動性**という性質をもっていて、“ほかの臓器から切り離されても自動的に拍動する”んです！

心臓拍動の自動性は洞結節という筋肉細胞が起点となって起こります。
ここで生じる興奮が最終的に心室の筋肉に達する経路を刺激伝導系というんです！

細胞博士の板書

心臓拍動の自動性！

心臓が独自に拍動するのは
洞結節（ペースメーカー）のおかげ！

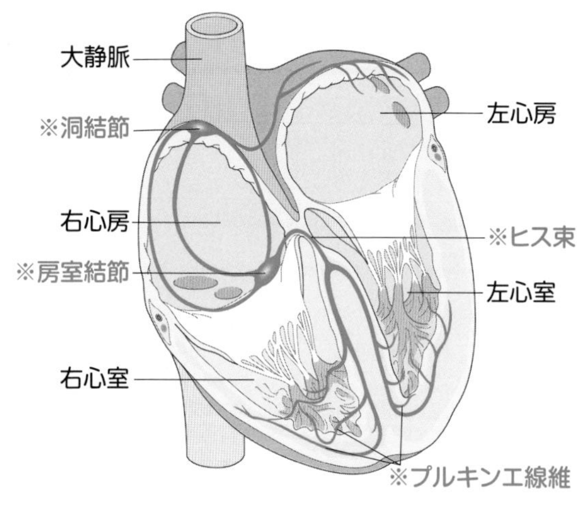

※

- **洞結節**…自動能をもつ心筋の細胞（心筋細胞）の集団。**ペースメーカー**ともよばれる。
- **房室結節**…洞結節からの興奮をヒス束へ伝える心筋の細胞の集団。
- **ヒス束**…心房と心室を結ぶ特殊な心筋細胞の束。
- **プルキンエ線維**…心室の内壁内にある特殊な心筋細胞。

【刺激伝導系（洞結節の興奮から心室の収縮までの経路）の流れ】

①**洞結節**の興奮
②心房全体が収縮
②**房室結節**の興奮
③**ヒス束→プルキンエ線維**の順に興奮が伝達
④心室全体が収縮

刺激伝導系の流れについては、上図の※の位置を確認しながらつかんでいきましょう！

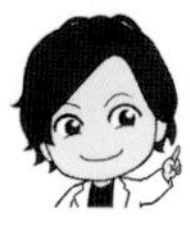

そういえば最近観た某海賊系のアニメで、あるキャラが自分の心臓をもっていたんだけど、その心臓もドックンドックンと独自に拍動していたなあ…

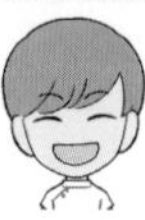

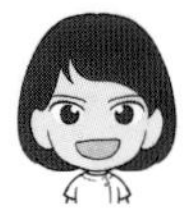

心臓って面白いわあ！　…でも博士、心臓は心筋細胞の集まりなのに、なんでこんな風に一度にすべての細胞が反応できるもんなんですか？

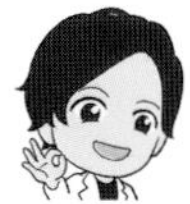

ナイスミトさん！　とてもいい質問だ！　心筋細胞どうしはほかの細胞にはない特殊な結合方法でつながっているんです！

最後に、心筋細胞どうしの結合のしくみについて勉強していきましょう！

細胞博士の板書

心筋細胞どうしの結合のしくみ

心筋細胞の細胞膜にはコネクソンという管状（中空）のタンパク質が貫通していて、１つの心筋細胞が興奮し、活動電位（➡テーマ⑲）が発生したときに、一気にNa^+が通過するしくみをもつ

⇩

これにより、心臓がまるで“１つの細胞”であるかのように拍動する！

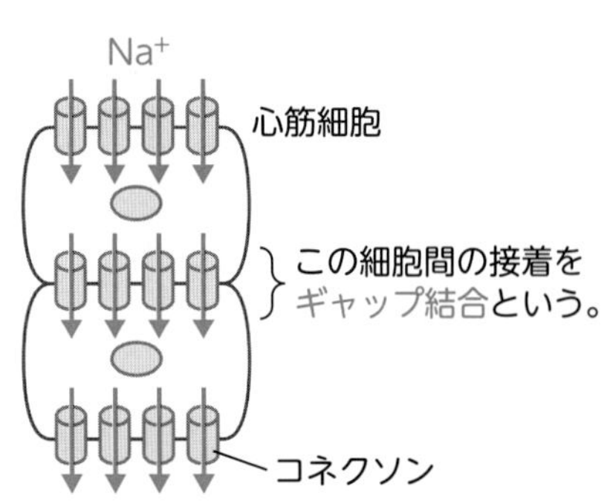

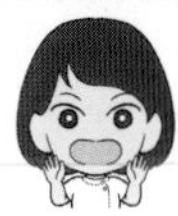

なるほど！　テーマ⑲で勉強した“**活動電位の発生のときにNa^+が移動する**”っていう内容が鍵なんですね！

国試の類題にチャレンジ！

Q1 動脈で正しいのはどれか。　［第97回　2008年］

1．骨格筋の収縮は動脈の血流を助けている。　2．内膜、中膜および外膜のうち中膜が最も厚い。
3．逆流を防ぐ弁が備わっている。　4．大動脈は弾性線維が乏しい。

Q2 部位と流れる血液との組合わせで正しいのはどれか。　［第95回　2006年］

1．肺動脈－動脈血　2．肺静脈－静脈血　3．右心房－動脈血　4．左心室－動脈血

Q3 心臓の刺激伝導系で最も早く興奮するのはどれか。　［第95回　2006年］

1．ヒス束　2．房室結節　3．洞結節　4．プルキンエ線維

解答&解説

〈Q1〉 2：動脈では中膜である平滑筋が発達しています。1．動脈の血流を助けているのは骨格筋ではなく平滑筋です。3．静脈やリンパ管には弁がありますが、動脈にはありません。4．大動脈の平滑筋は豊富な弾性膜を含んでいるため、弾性動脈ともよばれています。

〈Q2〉 4：1．肺動脈には心臓から肺へ向かう静脈血が流れています。2．肺静脈には肺から心臓へ向かう動脈血が流れています。3．右心房には全身から戻ってくる静脈血が流れています。

〈Q3〉 3：刺激伝導系は洞結節が起点となって起こります。

テーマ 26

心電図

★★★

心電図は、さまざまな疾患の診断に役立っています。
本テーマでは、みなさんが医療の現場に立ったときに役立つ情報が満載ですよ。

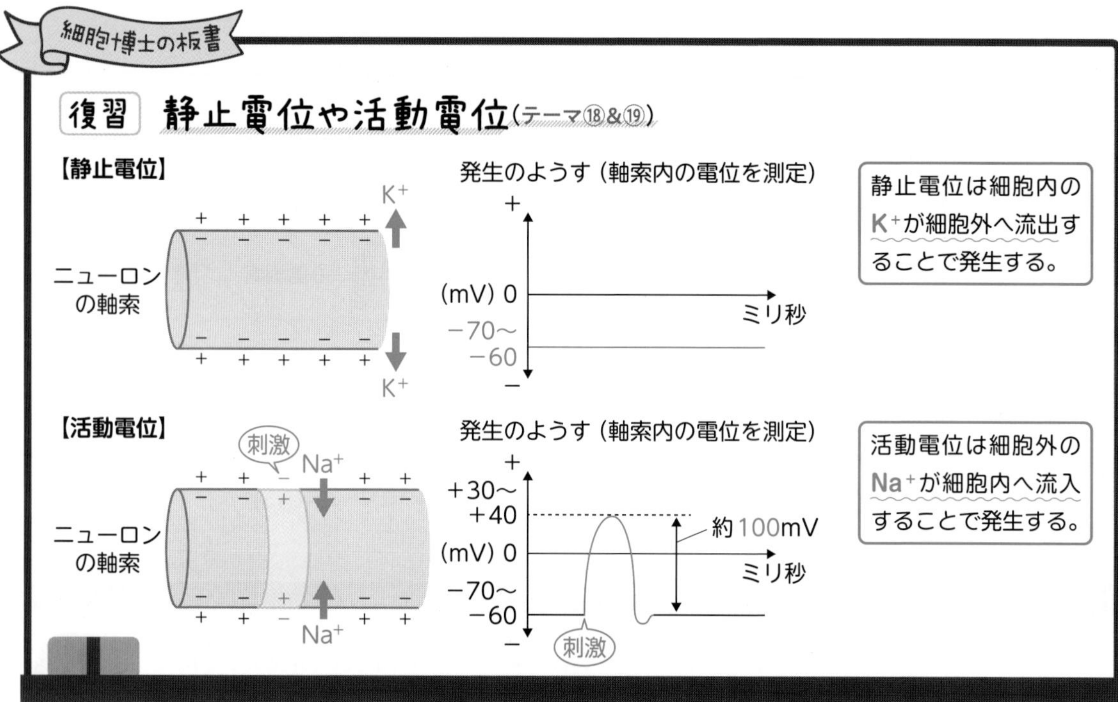

細胞博士の板書
復習 静止電位や活動電位（テーマ⑱&⑲）
【静止電位】
ニューロンの軸索
K⁺
発生のようす（軸索内の電位を測定）
(mV) 0
−70〜−60
ミリ秒
静止電位は細胞内のK⁺が細胞外へ流出することで発生する。
【活動電位】
刺激
Na⁺
発生のようす（軸索内の電位を測定）
+30〜+40
約100mV
(mV) 0
−70〜−60
ミリ秒
刺激
活動電位は細胞外のNa⁺が細胞内へ流入することで発生する。

へっへっへ…僕はここをきちんと復習できていますよ。静止電位の測定値はだいたい−70〜−60mV、活動電位の測定値は大体100mVでしたよね！

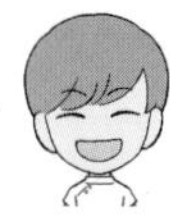

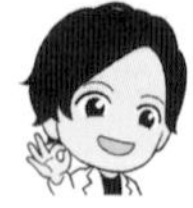

サイ君！ すばらしい！ 各電位の測定値をおさえておくと、心電図が理解しやすくなりますよ！
さらに、静止時におけるK^+**の動き**と興奮時におけるNa^+**の動き**も確認しておきましょうね♪

そして、心臓の筋肉（心筋）での活動電位の発生の様子は次のとおりです！

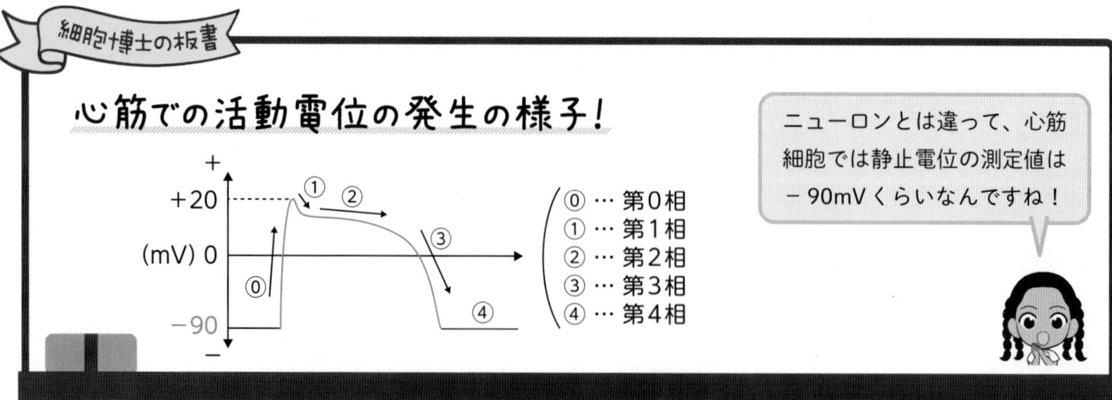

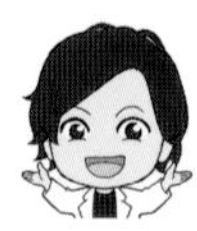

ここではひとまず、ニューロンにおける活動電位との違いをチェックしておきましょう！　第０相～第４相まで“５つの相”があることや、第２相で**活動電位が比較的長く続く**こと（第２相は**プラトー相**とよばれます）などに注目しておくとよいですよ♪（´▽｀）

そして本題！　心電図はこのような形状をとります！

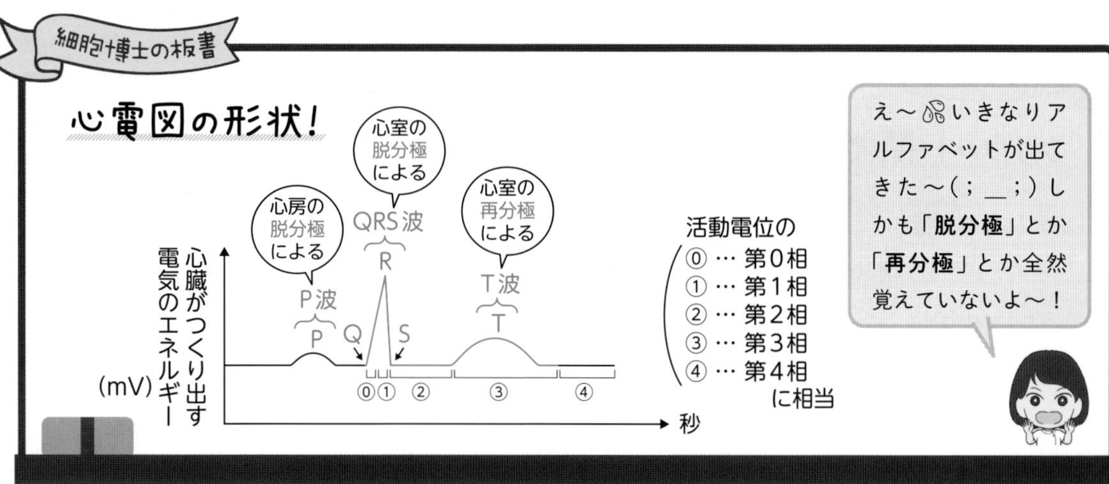

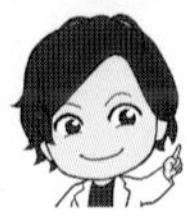

ミトさん…落ち着いて…テーマ⑲で勉強したように、脱分極は「**細胞内に**Na^+**が入って**活動電位が発生すること」、再分極は「**細胞外へ**K^+**が出て**活動電位が消失すること」ですよ！　とくにQRS波が“心室の脱分極”による、T波が“心室の再分極”によることをおさえておきましょう！

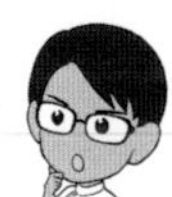

活動電位のときと違って、縦軸の値が「電気的エネルギー」なんだなあ…

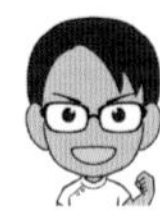

そうか！　電位とは違うから、脱分極だろうが再分極だろうが縦軸の値がプラスになるわけか！　そして、さっきの５つの相と照らし合わせて考えてと…あれ？　でも、心臓って臓器（細胞の集合体）なのに、ニューロンみたいな“１つの細胞”として考えていいのかなあ？

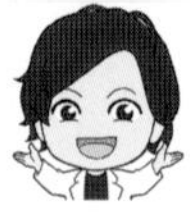

ゴル君！　いいところに気づきましたね！　テーマ㉕で勉強したように、心筋細胞はギャップ結合でつながっているから、心臓全体がまるで“１つの細胞”であるかのように表すことができるんです！　そしてゴル君がいうように、５つの相と照らし合わせていきましょう！

次に、心電図の各相で起きている様子を解説していきますね！

細胞博士の板書

- 第０相（Q-R部位）　…心室の細胞内へのNa^+の流入
- 第１相（R-S部位）　…心室の細胞外へのK^+の流出（一過的）
  （第０相・第１相：QRS波）
- 第２相（S-T部位）　…心室の細胞内へのCa^{2+}の流入（持続的）
  （第２相（プラトー相）で活動電位が長く続く原因！）
- 第３相（T波の部位）…心室の細胞外へのK^+の流出
- 第４相（T波以降の部位）　…静止電位の成立（ここでは心室の細胞外へK^+が常に流出している）

テーマ 26 心電図

へ〜！　ニューロンの興奮時にはNa^+が流入しただけだったのに、心筋細胞の興奮では、**Ca^{2+}の移動**が関係するのね〜！

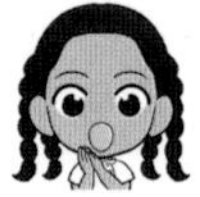

次に、カリウムに関する疾患における活動電位の発生および心電図の様子を確認しておきましょう！

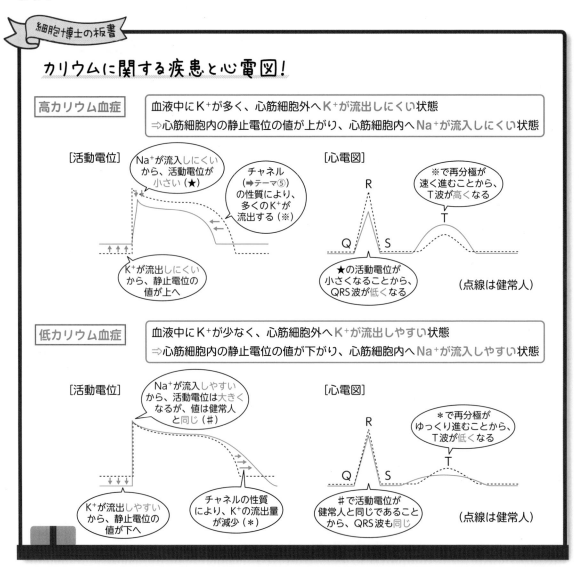

細胞博士の板書

カリウムに関する疾患と心電図！

高カリウム血症

血液中にK^+が多く、心筋細胞外へ**K^+が流出しにくい**状態
⇒心筋細胞内の静止電位の値が上がり、心筋細胞内へ**Na^+が流入しにくい**状態

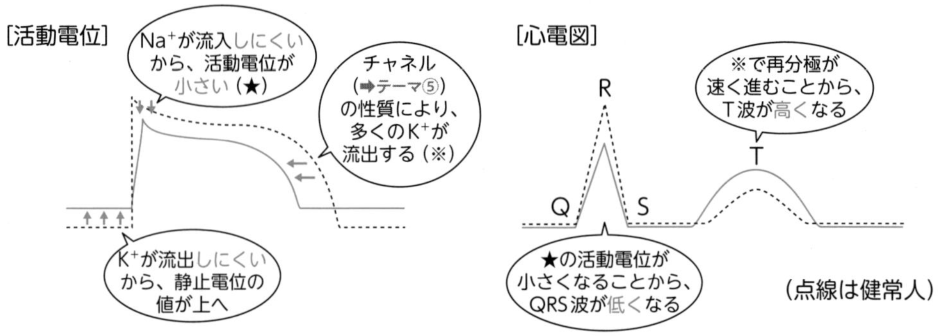

［活動電位］
- Na^+が流入しにくいから、活動電位が小さい（★）
- チャネル（➡テーマ⑤）の性質により、多くのK^+が流出する（※）
- K^+が流出しにくいから、静止電位の値が上へ

［心電図］
- R、Q、S、T
- ※で再分極が速く進むことから、T波が高くなる
- ★の活動電位が小さくなることから、QRS波が低くなる

（点線は健常人）

低カリウム血症

血液中にK^+が少なく、心筋細胞外へ**K^+が流出しやすい**状態
⇒心筋細胞内の静止電位の値が下がり、心筋細胞内へ**Na^+が流入しやすい**状態

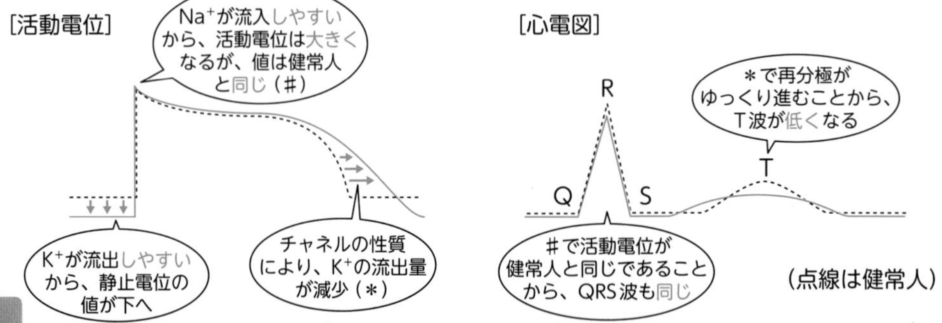

［活動電位］
- Na^+が流入しやすいから、活動電位は大きくなるが、値は健常人と同じ（♯）
- K^+が流出しやすいから、静止電位の値が下へ
- チャネルの性質により、K^+の流出量が減少（＊）

［心電図］
- R、Q、S、T
- ＊で再分極がゆっくり進むことから、T波が低くなる
- ♯で活動電位が健常人と同じであることから、QRS波も同じ

（点線は健常人）

なるほど！　高カリウム血症では**QRS波が低く**なって、**T波が高く**なるのか！　低カリウム血症で**T波が低く**なる理由もわかるゾ！

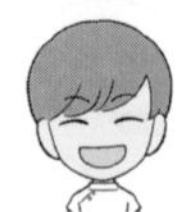

このように、活動電位の発生のしくみがわかっていれば理解できるのかあ…

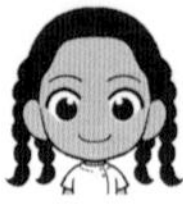

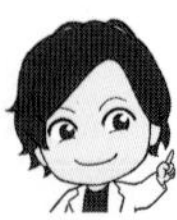

なかなか理解できない場合は、何度でも読み返してみよう！　理解できたとき、きっとみなさんの“アハ体験”となるハズですよ！

最後に、カルシウムに関する疾患における活動電位の発生および心電図の様子についても勉強しておきましょう！

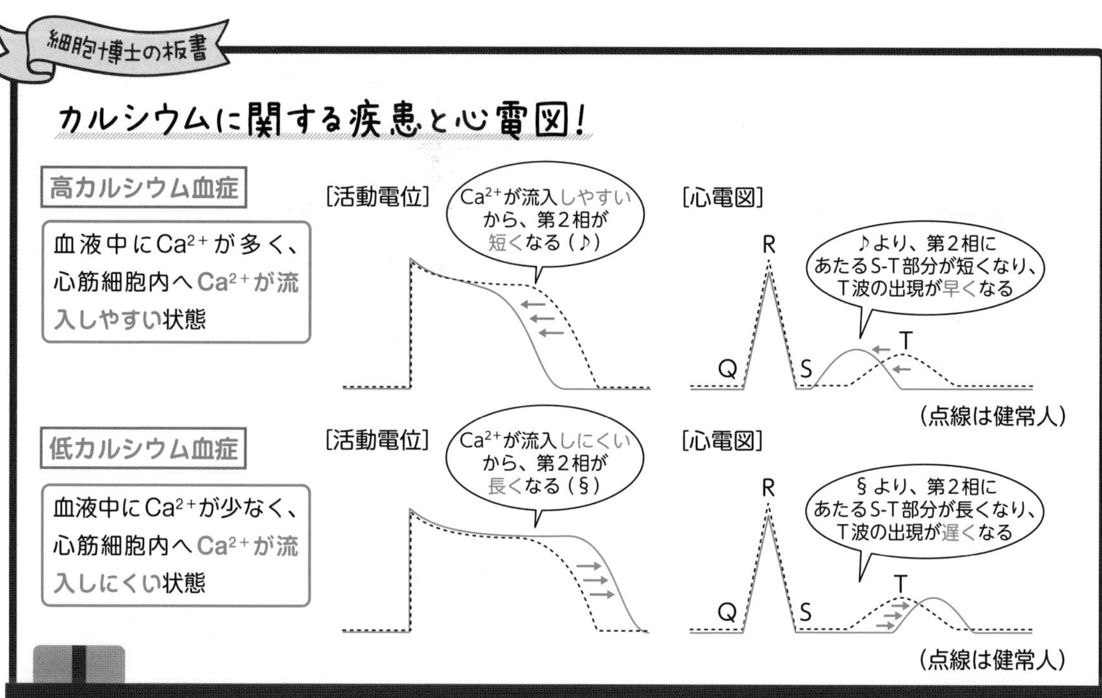
細胞博士の板書
カルシウムに関する疾患と心電図！
高カルシウム血症
血液中にCa^{2+}が多く、心筋細胞内へCa^{2+}が流入しやすい状態
[活動電位]
Ca^{2+}が流入しやすいから、第２相が短くなる（♪）
[心電図]
R
Q
S
T
♪より、第２相にあたるS-T部分が短くなり、T波の出現が早くなる
（点線は健常人）
低カルシウム血症
血液中にCa^{2+}が少なく、心筋細胞内へCa^{2+}が流入しにくい状態
[活動電位]
Ca^{2+}が流入しにくいから、第２相が長くなる（§）
[心電図]
R
Q
S
T
§より、第２相にあたるS-T部分が長くなり、T波の出現が遅くなる
（点線は健常人）

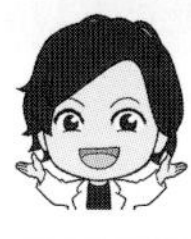

カリウム血症ではQRS波やT波の高さが変わりましたが、カルシウム血症ではT波の出現のタイミングが変わるんです！　このように理屈から理解していくと「心電図って面白い！」って思えますよね♪

国試の類題にチャレンジ！

Q1 心電図を右下に示す。心電図の記録速度は25mm/秒である。　［第111回　2022年］
心電図波形によって計測した心拍数で正しいのはどれか。

1．30/分以上、50/分未満　2．50/分以上、70/分未満
3．70/分以上、90/分未満　4．90/分以上、100/分未満
5．100/分以上、110/分未満

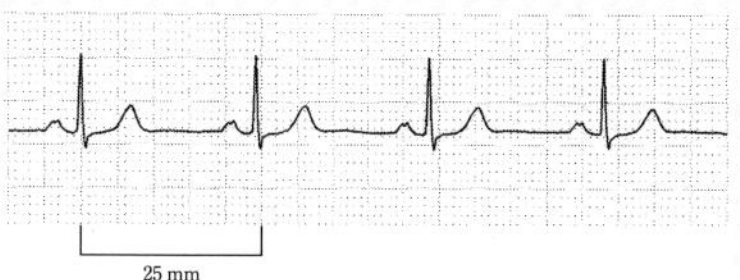
25 mm

Q2 固有心筋の特徴はどれか。　［第109回　2020年］

1．平滑筋である。　2．骨格筋よりも不応期が短い。
3．活動電位にプラトー相がみられる。　4．筋層は右心室の方が左心室より厚い。

解答&解説

〈Q1〉 2：図より、１秒あたりに１回拍動していることがわかるので、心拍数が１分あたりに60回ほど（１分＝60秒）であることがわかります。また、安静時の心拍数が１分間に60～80回くらい（➡テーマ㉕）ということを知っていたら、２が正解であることも納得できますね。

〈Q2〉 3：心筋での活動電位では、プラトー相（第２相）がみられます。

Ｑ１みたいに“単位”に気をつけなくちゃならない問題も国試では出題されるんだなあ…

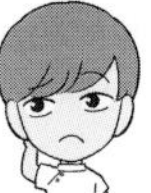

テーマ 27

循環系のまとめ、胎児循環

★★☆

心臓は全身に血液を送る"ポンプ"の役割を果たしています。本テーマでは、心臓が血液を送り出すしくみに触れながら、全身および母体と胎児における血液の循環について勉強していきましょう！

細胞博士の板書

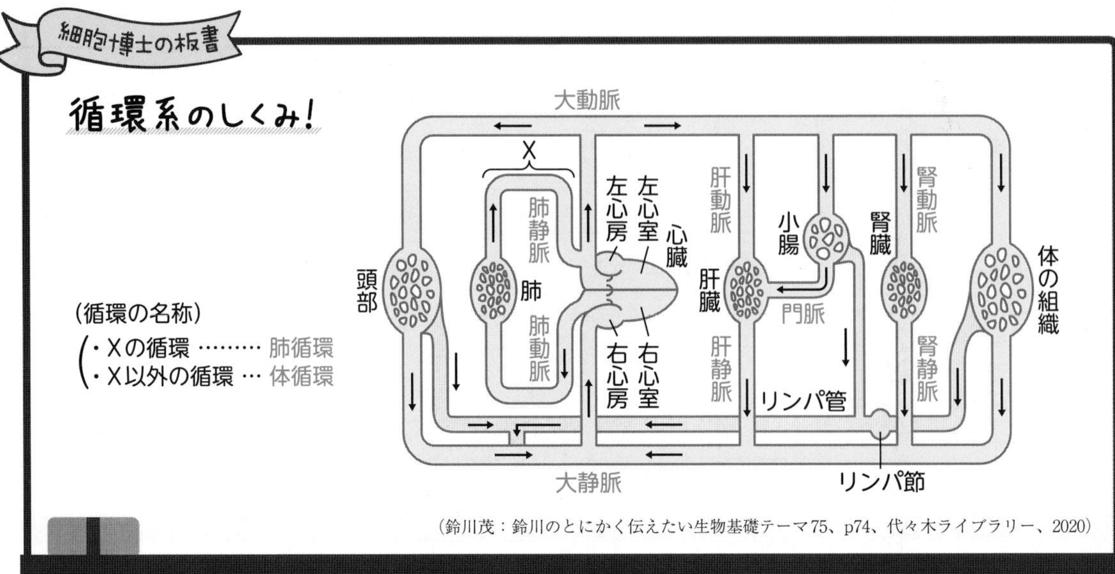

（鈴川茂：鈴川のとにかく伝えたい生物基礎テーマ75、p74、代々木ライブラリー、2020）

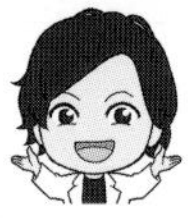

全身の血管をすべてつなげるとなんと"約10万km"！　地球およそ2周半もの長さになるんですよ～！　血液の循環の旅はとても壮大なものなんですね～！

ここで、全身の血管の特徴をひも解いていきましょう！
各臓器の特徴から考えていけば、簡単にコツをつかんでいけるはずですよ！

細胞博士の板書

各血管の特徴！！

- **門脈**　…食後にグルコース濃度が高い血液が流れる血管　⇦**小腸**の直後…**グルコースの吸収**を行う
- **腎静脈**…老廃物が最も少ない血液が流れる血管　⇦**腎臓**の直後…**老廃物の除去**を行う
- **肝静脈**…尿素濃度が最も高い血液が流れる血管　⇦**肝臓**の直後…**尿素の生成**を行う
- **肺静脈**…酸素濃度が最も高い血液が流れる血管　⇦**肺**の直後…**酸素の吸収**を行う
- **大動脈**…血圧が最も高い血液が流れる血管　⇦**左心室**から出た直後

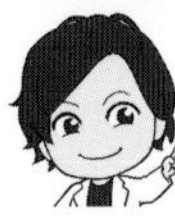

各血管の特徴は、"どこの臓器（場所）を通過した直後であるか"に注目して考えていくとよいですよ！

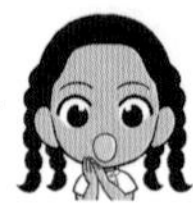

そういえば博士はテーマ⑨のときに、「血流の平均速度はおよそ時速200kmだ」「血液が体全体を１周する時間は約１分だ」といっていましたが、それって心臓、とくに左心室がそれだけ強い力で血液を押し出しているからなんですよね？

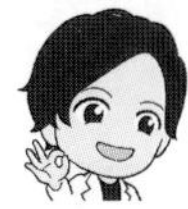

そのとおりです！　心臓内ではさまざまな"**圧力**"の増減がくり返されています。その過程で**房室弁**や**半月弁**（➡テーマ㉕）の開閉が定期的に起こることで血液が心臓から送り出されていくんです！

心臓が収縮と弛緩をくり返して血液を送り出します。そのしくみを、圧－容積曲線を示しながら、心臓の左部分（左心房と左心室）で説明していきますね！

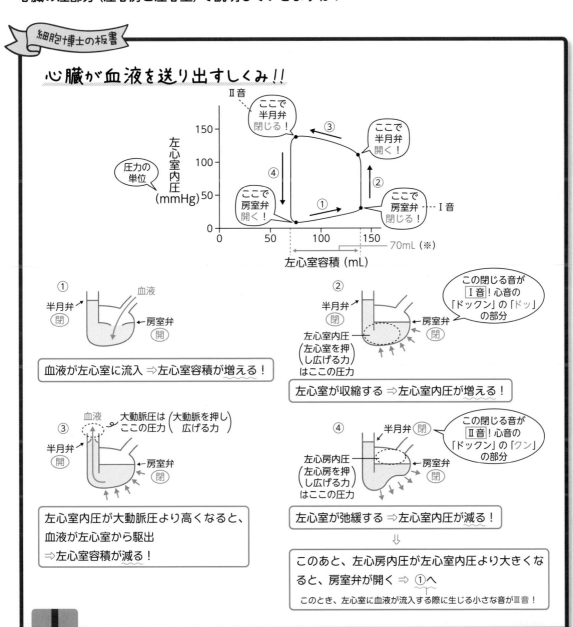

細胞博士の板書

心臓が血液を送り出すしくみ!!

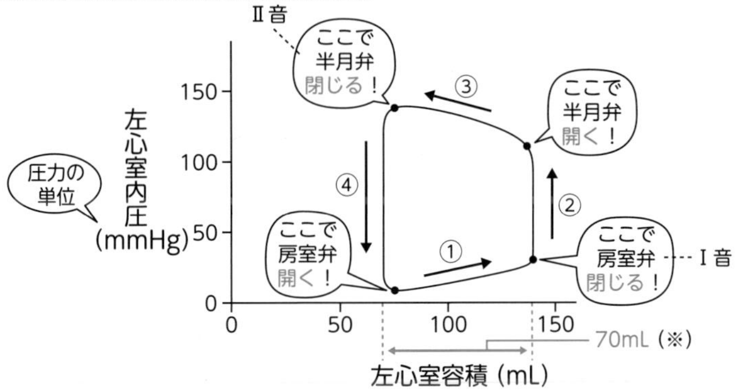

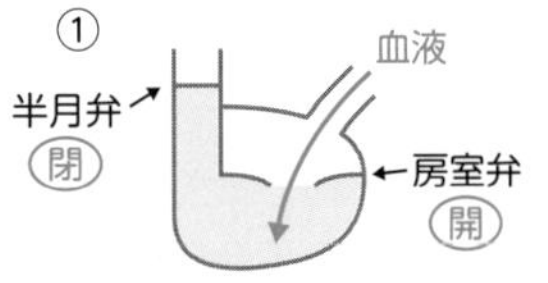

Ⅱ音
ここで半月弁閉じる！
ここで半月弁開く！
ここで房室弁開く！
ここで房室弁閉じる！ Ⅰ音
圧力の単位
左心室内圧 (mmHg)
左心室容積 (mL)
70mL（※）
① ② ③ ④
150 100 50 0
0 50 100 150

①
半月弁 閉
房室弁 開
血液

血液が左心室に流入 ⇒左心室容積が増える！

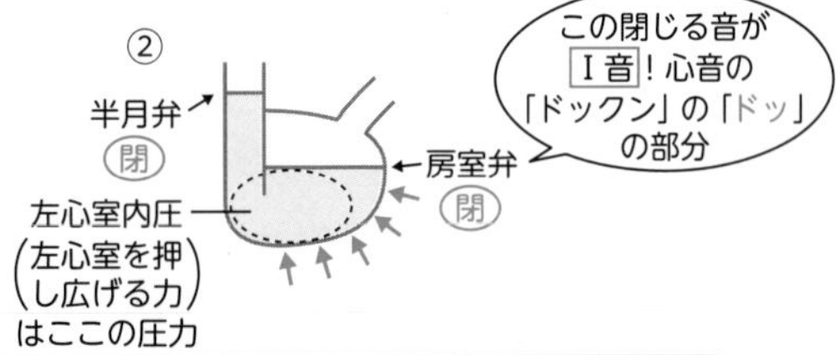

②
半月弁 閉
房室弁 閉
左心室内圧（左心室を押し広げる力）はここの圧力
この閉じる音がⅠ音！心音の「ドックン」の「ドッ」の部分

左心室が収縮する ⇒左心室内圧が増える！

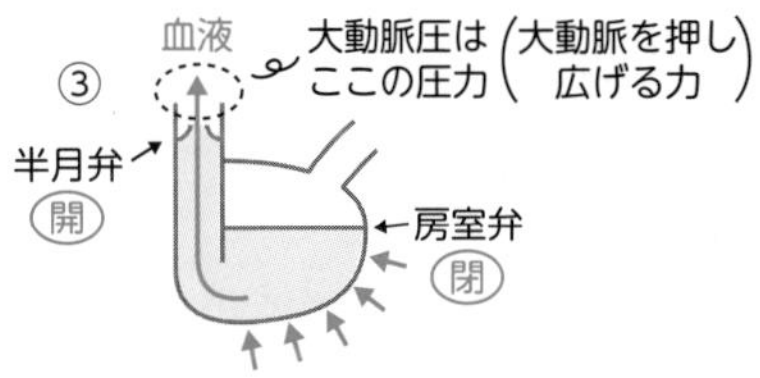

③
血液
大動脈圧はここの圧力（大動脈を押し広げる力）
半月弁 開
房室弁 閉

左心室内圧が大動脈圧より高くなると、血液が左心室から駆出
⇒左心室容積が減る！

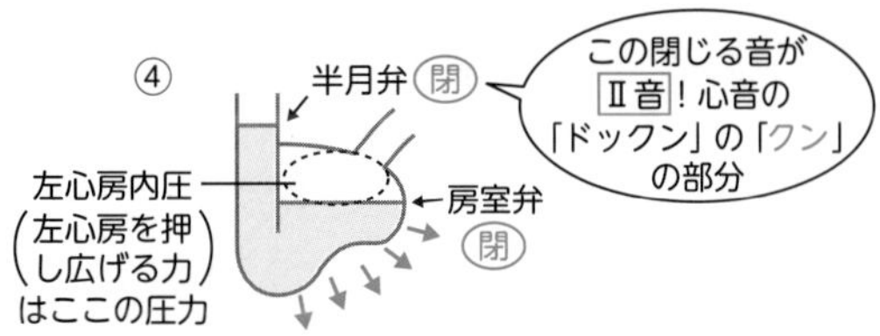

④
半月弁 閉
房室弁 閉
左心房内圧（左心房を押し広げる力）はここの圧力
この閉じる音がⅡ音！心音の「ドックン」の「クン」の部分

左心室が弛緩する ⇒左心室内圧が減る！

⇩

このあと、左心房内圧が左心室内圧より大きくなると、房室弁が開く ⇒ ①へ
このとき、左心室に血液が流入する際に生じる小さな音がⅢ音！

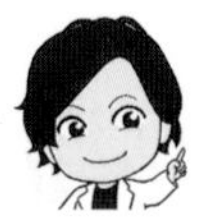

成人男性（安静時）の場合、１回の拍動で左心室から拍出される血液量はおよそ**70mL**（前ページ図の※参考）です。心臓が一生で拍出する血液量はそれはもう天文学的数字になりますね！

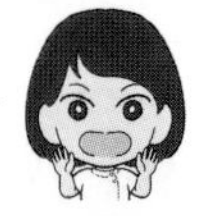

ものの１秒の間に、こんな風に目まぐるしく圧力の変動が起きているんだあ。心臓って本当に“はたらき者”だわあ！

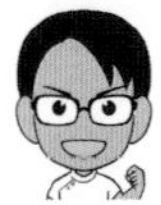

胸が熱くなるぜ！

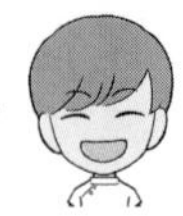

ハハハ💧 ゴル君はハート（精神力）が強いなあ…

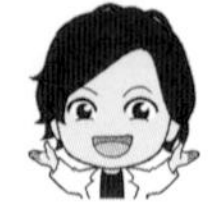

みんなは相変わらず仲良しだなあ（ホッコリ）。この図から“どの時期に**どの弁が開いているか**”“どの圧力が高いと**血液が送り出されるか**（または**血液が送り出されにくくなるか**）”をおさえておきましょうね～！

次に、胎児循環についてみていきましょう！
まずは胎児が“どのような血管で胎盤とつながっているか”を確認していきましょうね！

細胞博士の板書

胎児と胎盤をつないでいる血管！

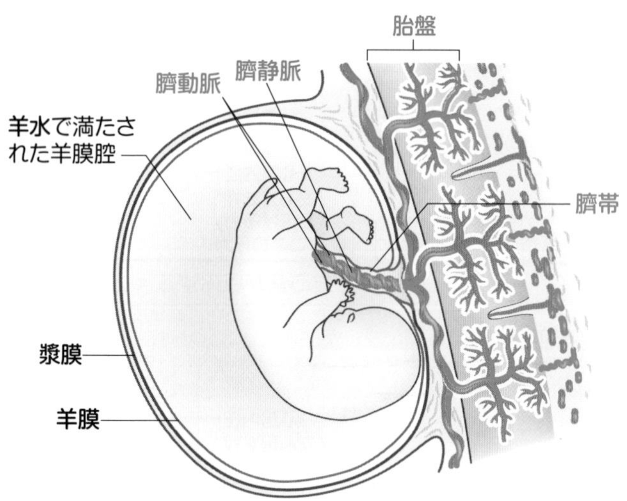

臍帯…胎盤と胎児の臍をつなぐひも状の器官。**へその緒**ともよばれる。臍帯には３本の血管が含まれており、そのうち１本は**臍静脈**で太い血管、残りの２本は**臍動脈**で細い血管。臍静脈には**動脈血**が、臍動脈には**静脈血**が流れている。胎盤で母体から酸素や栄養分を取り込んだ血液は、臍静脈を通って胎児に入り、胎児内で酸素や栄養分を配り終えた血液は臍動脈を通って胎盤に戻る。

（増田敦子：新訂版 解剖生理をおもしろく学ぶ、p268、サイオ出版、2015）

へその緒！　確かお母さんがいまだに私のへその緒を保管しているっていってたわ！　今まではピンとこなかったけど、この図を見ると、産んでくれたお母さんに感謝だなあ（；；）…

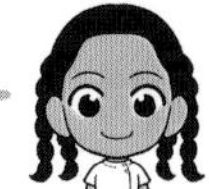

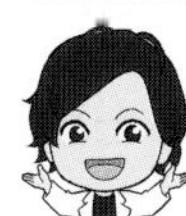

おぉ…とてもいい話ですねぇ…（；＿；）。次は、リムさんが"胎児"時代の自分のスゴさを知ってもらうために、胎児内での血液循環の様子をみていきましょう！

細胞博士の板書

胎児循環のしくみ!!

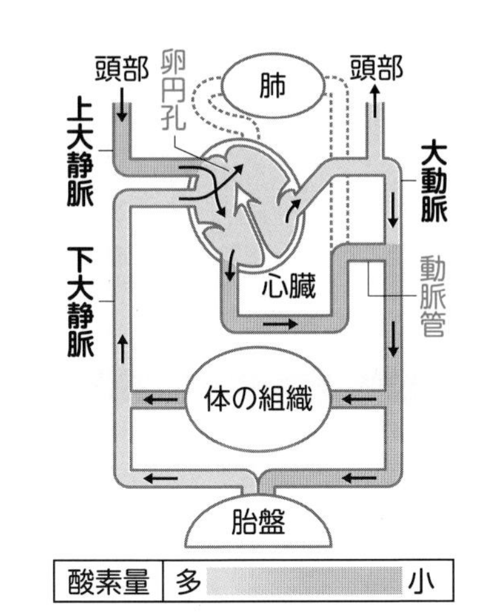

（吉里勝利監修：スクエア最新図説生物、p116、第一学習社、2021）

【胎児循環の流れ】

胎盤で酸素と栄養を受け取った動脈血は臍静脈を経て胎児に入り、胎児の下大静脈に合流する。

⇩

大静脈からの血液は、右心房に入り、**卵円孔**（右心房と左心房の間に開いている穴）を通って左心房へ流れ、大動脈に入る。また、右心房から右心室に入った血液も**動脈管**（右心室から出る肺動脈と左心室から出る大動脈をつなぐ管）へ流れ、大動脈に入る。

⇩

胎児の体全体に酸素や栄養を配り終えた静脈血は臍動脈を経て胎盤に戻る。

私たちがお母さんのお腹にいるときに、こんな"特別な"血液循環をしていたんですね！

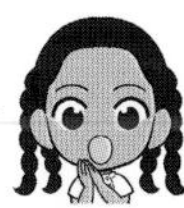

テーマ27　循環系のまとめ、胎児循環

国試の類題にチャレンジ！

Q1　（　）の組織を還流した血液は心臓に戻る前に肝臓を通過する。（　）に入るのはどれか。

［第109回　2020年］

1．舌　2．食道　3．小腸　4．腎臓　5．下肢

Q2　正常な心臓で心拍出量が減少するのはどれか。　［第111回　2022年］

1．心拍数の増加　2．大動脈圧の上昇　3．静脈還流量の増加　4．心筋収縮力の上昇

Q3　次の血管のうち、動脈血が流れているのはどれか。

1．臍静脈　2．大静脈　3．臍動脈　4．肺動脈

解答&解説

〈Q1〉3：小腸を通過した直後の血液は、心臓に戻る前に門脈を経て肝臓に入ります。

〈Q2〉2：大動脈圧（大動脈を押し広げる力）が上昇することで半月弁が開きにくくなり、心拍出量が減少します。2ページ前の「心臓が血液を送り出すしくみ」の③の図を参考にしてみて下さい。

〈Q3〉1：胎盤で母体から酸素や栄養分を取り込んだ動脈血は、臍静脈を通って胎児に入ります。

ホルモンとは?

血液内で僕たちの生理活性を担っている「ホルモン」。ホルモンが正常にはたらかなかったら、僕たちは糖尿病やバセドウ病などの病気になってしまいます。
第5章では、そんなホルモンの種類やはたらきについてみていきましょう！

細胞博士の板書

ホルモンとは何なのか!?

体内の特定の部分（**内分泌腺**や**神経分泌腺**）でつくられた後、近接する**血管**内に分泌され、**血流**によって全身を循環し、特定の器官（**標的器官**）や細胞（**標的細胞**）の生理活性を変化させる微量な物質

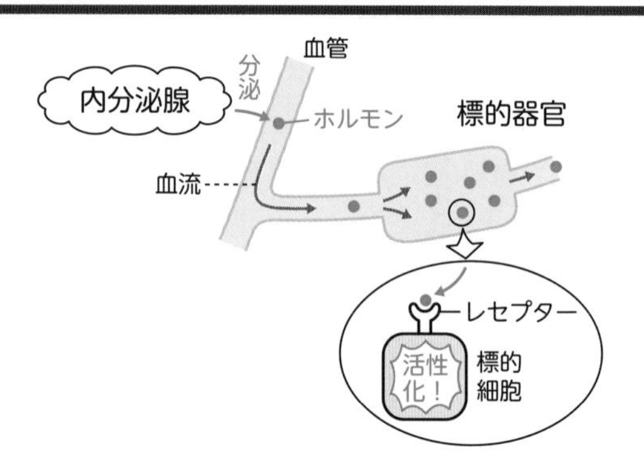

なるほど…ホルモンは「血液内を循環する」ってところがポイントなわけか〜

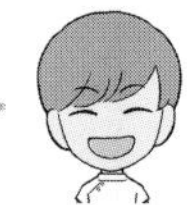

博士〜 「ホルモン」の語源って何なんですか〜？
…ハッ！ もしかして焼肉のホルモンからきているとか!?

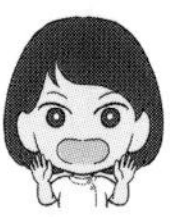

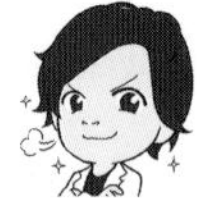

ミトさん、違いますよ〜（笑） ホルモンの語源はギリシャ語の「hormao」（刺激する、興奮させる）に由来しているんですよ〜！ ちなみに、焼肉のホルモンは「捨てるもの」を意味する、博士の出身でもある関西の言葉で「放るもん」が語源だといわれていますよ〜（諸説ありますけどね）

まずは内分泌腺の構造を、外分泌腺と比較しながら確認していきましょう！

細胞博士の板書

内分泌腺と外分泌腺!!

内分泌腺…ホルモンは体液に放出され、血液によって運ばれる。
外分泌線…分泌物は**排出管**を通って体外に分泌される。**汗腺**や**涙腺**、**消化腺**、**唾液腺**などがある。

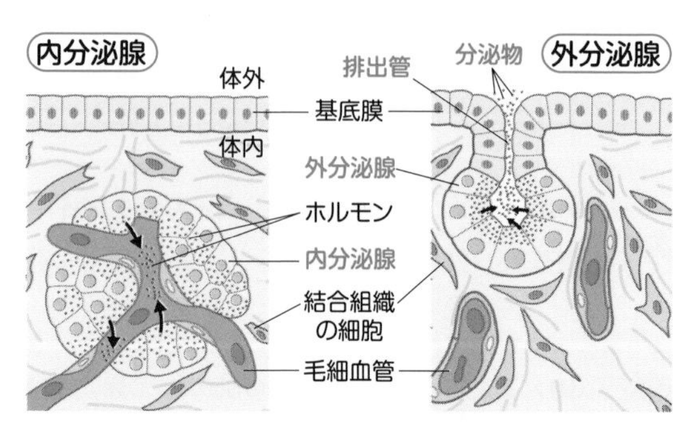

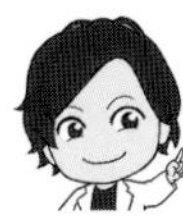

さっきサイ君がいっていたように、ホルモンは血液によって運ばれます。内分泌腺はホルモンを“**血液内**”に、外分泌腺は排出管を使って分泌物を“**体外**”に分泌することをおさえておきましょうね！

細胞博士の板書

全身の内分泌器官を一気に紹介!!

うわ～💦！　内分泌器官ってたくさんあるんだなあ！とりあえずは赤字の部分だけ覚えておこうっと！

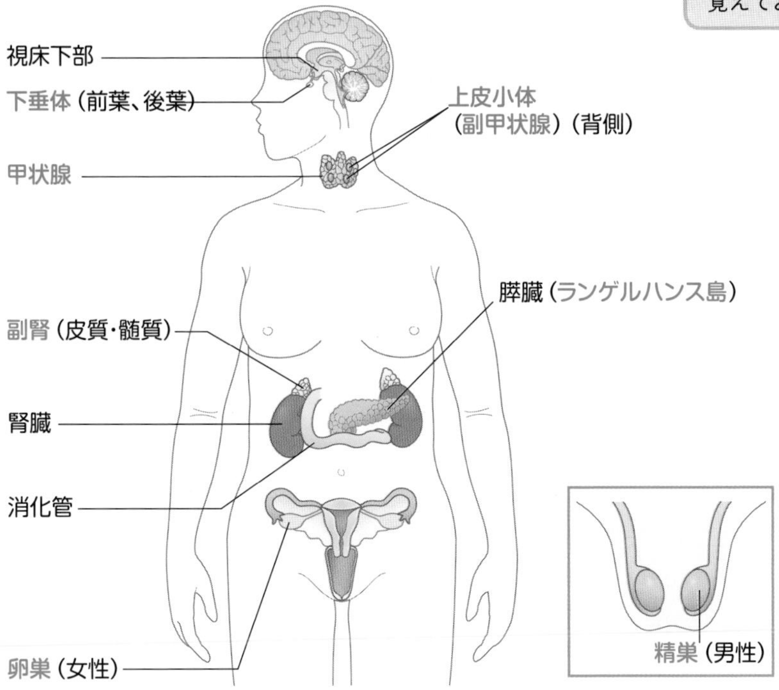

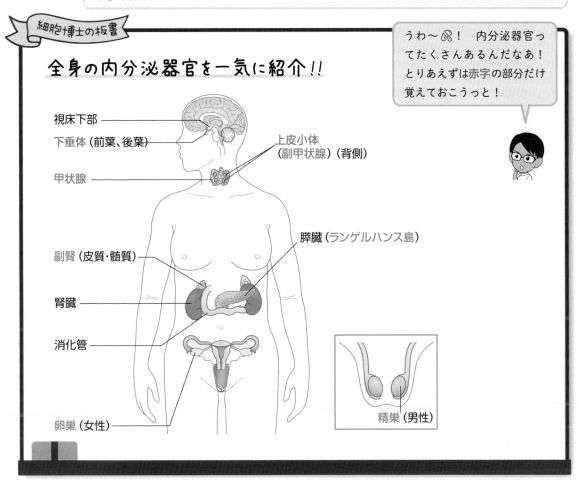

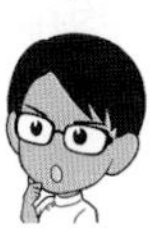

視床下部
下垂体（前葉、後葉）
上皮小体（副甲状腺）（背側）
甲状腺
膵臓（ランゲルハンス島）
副腎（皮質・髄質）
腎臓
消化管
卵巣（女性）
精巣（男性）

ホルモンには、内分泌腺から分泌されるもの以外に、神経分泌腺から分泌される「神経ホルモン」もあります！

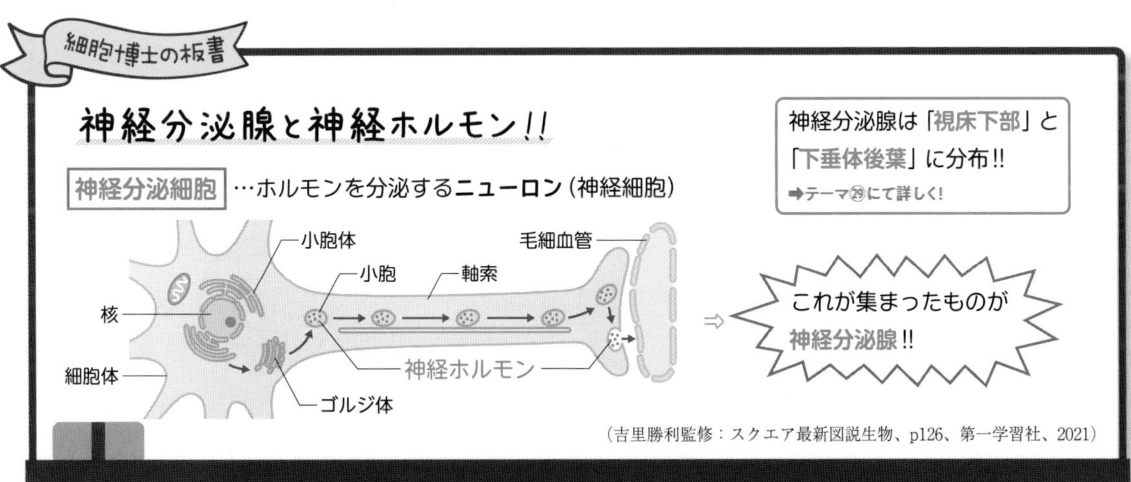

細胞博士の板書
神経分泌腺と神経ホルモン!!
神経分泌腺は「視床下部」と「下垂体後葉」に分布!!
➡テーマ㉙にて詳しく！
神経分泌細胞 …ホルモンを分泌するニューロン（神経細胞）
小胞体
毛細血管
小胞
軸索
核
細胞体
神経ホルモン
ゴルジ体
これが集まったものが神経分泌腺!!
（吉里勝利監修：スクエア最新図説生物、p126、第一学習社、2021）

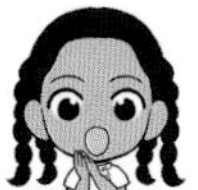

博士〜！　神経分泌細胞から分泌される「神経ホルモン」の中にはテーマ⑳で勉強した「神経伝達物質」としてはたらくものもあるってことなんですか〜？

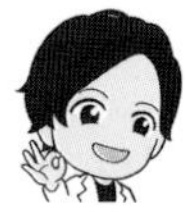

リムさんすばらしい！　そのとおりです！　詳しくは後ほど説明しますが、バソプレシンやオキシトシン、ドーパミンやノルアドレナリンなどは“ホルモンでも神経伝達物質でもある”ってことなんです！

次に、ホルモンによる調節と神経系による調節の違いを示していきます！

細胞博士の板書

	作用する場所	効果	効果時間
ホルモンによる調節	**局所的**	**急速に現れる**	**一過性**
神経系による調節	**広範囲**	**徐々に現れる**	**持続的**

ホルモンによる調節が左記のような特徴をもつのは、ホルモンが血液によって運搬されるためである

⇒「ホルモンは“飲み薬”と同じように作用する」とおさえておけばわかりやすい！

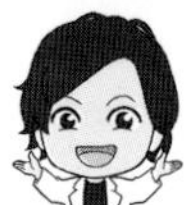

運動ニューロンは効果器に“直接”作用しますが、内分泌腺や神経分泌腺はいったん血液を介して標的器官に作用するため、このような違いがあるんです！

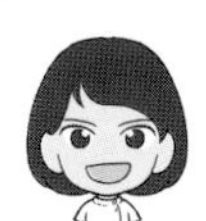

確か、博士はテーマ⑦でホルモンや市販薬の多くは「**リガンド**」っていっていたな。…あ、そっか！　どっちも“血液によって運搬される”って考えれば「ホルモン＝飲み薬」って考えられる！

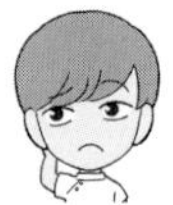

…リ、リガンド？　それ美味しいの？　それなんだっけ？
博士〜！　もう一度僕に説明してください〜

ここでサイ君のご希望どおり、ホルモンが「リガンド」であることを復習!!

細胞博士の板書

“**細胞内**のレセプター”に結合するホルモン＝**ステロイドホルモン**と**サイロキシン**など
“**細胞膜**のレセプター”に結合するホルモン＝上記以外のホルモン

血糖を下げるホルモン。糖尿病の原因になることも

インスリンというリガンド　➡テーマ㊱

レセプター

標的細胞

細胞膜にレセプターがある

糖質コルチコイドやアンドロゲンなど

ステロイドホルモンや甲状腺ホルモンなどのリガンド　➡テーマ⑤

サイロキシンなど

標的細胞

レセプター

細胞内にレセプターがある

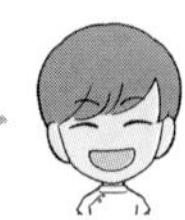

そうだったそうだった！　リガンドは「細胞のレセプターに結合する物質の総称」だった！　きちんと復習しとかなきゃなあ…

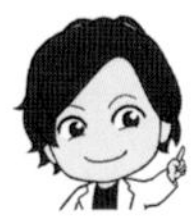

ここで改めて、**ステロイドホルモン**と**サイロキシン**などが**細胞内**のレセプターに結合するリガンドであることを復習しておきましょう！　あとは、「ステロイド」などの“化学構造”の違いでホルモンが次のように大別されることも確認しておきましょう！

最後に、“化学構造”の違いでホルモンを分類していきましょう！

細胞博士の板書

ホルモンの化学構造の違い!!

- ペプチドホルモン　…多くのホルモン　⇒標的細胞の細胞膜のレセプターに結合！
- ステロイドホルモン…**糖質コルチコイド**（コルチゾール、コルチゾン）
  電解質コルチコイド（アルドステロン）
  性ホルモン（エストロゲン、プロゲステロン、アンドロゲン）
  ⇒標的細胞の**細胞内**のレセプターに結合！
- カテコールアミン　…**副腎髄質ホルモン**（アドレナリン、ノルアドレナリン、ドーパミン）
  ⇒標的細胞の細胞膜のレセプターに結合！
- アミノ酸型ホルモン…**甲状腺ホルモン**（サイロキシン〈T_4〉、トリヨードサイロニン〈T_3〉）
  ⇒標的細胞の**細胞内**のレセプターに結合！

ひえ〜💦これ全部覚えるのは大変そうだけど、まずは、標的細胞の**細胞内**のレセプターに結合する「**ステロイドホルモン**」と「**アミノ酸型ホルモン**」だけ覚えておこうっと！

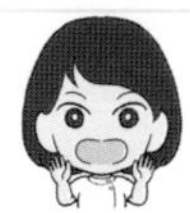

テーマ 28 ホルモンとは？

国試の類題にチャレンジ！

Q1 外分泌器官はどれか。　［第100回　2011年］

1．副腎　2．胸腺　3．涙腺　4．甲状腺

Q2 神経伝達物質でカテコールアミンはどれか。　［第98回　2009年］

1．ドーパミン　2．セロトニン　3．γ－アミノ酪酸　4．アドレナリン

え〜と…神経伝達物質はニューロンから分泌される物質で、カテコールアミンはホルモンの一種ってことか…もう一度テーマ⑳から勉強しなおそうかなあ…

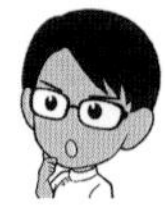

解答&解説

〈Q1〉3：涙腺は、排出管を通じて涙を体外へと分泌する外分泌器官です。1．副腎と4．甲状腺は内分泌器官です。2．胸腺は、T細胞（リンパ球）の分化に関与するリンパ器官です（➡テーマ⑫）。

〈Q2〉1：カテコールアミンは、ドーパミン、ノルアドレナリン、アドレナリンです。このなかでもドーパミンとノルアドレナリンは神経伝達物質としてはたらきます（➡テーマ⑳）。

テーマ 29

ホルモンを全部紹介①

テーマ㉙と㉚ではホルモンを全部紹介していきます！
本テーマでは、視床下部や下垂体、副腎から分泌されるホルモンの説明をしていきますね！

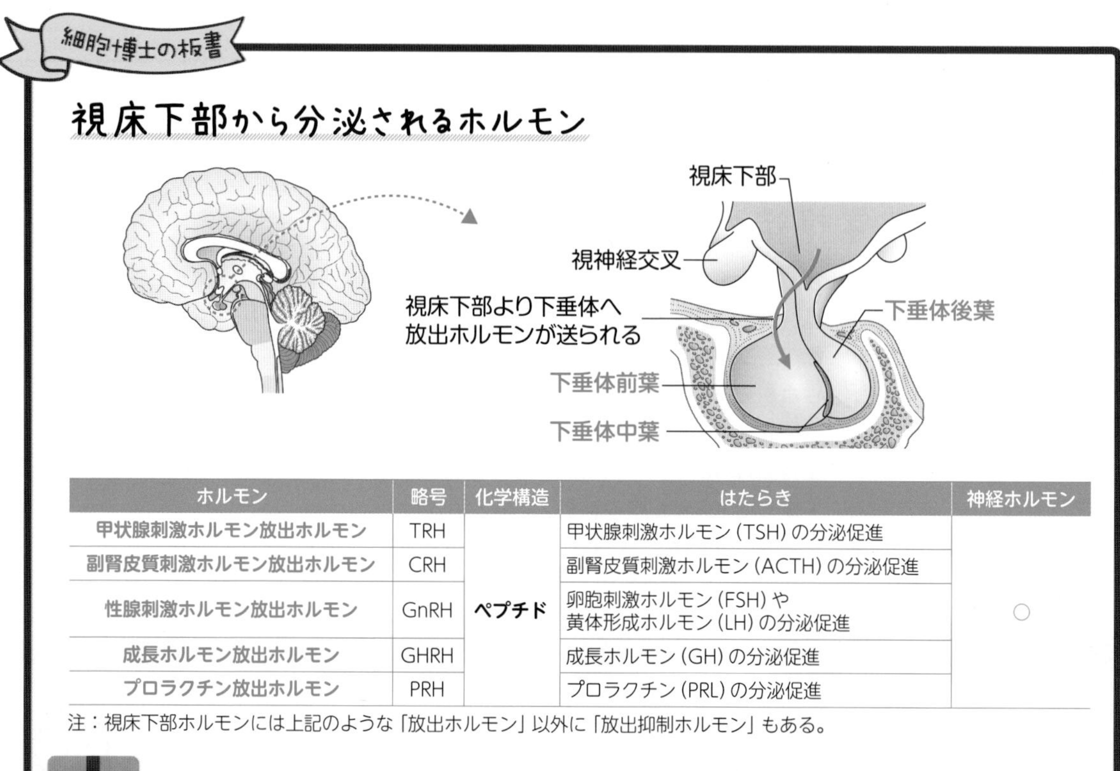

ホルモン	略号	化学構造	はたらき	神経ホルモン
甲状腺刺激ホルモン放出ホルモン	TRH	ペプチド	甲状腺刺激ホルモン（TSH）の分泌促進	○
副腎皮質刺激ホルモン放出ホルモン	CRH		副腎皮質刺激ホルモン（ACTH）の分泌促進	
性腺刺激ホルモン放出ホルモン	GnRH		卵胞刺激ホルモン（FSH）や 黄体形成ホルモン（LH）の分泌促進	
成長ホルモン放出ホルモン	GHRH		成長ホルモン（GH）の分泌促進	
プロラクチン放出ホルモン	PRH		プロラクチン（PRL）の分泌促進	

注：視床下部ホルモンには上記のような「放出ホルモン」以外に「放出抑制ホルモン」もある。

よし！　まずは視床下部ホルモンからおさえていくぞ！
…え〜と、とりあえずは「**放出ホルモン**」ってことなんだな！

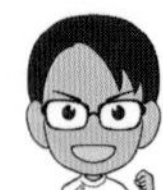

これらはすべて「**神経ホルモン**」なんだね！
これはテーマ㉘で勉強したとおりだ〜!!

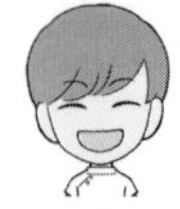

しかも、これらが「**ペプチドホルモン**」であることもテーマ㉘で勉強したよね〜！

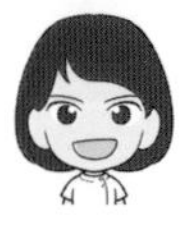

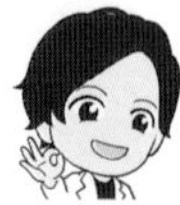

みなさんすばらしい！　ホルモンを勉強するときは、「ホルモンの名称（略号も）」「化学構造」「はたらき」「神経ホルモンかどうか」「分泌異常」に注目していくとよいですよ〜！

次に、下垂体から分泌されるホルモンについて紹介していきます！

細胞博士の板書

下垂体から分泌されるホルモン

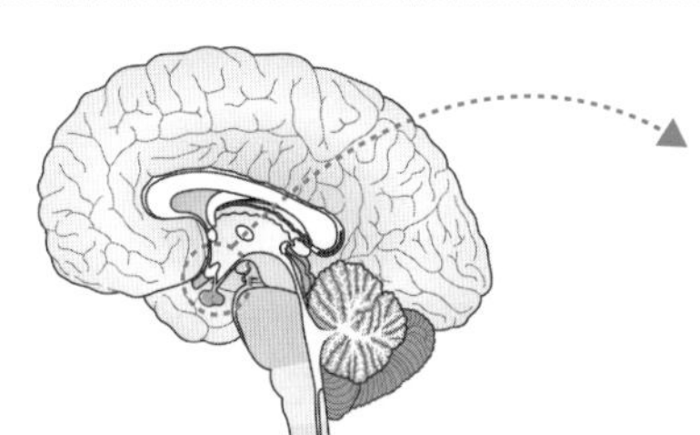

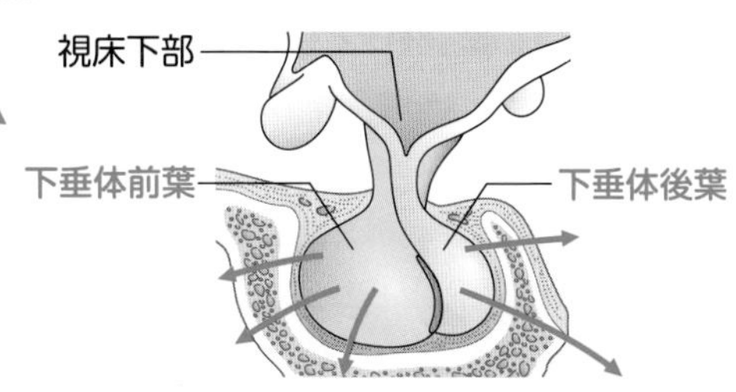

＜下垂体前葉＞

ホルモン	略号	化学構造	はたらき	分泌異常
甲状腺刺激ホルモン	TSH	ペプチド	サイロキシンなどの分泌促進	
副腎皮質刺激ホルモン	ACTH		糖質コルチコイドの分泌促進	過剰：**クッシング病**
卵胞刺激ホルモン（ろ胞刺激ホルモン）	FSH		卵巣：卵胞の発育と成熟促進 精巣：精子形成の促進	
黄体形成ホルモン	LH		卵巣：排卵と黄体形成の促進 精巣：アンドロゲンの分泌促進	
成長ホルモン	GH		成長促進、タンパク質の合成、**血糖量の上昇**	過剰：**末端肥大症** 不足：**低身長症**
プロラクチン（黄体刺激ホルモン）	PRL		乳汁の分泌促進、プロゲステロンの分泌促進	不足：**乳汁分泌停止**

注：卵胞刺激ホルモン（FSH）と黄体形成ホルモン（LH）をあわせて「性腺刺激ホルモン（ゴナドトロピン）」という。

＜下垂体後葉＞

ホルモン	化学構造	はたらき	分泌異常	神経ホルモン
バソプレシン（ADH）	ペプチド	腎臓の集合管の**水分再吸収促進**、血圧の上昇	過剰：**高血圧** 不足：**尿崩症**	○
オキシトシン		子宮の収縮（分娩時に亢進）、乳汁噴出作用		

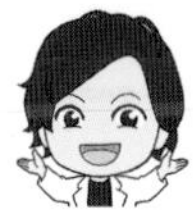

TSHやACTHについてはテーマ㉛、FSHやLHやPRLやオキシトシンについてはテーマ㉚、GHについてはテーマ㊱、バソプレシンについてはテーマ㊳にて再び詳しく説明していくから、ここは軽～くおさえておく程度で大丈夫ですよ！

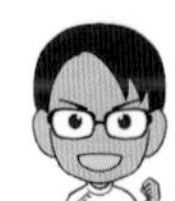

やはりホルモン分野は覚えることが多いな…でも頑張って勉強するぞ～！

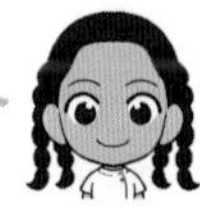

ふむふむ…化学構造に関しては、全部「**ペプチド**」だから覚えやすいわ…

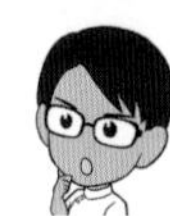

あれ？　下垂体では、神経ホルモンって後葉のみから分泌されるんだっけか？てことは、前葉には神経分泌細胞がないってことかあ…

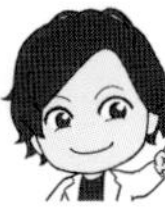

ゴル君、いいところに気づきましたね～！　視床下部に細胞体をもつ神経分泌細胞の軸索は下垂体後葉までは伸びているんですが、前葉まで伸びていないんです！

テーマ29　ホルモンを全部紹介①

ここで、視床下部と下垂体の構造から、下垂体前葉のホルモンと下垂体後葉のホルモンの分泌についてしっかり理解を深めていきましょう！

細胞博士の板書

視床下部と下垂体の構造！

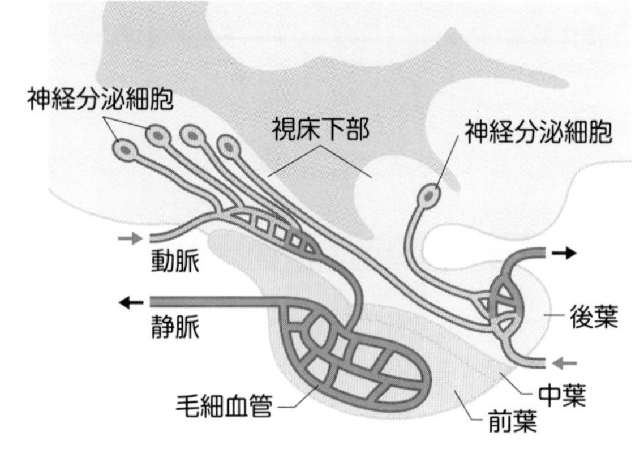

- 下垂体前葉のホルモン
  ⇒視床下部の神経分泌細胞が分泌する各放出ホルモン（または放出抑制ホルモン）によって、分泌が調節される。
- 下垂体後葉のホルモン
  ⇒視床下部から下垂体後葉へと伸びている神経分泌細胞から分泌される。

神経ホルモンは「**視床下部のホルモン**」と「**下垂体後葉のホルモン**」!!

（吉里勝利監修：スクエア最新図説生物、p128、第一学習社、2021）

なるほど！　だから、視床下部のホルモンは「放出ホルモン」なのかあ。そして、視床下部のホルモンと下垂体後葉のホルモンが神経ホルモンである理由もわかる！　わかるゾ～!!

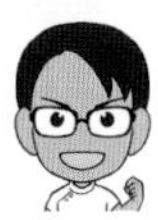

最後に副腎から分泌されるホルモンについても勉強していきましょうね！

細胞博士の板書

副腎から分泌されるホルモン

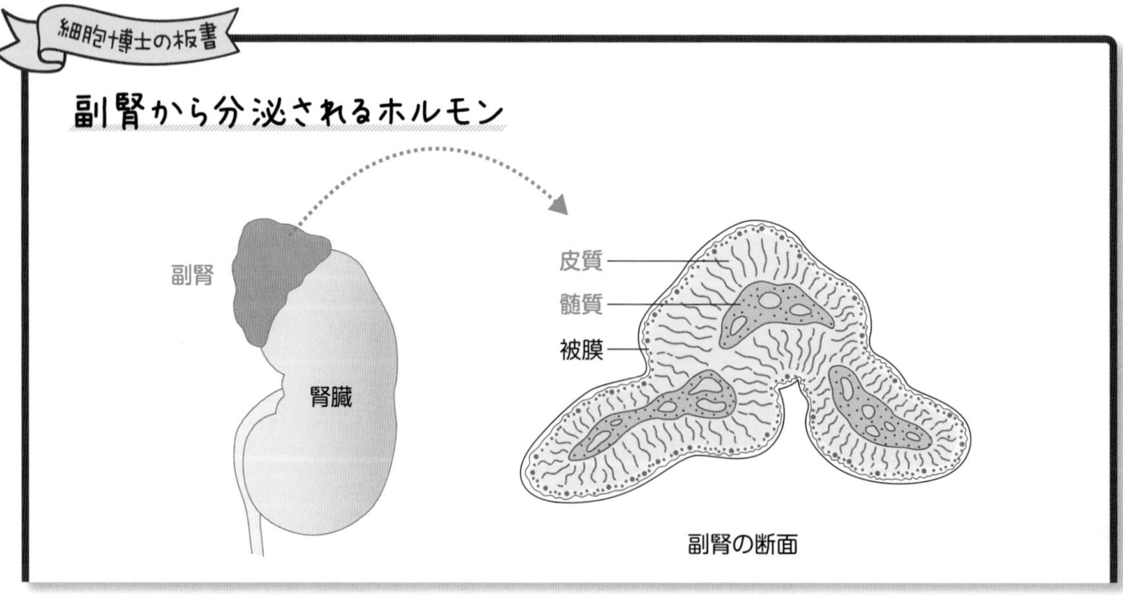

＜副腎皮質＞

ホルモン		化学構造	はたらき	分泌異常
糖質コルチコイド	コルチゾール	ステロイド	**血糖量の上昇、炎症の抑制**	過剰：**クッシング症候群** 不足：**アジソン病**
	コルチゾン		グリコーゲンの貯留	
電解質コルチコイド	アルドステロン		腎臓の尿細管の**Na^+再吸収促進** 腎臓の尿細管のK^+排出促進	不足：**アジソン病**
アンドロゲン			男性の二次性徴の発現、 精子形成の促進	

注１：副腎皮質刺激ホルモン（ACTH）に起因してコルチゾールが過剰に分泌される場合、「**クッシング病**」となる。
注２：副腎皮質が機能低下すると、糖質コルチコイドや電解質コルチコイドの分泌量が少なくなり、「**アジソン病**」となる。

＜副腎髄質＞

ホルモン	化学構造	はたらき
アドレナリン	カテコールアミン	**血糖量の上昇**、心拍出量の増加（交感神経と協調して作用）
ノルアドレナリン		血管収縮（血圧の上昇）、交感神経の**神経伝達物質**としてもはたらく
ドーパミン		中枢神経の**神経伝達物質**としてもはたらく

注：副腎髄質内で「ドーパミン→ノルアドレナリン→アドレナリン」の順で生合成される。副腎髄質から分泌されるホルモンの80％はアドレナリン、残りのほとんどがノルアドレナリンである。

全部覚えるのは大変だけど、僕はまずは化学構造に注目しておこうっと！　副腎皮質のホルモンは「**ステロイド**」で髄質のホルモンは「**カテコールアミン**」なんだな。あとは、分泌異常についても少しは知っておこうっと。…ふむふむ…クッシング病とクッシング症候群って違う病気なんだなあ…

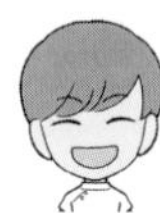

国試の類題にチャレンジ！

Q1 ホルモンとその作用の組合わせで正しいのはどれか。　［第100回　2011年］

1．成長ホルモン ― 血糖値の上昇　2．バソプレシン ― 尿量の増加
3．コルチゾール ― 血中カリウム値の上昇　4．アンジオテンシンⅡ ― 血管の拡張

Q2 分娩時に分泌が亢進し、子宮筋を収縮させるホルモンはどれか。　［第103回　2014年］

1．エストロゲン　2．オキシトシン　3．バソプレシン　4．プロゲステロン

Q3 副腎皮質ステロイドの作用はどれか。　［第108回　2019年］

1．体重の減少　2．血糖の低下　3．血圧の低下　4．免疫の促進　5．炎症の抑制

解答＆解説

〈Q1〉 1：2．バソプレシンは腎臓での水分再吸収を促進して、尿量を減少させます。3．血中カリウム値の上昇は、コルチゾールではなくアルドステロンです。4．アンジオテンシンⅡはアルドステロンの分泌を促進させると同時に、全身の動脈を収縮させます（➡テーマ㊳）。

〈Q2〉 2：1．エストロゲン（➡テーマ㉚）も2．オキシトシン同様、子宮筋を収縮させるが、分娩時に分泌が亢進するのはオキシトシンだけです。4．プロゲステロン（➡テーマ㉚）は子宮筋の収縮を抑制します。

〈Q3〉 5：副腎皮質ステロイドである糖質コルチコイド（コルチゾール）が炎症を抑制します。

テーマ 30

ホルモンを全部紹介②

★★★

本テーマでは甲状腺や副甲状腺や膵臓、卵巣や精巣から分泌されるホルモンをみていきましょう！　また、そのほかのホルモンについても触れていきますよ！

細胞博士の板書

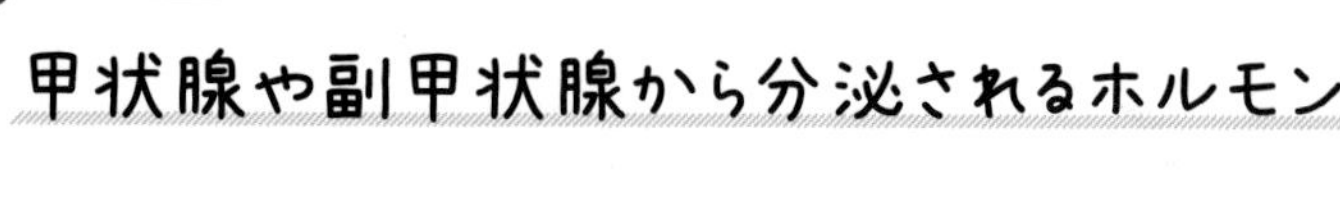

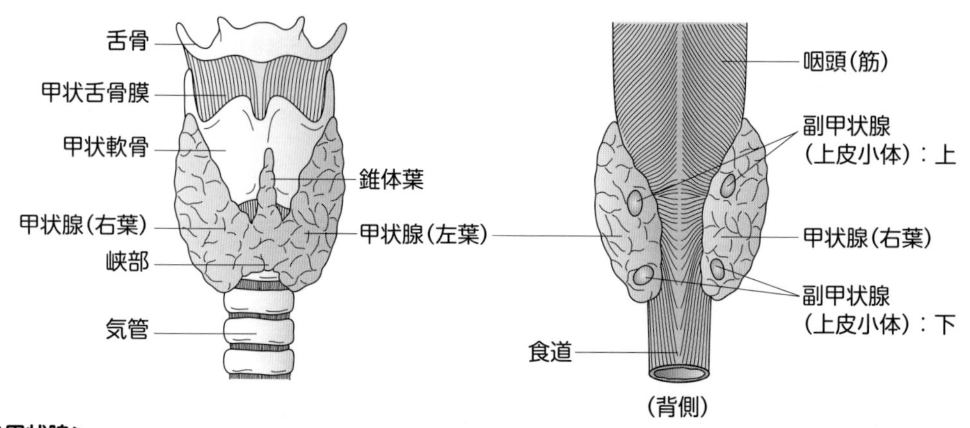

<甲状腺>

ホルモン	化学構造	はたらき	分泌異常
サイロキシン(T_4)	アミノ酸	**物質の代謝(異化作用)を促進**(☆)、**血糖量の上昇**(☆)	過剰：**バセドウ病** 不足：**橋本病、クレチン症**
トリヨードサイロニン(T_3)			
カルシトニン	**ペプチド**	**血中のCa^{2+}濃度の減少**	

注：トリヨードサイロニンは血中にほとんど含まれておらず、上記の☆の作用のほとんどはサイロキシンが担っている。

<副甲状腺>

ホルモン	化学構造	はたらき	分泌異常
パラトルモン	**ペプチド**	**血中のCa^{2+}濃度の上昇**	不足：**テタニー症**

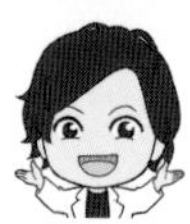

サイロキシンについてはテーマ㉛、カルシトニンやパラトルモンについてはテーマ㊹、グルカゴンやインスリン(やサイロキシン)についてはテーマ㊱にて再び詳しく説明していくから、ここでの勉強はいったん軽～くでいいですよ～！

よし！　今回も頑張るぞ！　甲状腺のホルモンの中でもサイロキシンとトリヨードサイロニンが「**アミノ酸**」なのかあ。で、これらのレセプターは標的細胞の細胞**内**にあると。ふんふん、だんだんホルモンの勉強に慣れてきたゾ～！

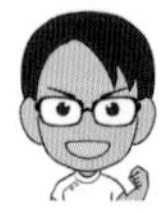

なんか今回は骨関係(Ca^{2+})と血糖量関係が多いなあ…
それきっかけで覚えていこうっと！

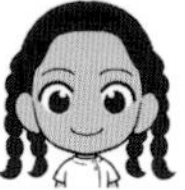

ここで、膵臓を構成する分泌腺について詳しくみていきましょう！

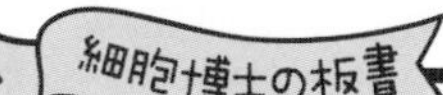

膵臓には、内分泌腺と外分泌腺の両方が存在する！

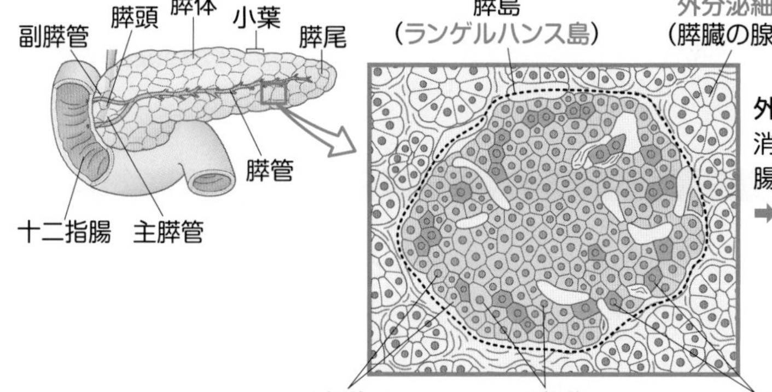

外分泌細胞（膵液分泌細胞）：
消化液である**膵液**を十二指腸へ分泌
➡**セクレチンやコレシストキニン**（➡p.127）によって分泌が促進される

内分泌細胞 ─ A細胞（グルカゴンを分泌）　B細胞（インスリンを分泌）　D細胞（ソマトスタチンを分泌）

<膵臓のランゲルハンス島>

細胞	ホルモン	化学構造	はたらき	分泌異常
A細胞（α細胞）	グルカゴン		**血糖量の上昇**、脂肪の分解	
B細胞（β細胞）	インスリン	ペプチド	**血糖量の減少**、脂肪の合成	不足：**糖尿病**
D細胞（δ細胞）	ソマトスタチン		グルカゴンやインスリンの分泌抑制	

注：ソマトスタチンは、膵臓のほかに視床下部でも分泌され、神経ホルモンとしてはたらくこともある。その際は、成長ホルモンの分泌を抑制する。

膵臓は、十二指腸（体外）へ膵液を分泌する外分泌腺ももっているのか〜
膵臓は内分泌器官であると同時に、外分泌器官でもあるんだね。

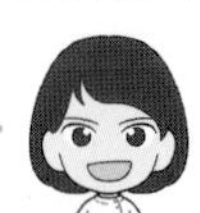

なるほどなあ…臓器によっては役割ごとに属する器官系が変わったりするんだなあ…

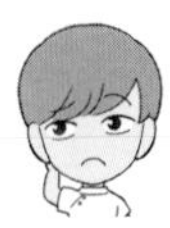

次に、卵巣や精巣から分泌されるホルモンを紹介していきますね。

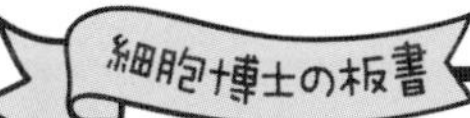

卵巣や精巣から分泌されるホルモン

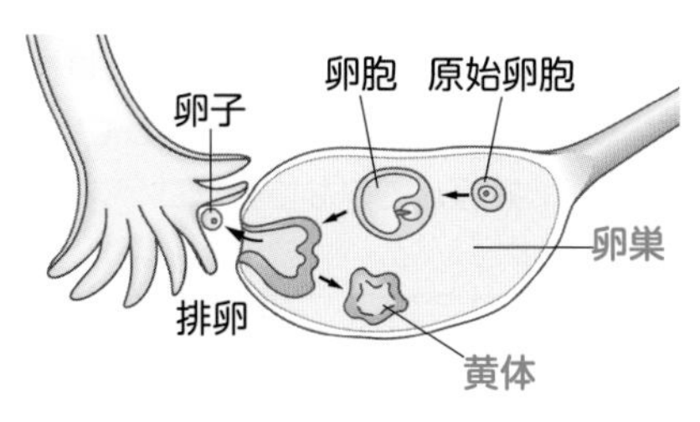

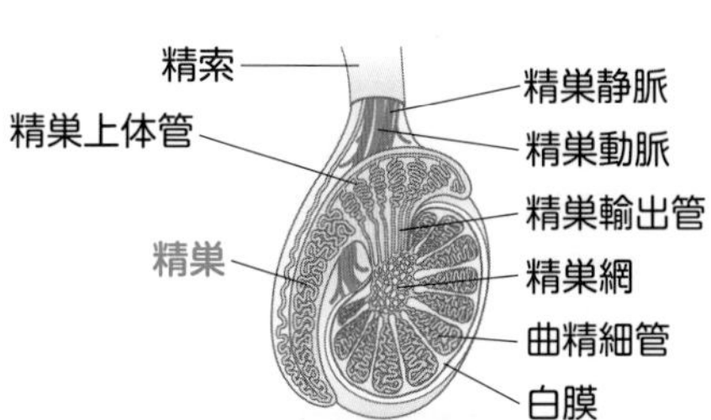

<卵巣>

組織	ホルモン	化学構造	はたらき
卵胞（ろ胞）	エストロゲン	**ステロイド**	生殖器の発育促進、女性の二次性徴の発現、排卵の**促進**、子宮の収縮**促進**、子宮内膜の増殖**促進**
黄体	プロゲステロン		受精卵の着床準備、妊娠の維持、排卵の**抑制**、子宮の収縮**抑制**、子宮内膜の増殖**抑制**

<精巣>

ホルモン	化学構造	はたらき
アンドロゲン	**ステロイド**	男性の二次性徴の発現、精子形成の促進

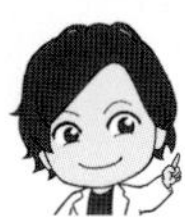

エストロゲンとプロゲステロンは、排卵や子宮に関しては“反対の作用をもつ”ことをおさえておきましょう！

テーマ⑦や㉘でも勉強したけど、確かに性ホルモンは「**ステロイドホルモン**」だったなあ。ここでしっかりと知識をつなげて覚えておこうっと！

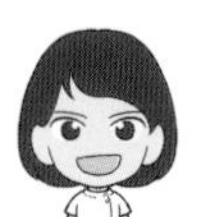

月経周期と各性ホルモンの分泌量の関係について知っておきましょう！

細胞博士の板書

月経周期と性ホルモン

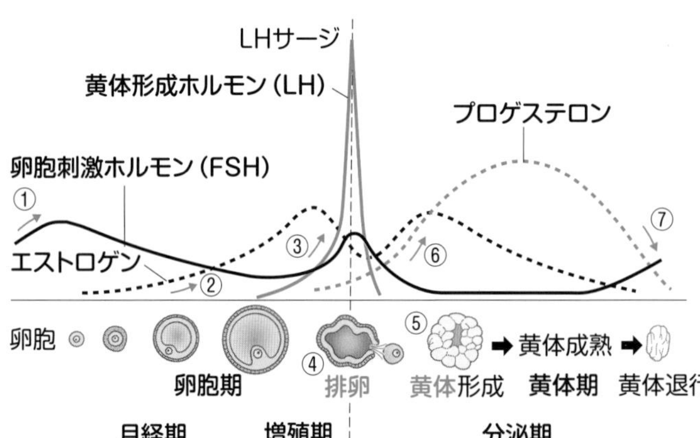

ふむふむ…**エストロゲン**が増えるとLHが一気に増え、排卵が起こるわけか…で、その後**プロゲステロン**が増えるタイミングで黄体ができると。僕はまず、この3つのホルモンの分泌について注目しておこうっと。

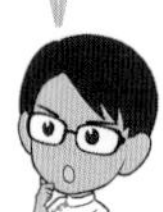

①月経が始まると、**卵胞刺激ホルモン（FSH）**の分泌量が増え、卵胞が発達する（**月経期→卵胞期**）。これに伴い、②**エストロゲン**の分泌量が増えることで③**黄体形成ホルモン（LH）**の著しい濃度上昇（LHサージ）が起き（**増殖期**）、④**排卵**が引き起こされる。排卵後、⑤卵胞は**黄体**へと変化し、エストロゲンに加えて⑥**プロゲステロン**も分泌され始める（**分泌期**→この際に基礎体温が上昇する）。妊娠しているとプロゲステロンの分泌が続き、**黄体が維持**される（**黄体期**）が、⑦妊娠していないとプロゲステロンの分泌量が減少し、子宮内膜が剥離し、**黄体が退化**する。

（片野由美・内田勝雄：図解ワンポイント生理学　人体の構造と機能、p270、サイオ出版、2017）

最後に、これまでに紹介しきれなかった“そのほかのホルモン”について紹介していきますね！

細胞博士の板書

臓器・器官		ホルモン	はたらき
消化管	胃	ガストリン	胃液（塩酸）の分泌促進
	小腸	セクレチン	HCO_3^-の多い膵液の分泌促進、胃液（塩酸）の分泌抑制
	十二指腸	コレシストキニン	消化酵素の多い膵液の分泌促進
腎臓		エリスロポエチン	赤血球の産生促進
		レニン	血圧の調節
心臓		心房性ナトリウム利尿ペプチド（ANP）	腎臓の尿細管のNa^+再吸収抑制に伴い利尿を促進
間脳の松果体		メラトニン	体内時計の調節（覚醒と睡眠の切り替え）
胎盤		ヒト絨毛性ゴナドトロピン（hCG）	妊娠（**プロゲステロン**分泌）の維持、子宮収縮の抑制
脂肪組織		レプチン	食欲の抑制

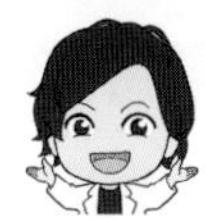

そもそも最初に発見されたホルモンは**セクレチン**なんですよ！　セクレチンは、ガストリンとコレシストキニンとあわせて「**消化管ホルモン**」ともよばれているんですよ～！

hCG（ヒト絨毛性ゴナドトロピン）って聞いたことあるわ！　確か、妊娠検査薬って尿中に含まれるhCGの量を検出するんでしたよね？

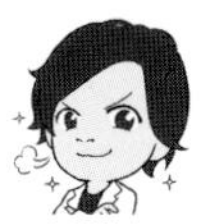

おおリムさん！　よく知っていますね！　妊娠すると胎盤からhCGがつくられ、**プロゲステロンが持続的に分泌されるようになる**から、妊娠中に黄体が維持されるんです。まさに「からだの勉強は自分の勉強！」（←博士のキラーワード）ですね。

テーマ30　ホルモンを全部紹介②

国試の類題にチャレンジ！

Q1 膵ホルモンでないのはどれか。　［第87回　1998年］

1．インスリン　2．グルカゴン　3．メラトニン　4．ソマトスタチン

Q2 テタニーと関連するのはどれか。　［第103回　2014年］

1．低カリウム血症　2．低アルブミン血症　3．低ナトリウム血症　4．低カルシウム血症

Q3 性周期とホルモンについて正しいのはどれか。　［第111回　2022年］

1．増殖期は基礎体温が上昇する。　2．プロラクチンによって排卵が起こる。
3．プロゲステロンは子宮内膜の増殖を促進する。
4．排卵直前に黄体形成ホルモン＜LH＞値が高くなる。

解答&解説

〈Q1〉3：メラトニンは間脳の松果体から分泌され、体内時計の調節を行うホルモンです。

〈Q2〉4：テタニー症は、副甲状腺から分泌されるパラトルモンの分泌量が不足し、血中のCa^{2+}の濃度が減少することで起こります。

〈Q3〉4：1．基礎体温は増殖期ではなく、排卵後の分泌期（プロゲステロンの分泌）で上昇します。2、4．排卵はエストロゲンと黄体形成ホルモン＜LH＞（➡テーマ㉙）によって起こります。3．子宮内膜の増殖はプロゲステロンではなく、エストロゲンによって促進されます。

テーマ 31

ホルモンのフィードバック調節 ★★★

ホルモンの分泌は、「フィードバック」によって調節されています。演習問題を通じて、フィードバック調節を完璧に理解してしまいましょう！

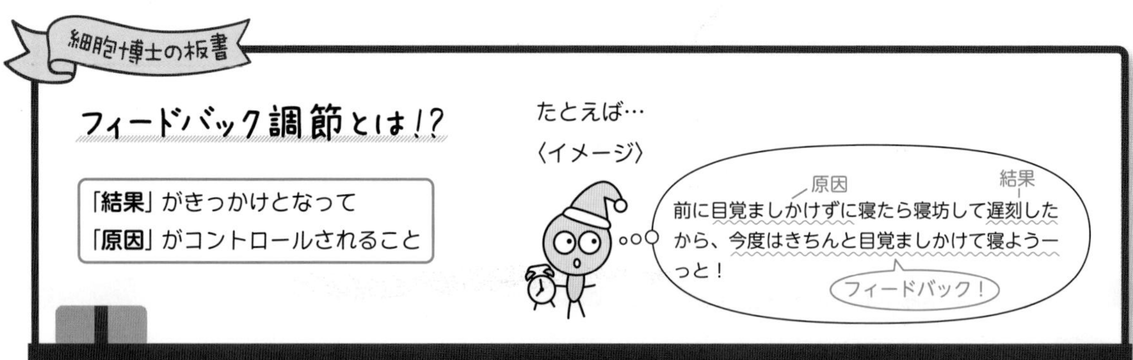

細胞博士の板書
フィードバック調節とは!?
「結果」がきっかけとなって
「原因」がコントロールされること
たとえば…
〈イメージ〉
原因
結果
前に目覚ましかけずに寝たら寝坊して遅刻したから、今度はきちんと目覚ましかけて寝ようーっと！
フィードバック！

私にもこんな経験ある～ 遅刻って本当に焦りますよね～

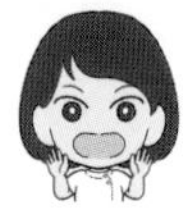

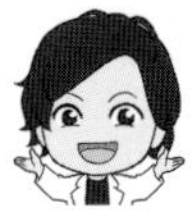

博士も若いころ、何十回と経験したことか…(－.－;)y－~~~
自分の"フィードバック"の能力のなさを痛感しまくりましたよ…

放出ホルモンや刺激ホルモンによって分泌調節される「サイロキシン」と「コルチゾール」を例にとって、フィードバックの調節のしくみをみていきましょう！

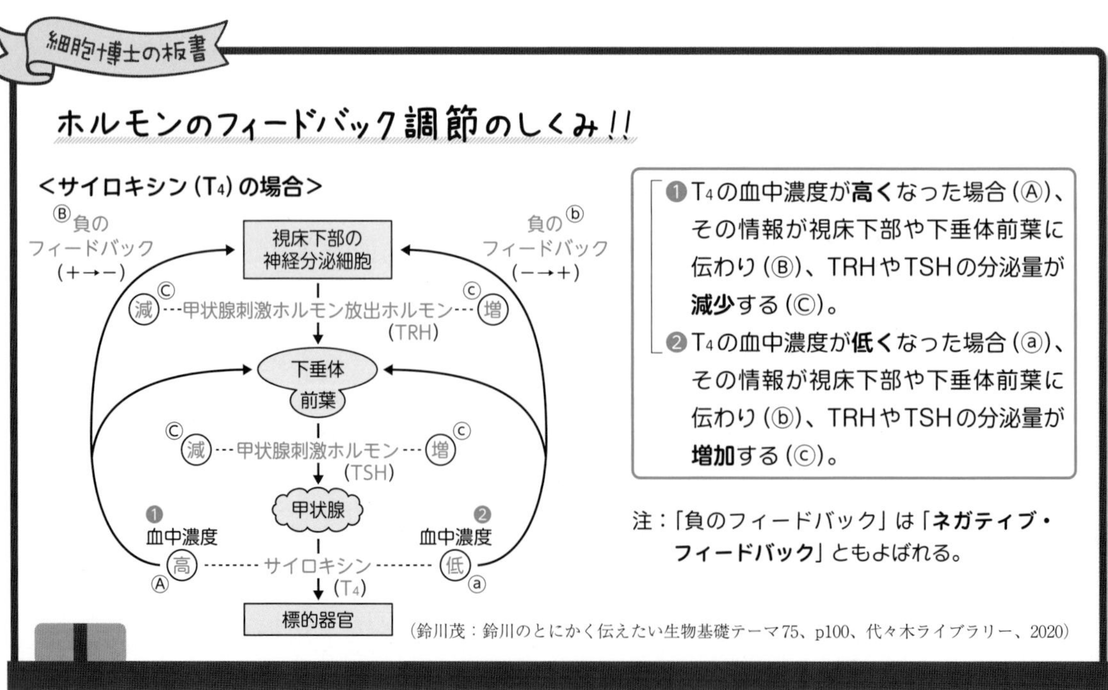

細胞博士の板書

<コルチゾールの場合>

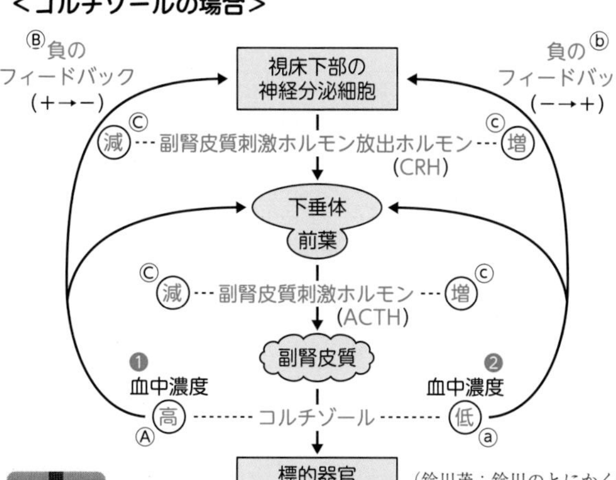

❶コルチゾールの血中濃度が**高く**なった場合（Ⓐ）、その情報が視床下部や下垂体前葉に伝わり（Ⓑ）、CRHやACTHの分泌量が**減少**する（Ⓒ）。

❷コルチゾールの血中濃度が**低く**なった場合（ⓐ）、その情報が視床下部や下垂体前葉に伝わり（ⓑ）、CRHやACTHの分泌量が**増加**する（ⓒ）。

注：コルチゾールの分泌調節の場合、ACTH自身による視床下部への負のフィードバックもある。

（鈴川茂：鈴川のとにかく伝えたい生物基礎テーマ75、p100、代々木ライブラリー、2020）

なるほど！　確かに「**結果**（サイロキシンやコルチゾールの量）」がきっかけとなって「**原因**（放出ホルモンや刺激ホルモンの量）」をコントロールしているわあ…

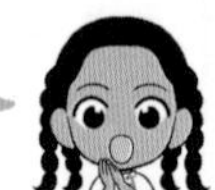

ふむふむ、多いものを減らしたり（＋→－）、少ないものを増やしたり（－→＋）することを負のフィードバックっていうのか。…ん？　ということは正のフィードバックもあったりするのかな？

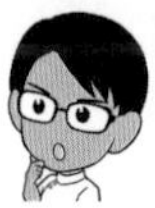

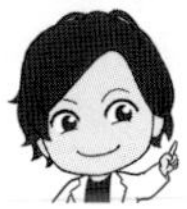

おおっゴル君！　いい指摘をしましたね！　実は正のフィードバックもあるんです！　たとえば、下垂体後葉から分泌される**オキシトシン**は子宮収縮を引き起こし、それが視床下部への刺激となって、オキシトシンがさらに分泌される正のフィードバック（＋→＋）が起きます。オキシトシンはテーマ⑦で勉強したように「幸せホルモン」だから、きっと幸せという感情も正のフィードバックでどんどん増長していくんでしょうね～（´∀｀）♡

（…幸せが増長か…素敵な表現だなあ♡）

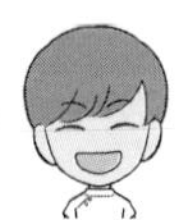

それでは、フィードバック調節に関する演習問題を解いていきましょう！
後のページに解説がありますが、まずは自力で考えてみてください！

細胞博士の板書

フィードバック調節の実験問題！

甲状腺のはたらきに関わるホルモンA～Cの関係を調べるために、健康な成熟マウスを使って下記の実験を行った。

実験1　ホルモンAを注射したところ、ホルモンBの血中濃度は上昇し、ホルモンCの血中濃度は低下した。
実験2　ホルモンBを注射したところ、ホルモンAとホルモンCの血中濃度はいずれも低下した。
実験3　ホルモンCを注射したところ、ホルモンAとホルモンBの血中濃度はいずれも上昇した。

問1　ホルモンAとホルモンBの名前の組合せはどれか。適当なものを次の中から1つ選べ。

	(ホルモンA)	(ホルモンB)
①	サイロキシン(T_4)	甲状腺刺激ホルモン(TSH)
②	サイロキシン(T_4)	甲状腺刺激ホルモン放出ホルモン(TRH)
③	甲状腺刺激ホルモン(TSH)	サイロキシン(T_4)
④	甲状腺刺激ホルモン(TSH)	甲状腺刺激ホルモン放出ホルモン(TRH)
⑤	甲状腺刺激ホルモン放出ホルモン(TRH)	サイロキシン(T_4)
⑥	甲状腺刺激ホルモン放出ホルモン(TRH)	甲状腺刺激ホルモン(TSH)

問2　ホルモンAを分泌する器官を摘出すると、ホルモンBとCの血中濃度はどのように変化するか。適当なものを次の中から1つ選べ。ただし、次表の+は“上昇”、−は“低下”、0は“不変”を表す。

	(ホルモンB)	(ホルモンC)
①	+	+
②	+	−
③	+	0
④	−	+
⑤	−	−

	(ホルモンB)	(ホルモンC)
⑥	−	0
⑦	0	+
⑧	0	−
⑨	0	0

問3　ホルモンBを分泌する器官を摘出すると、マウスの全身状態はどのように変化するか。適当なものを次の中から1つ選べ。

①エネルギー代謝が活発になり、体重は増加する。　②エネルギー代謝が活発になり、体重は減少する。
③エネルギー代謝が低下し、体重は増加する。　④エネルギー代謝が低下し、体重は減少する。
⑤エネルギー代謝や体重は変わらない。

ようし！　僕はまず、どのホルモンがサイロキシンであるか、“当てずっぽう”で当てはめてみようっと！

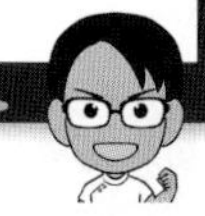

私は一つひとつの実験を精査しながら、各ホルモンを決めていくことにするわ。

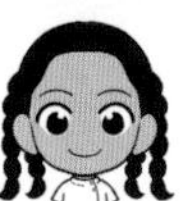

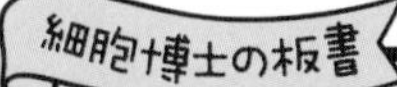

演習問題の解説!!

問1　まずは、実験2に注目する！
ホルモンBを注射　⇒ホルモンAとホルモンCの血中濃度が低下

つまり、ホルモンBの血中濃度が**上昇**した結果、負のフィードバックにより
ホルモンAとホルモンCの血中濃度が**低下**した！　⇒ホルモンBは**サイロキシン**(T_4)

次に、実験3に注目する！
ホルモンCを注射　⇒ホルモンAとホルモンBの血中濃度が上昇

つまり、ホルモンCはホルモンAとホルモンBの分泌を調節している！
⇒ホルモンCは最も“上位”の内分泌器官である視床下部から分泌される
甲状腺刺激ホルモン放出ホルモン(TRH)

したがって、“消去法”でホルモンAは**甲状腺刺激ホルモン**(TSH)となる！　(答え)　③

問2　本問の状況をまとめると以下のようになる。

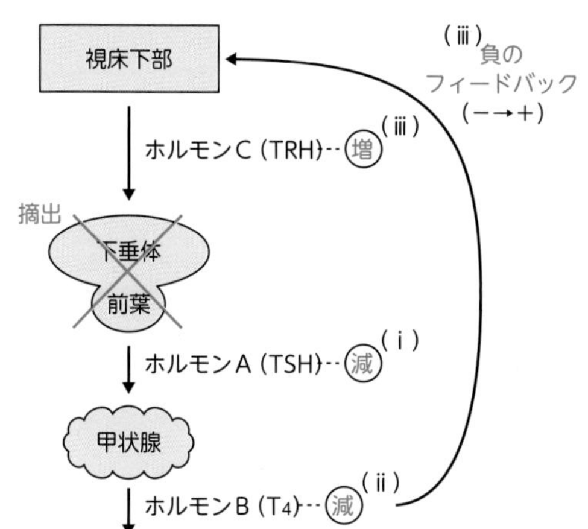

(i) 下垂体前葉を摘出すると、ホルモンA (TSH) の血中濃度が**低下**する。

(ii) TSHの血中濃度が低下すると、ホルモンB (T_4) の分泌量も**低下**する。

(iii) T_4の血中濃度が低くなると、負のフィードバックにより、ホルモンC (TRH) の分泌量は**上昇**する。

(答え)　④

問3　ホルモンB (サイロキシン〈T_4〉) を分泌する器官である甲状腺を摘出すると、サイロキシンの血中濃度が**低下**し、サイロキシンの**「代謝 (異化作用) の促進」**が**起こらず**、マウスの体重は**増加**する。

(答え)　③

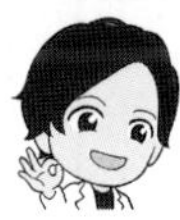

問2では、上記のようにフィードバックの図を書いていくことをオススメします！

なるほどなあ…フィードバックの考え方がわかってれば、そんなに難しくないや！

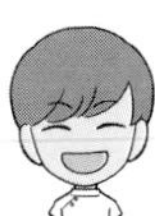

国試の類題にチャレンジ！

Q1 AはBの分泌を刺激するホルモンであると仮定する。ネガティブ・フィードバック機構を表すのはどれか。　［第101回　2012年］

1．Bの増加によってAの分泌が増加する。　2．Bの増加によってAの分泌が減少する。
3．Bの減少によってAの分泌が減少する。　4．Bの変化はAの分泌に影響を及ぼさない。

Q2 血液中のカルシウムイオンが低下した際に、ホルモン分泌量が増加するのはどれか。　［第108回　2019年］

1．膵島　2．甲状腺　3．下垂体　4．副腎皮質　5．副甲状腺

解答&解説

〈Q1〉 2：Aを甲状腺刺激ホルモン〈TSH〉、Bをサイロキシンと仮定するとわかりやすいです。2．B (サイロキシン) の増加によってA (甲状腺刺激ホルモン〈TSH〉) の分泌が減少します。

〈Q2〉 5：血中のCa^{2+}濃度は、低下した場合には副甲状腺からパラトルモン (➡テーマ㉚) の、上昇した場合には甲状腺からカルシトニン (➡テーマ㉚) の分泌が促進されることによって、一定の範囲内に調節されています。この分泌調節もフィードバックによるものです。

肝臓の構造とはたらき

★★☆

第６章のスタートです！　第６章では、僕たちが食べたご飯がどのように使われているかについて勉強していきます！　まずは肝臓について確認していきましょう！

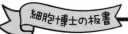

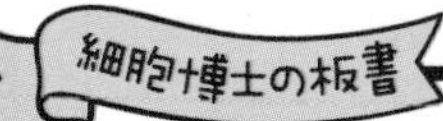

肝臓の構造！

⇒重さ：体重の約２～３％　色：**暗赤色**　単位：**肝小葉**

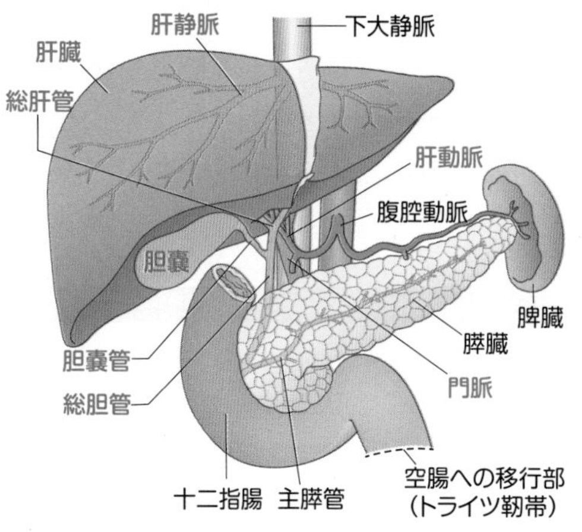

（肝臓とつながっている血管）

- **肝動脈**：血液が流入。肝臓に酸素を供給する。
- **門脈**　：小腸や脾臓から出た静脈が合流し、血液が合流。

⇒ 小腸からは**グルコース**や**アミノ酸**が、脾臓からは破壊された赤血球の成分が運ばれてくる。➡テーマ㉝

- **肝静脈**：血液が流出。尿素濃度が最も高い。

⇒心臓から送り出される血液量の１／３が肝臓に流入する。

<肝小葉>

⇒肝臓を構成する基本単位。１つの肝小葉は１mmほどの大きさで、約**50万個**の肝細胞（肝臓の細胞）からなり、肝臓全体で約**50万個**存在する。

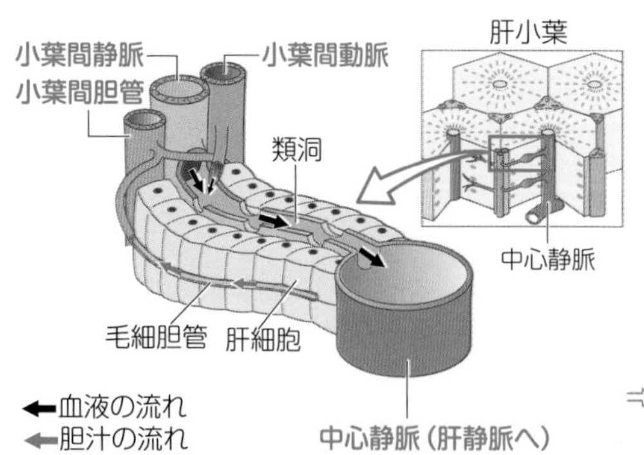

（肝小葉の中に含まれている血管）

- **小葉間動脈**：肝動脈とつながっている。
- **小葉間静脈**：門脈とつながっている。小葉間動脈より少し太い。
- **中心静脈**：肝静脈とつながっている。肝小葉の血管の中で最も太い。

⇒**小葉間胆管**は胆管とつながっている消化管。**胆汁**の通り道（↗の肝臓のはたらき⑦参照）となる。

（鈴川茂著：鈴川のとにかく伝えたい生物基礎テーマ75、p68、代々木ライブラリー）

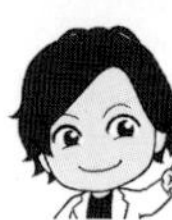

肝臓は“最大”の内臓です！　博士の体重（78kg←やせせたい……）だと、何と約1.5kgもあるんです！　1.5Lのペットボトルくらいって考えると、すごい大きさですよね！

へ〜！　自分の体重でも計算してみよう！
（博士って、いつもやせたいっていっている割には、全然やせないな……）

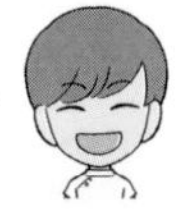

今回も覚える内容が多いですね💦
博士、どのあたりをおさえておけばよいですか？

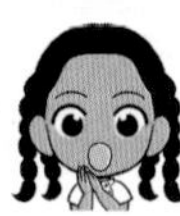

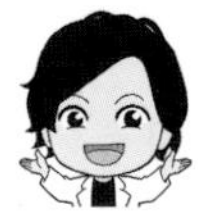

とりあえずは赤字のところをおさえておけば大丈夫です！　国家試験では、肝臓の各部名称よりかは、“肝臓のはたらき”について問われることが多いです！

それでは次に、“肝臓のはたらき”についてチェックしていきましょう！
おさえておくべき肝臓のはたらきは“８つ”あります!!

細胞博士の板書

肝臓のはたらき８選!!

①**血液量・ビタミン**（**A**と**D**）の貯蔵 ➡テーマ㉟にて詳しく!

②**血糖**濃度の調節 ➡テーマ㊱にて詳しく!

③**血漿タンパク質**の合成・分解 ➡テーマ⑨にて詳しく!

④**脂肪**の合成・分解 ➡テーマ㉝・㉞にて詳しく!

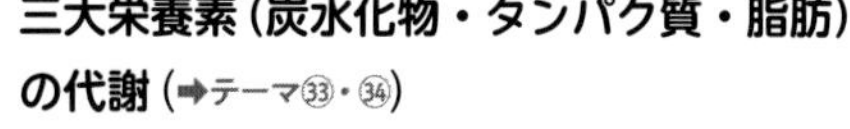

三大栄養素（炭水化物・タンパク質・脂肪）の代謝（➡テーマ㉝・㉞）

⑤**解毒**作用

⑥**赤血球**の破壊

⑦**胆汁**の生成

⑧**体温**の調節 ➡テーマ㊲にて詳しく!

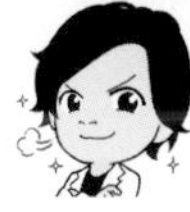

肝臓はとてもはたらき者の内臓なんです！　一度に200種類以上の物質を扱ったりすることもあって、いつも大忙しなんです💦

うおお💦　ぜひ、肝臓にもはたらき方改革を実施してほしいものですね…

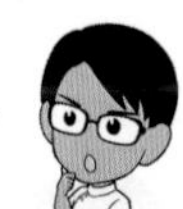

ゴル君…そのためには、いつもゴル君がしている暴飲暴食を抑えたほうが…

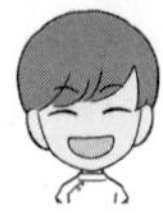

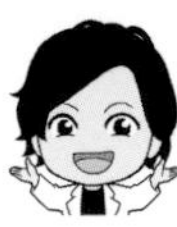

①〜④と⑧のはたらきはほかのテーマで詳しく勉強していくので、ここではまず、⑤〜⑦のはたらきについておさえていきましょう！

肝臓は、アルコールやアンモニアなどの有害物質を化学反応によって分解します。

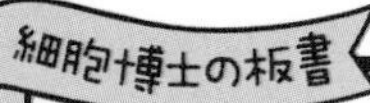

肝臓のはたらき⑤ 解毒作用

・**アルコール**や**薬物**などの分解

・尿素の合成…**タンパク質**が分解される過程で生じる有害なアンモニアを毒性の低い尿素に変換する(**尿素回路**)。肝細胞でつくられた尿素は血中に放出され、腎臓のはたらき(➡テーマ㊳)によって体外に排出される。

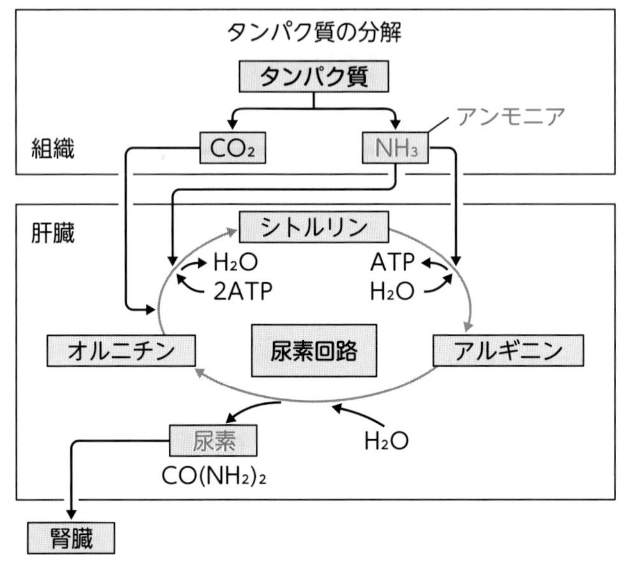

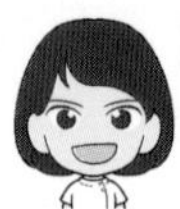

確かに、お酒を飲みすぎると肝臓を悪くするっていいますもんね～

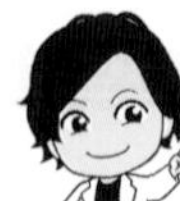

ミトさんよく知っていますね！　お酒を飲みすぎたりすると肝臓に異常な量の脂肪がたまってしまうことがあるんです。これを「**アルコール性脂肪肝**」というのですが、この状態が続くと肝細胞が破壊され、肝臓が硬く変化する「**肝硬変**」へと移行してしまうこともあるんです

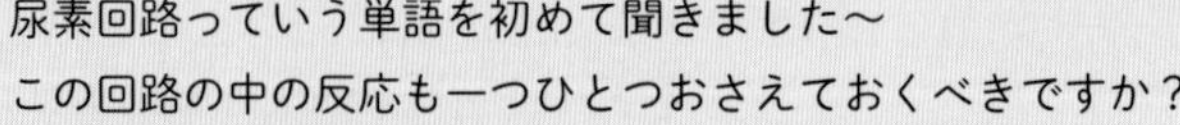

尿素回路っていう単語を初めて聞きました～
この回路の中の反応も一つひとつおさえておくべきですか？

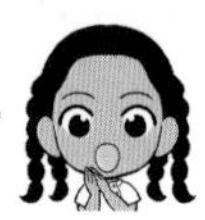

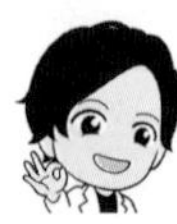

そこまできちんとおさえておかなくて大丈夫ですよ！「**肝細胞の中では尿素回路という反応によってアンモニアが尿素へと変換されるんだな～**」くらいの感じで平気です。

肝臓は、脂肪の分解を助ける「胆汁」をつくるはたらきをもちます。それがつくられる過程には、肝臓が行う「赤血球の破壊」が大きく関与しているんです！

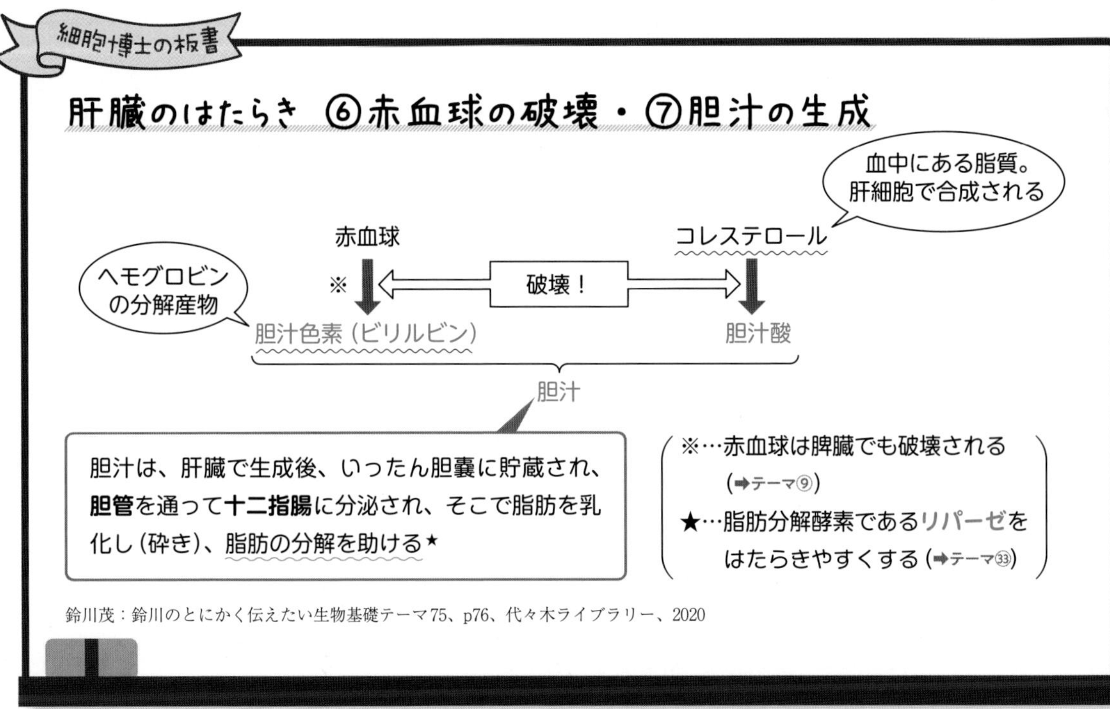
細胞博士の板書
肝臓のはたらき ⑥赤血球の破壊・⑦胆汁の生成
血中にある脂質。
肝細胞で合成される
赤血球
コレステロール
ヘモグロビン
の分解産物
※
破壊！
胆汁色素（ビリルビン）
胆汁酸
胆汁
胆汁は、肝臓で生成後、いったん胆嚢に貯蔵され、胆管を通って十二指腸に分泌され、そこで脂肪を乳化し（砕き）、脂肪の分解を助ける★
※…赤血球は脾臓でも破壊される（➡テーマ⑨）
★…脂肪分解酵素であるリパーゼをはたらきやすくする（➡テーマ㉝）
鈴川茂：鈴川のとにかく伝えたい生物基礎テーマ75、p76、代々木ライブラリー、2020

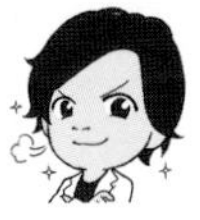

ちなみに、胆汁色素は僕たちの糞や尿の色のもとなんですって！　赤血球さんたちがはたらいてくれた結晶が糞や尿に反映されるなんて……とても感慨深いですね

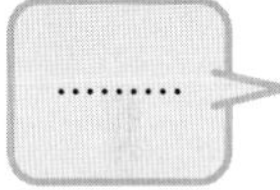
……….

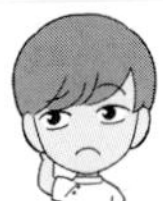

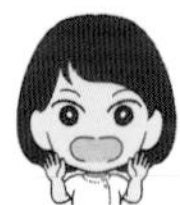

……こらこらサイ君、顔に出まくってるよ……にしても、胆汁が**脂肪の分解を助ける**ってこと、意外と知らかったわあ。これは次のテーマ㉝でも大切な項目になりそうね！

国試の類題にチャレンジ！

Q1 肝細胞で合成されるのはどれか。２つ選べ。　［第100回　2011年］

1．アルブミン　2．ガストリン　3．セクレチン　4．γ－グロブリン　5．コレステロール

Q2 血液中のビリルビンの由来はどれか。　［第110回　2021年］

1．核酸　2．メラニン　3．アルブミン　4．グルコゲン　5．ヘモグロビン

解答&解説

〈Q1〉１、５：テーマ⑨で勉強しましたが、1．アルブミンは血漿中に最も多いタンパク質です。5．コレステロールは血中脂質です。本テーマの肝臓のはたらき③と④にあるように、肝臓は血漿タンパク質と脂肪の合成を行うので、これらを合成しているといえます。

〈Q2〉５：ビリルビンはヘモグロビンの分解産物です。

テーマ 33

ヒトの消化系

★☆☆

テーマ㉜では、三大栄養素である「炭水化物・タンパク質・脂肪」の合成・分解を行うのが肝臓であることを勉強しました。本テーマではその栄養素が消化酵素によって分解される様子をみていきましょう！

細胞博士の板書

三大栄養素の消化のようす！

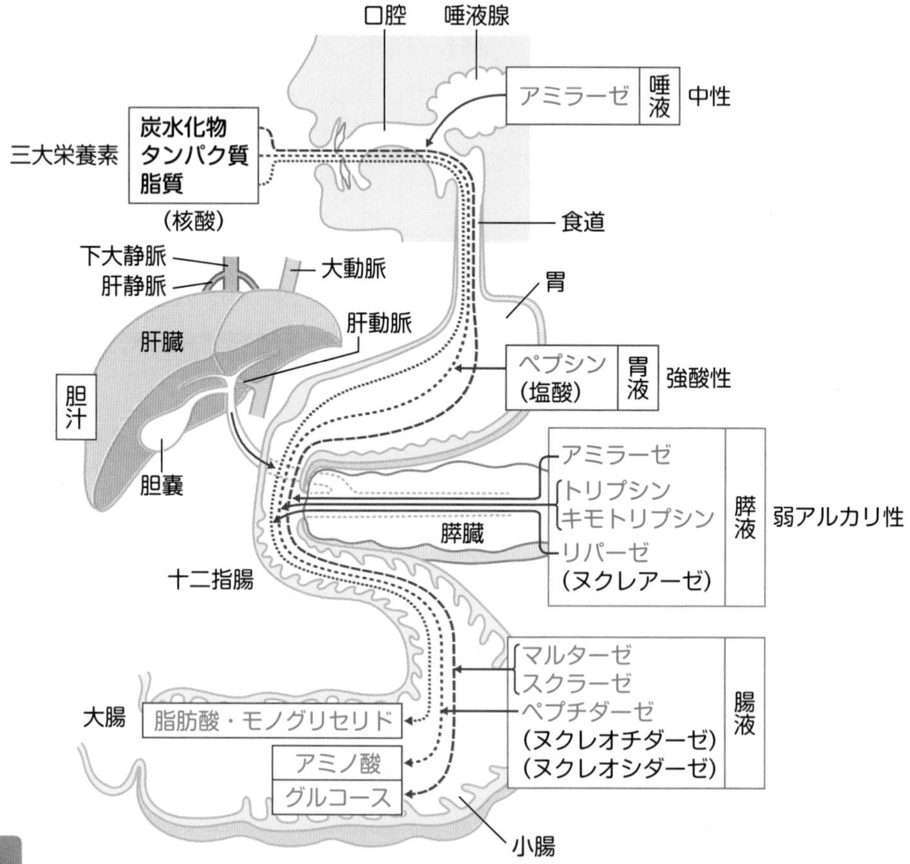

口腔
唾液腺
アミラーゼ　唾液　中性
三大栄養素　炭水化物　タンパク質　脂質
（核酸）
食道
下大静脈
肝静脈
大動脈
胃
肝臓
肝動脈
ペプシン（塩酸）　胃液　強酸性
胆汁
胆嚢
アミラーゼ
トリプシン
キモトリプシン
リパーゼ
（ヌクレアーゼ）
膵液　弱アルカリ性
膵臓
十二指腸
マルターゼ
スクラーゼ
ペプチダーゼ
（ヌクレオチダーゼ）
（ヌクレオシダーゼ）
腸液
大腸
脂肪酸・モノグリセリド
アミノ酸
グルコース
小腸

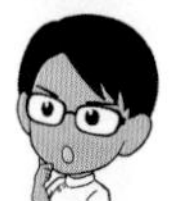

ふむふむ……少しややこしいけど、三大栄養素である「炭水化物・タンパク質・脂肪」が分解されている様子がわかるな…

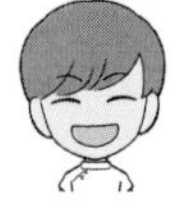

テーマ㉜のときに勉強した胆汁のところをみてみよっと！
あ、確かに**胆汁が脂肪分解酵素であるリパーゼのはたらきを助けている**ってことなんだね！

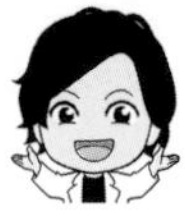

おおサイ君すばらしい！　**リパーゼ**は膵臓でつくられる消化酵素で、十二指腸という消化管ではたらくんだ！　血液みたいな体内ではなく、**「体外」ではたらく**酵素なんだ！

次に、消化酵素を分類してみますね。

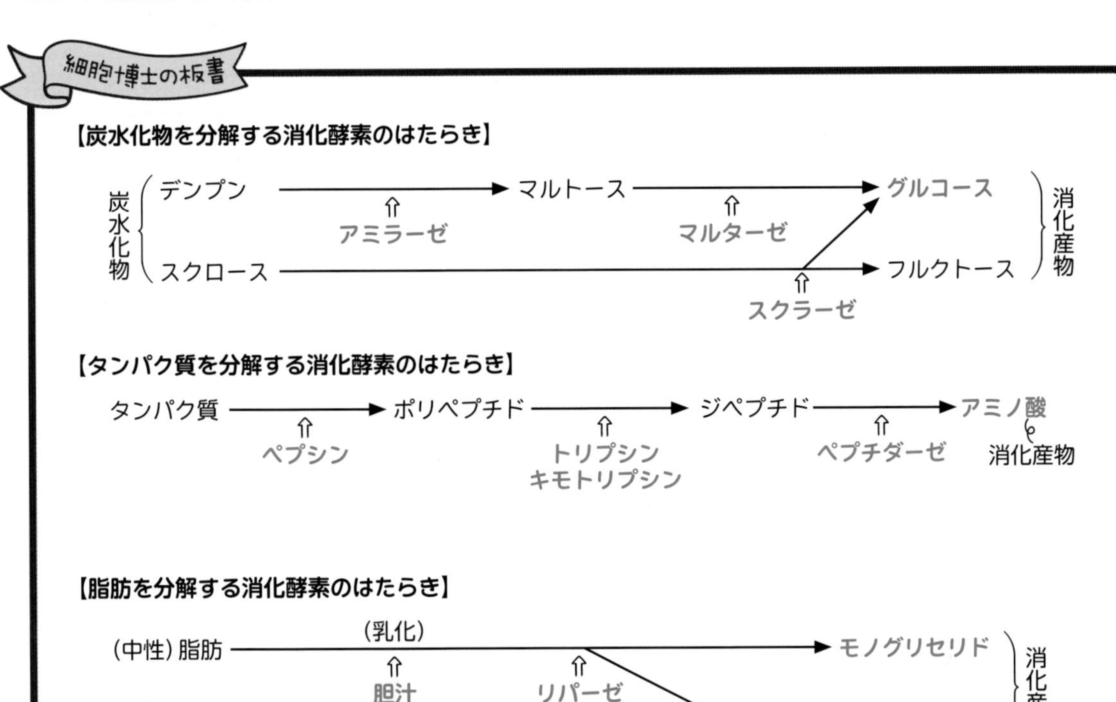

三大栄養素って、たくさんの消化酵素の反応によって、最終的に「**グルコース**」「**アミノ酸**」「**脂肪酸・モノグリセリド**」といった消化産物へと分解されるのね。

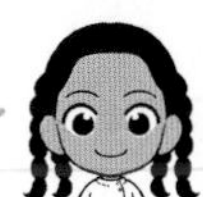

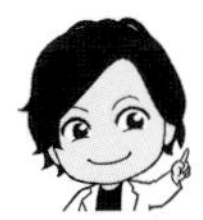

そうなんです！　僕たちが口にする食べ物は、細胞たちにとってはとても大きいものなので、このようにたくさんの反応で小さく分解しないと、細胞たちが使えるようにならないんです！

博士質問！　**ペプシン**って、なんであんなに酸っぱい（pHの低い）胃液の中にあってもきちんとはたらくんですか～？　胃液って確かバイ菌などの異物をやっつけたりするんでしたよね？

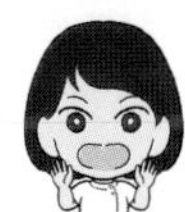

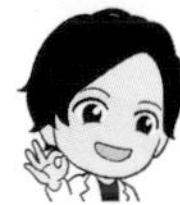

ミトさんいい質問ですね！　ペプシンはpHが低い状態でないとはたらかないんですよ～　しかも、これらの酵素は胃液の成分である塩酸によって活性化するんです！

へ～！　塩酸って、人体にとって危険なものばかりだと思ってたけど、そうじゃないときもあるんですね～！

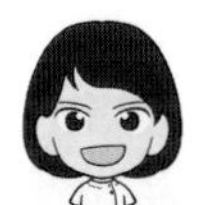

あと博士、確認したいことが…グルコースやアミノ酸は小腸の**毛細血管**に吸収されて、脂肪酸やモノグリセリドは**リンパ管**に吸収されるっていうことを、中学のころに習った気がするんですが…

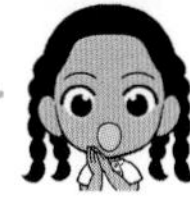

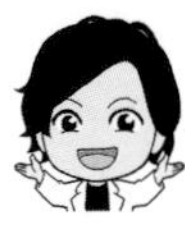

おおっリムさんもすばらしい！　そのとおりです！　最終的な消化産物は小腸で吸収されて、その後、血液やリンパ液へと合流していきます！

グルコースやアミノ酸、モノグリセリドや脂肪酸の「小腸での吸収の様子」や「血液中やリンパ液中の流れ方」をみていきましょう！

細胞博士の板書

小腸での栄養吸収の様子！

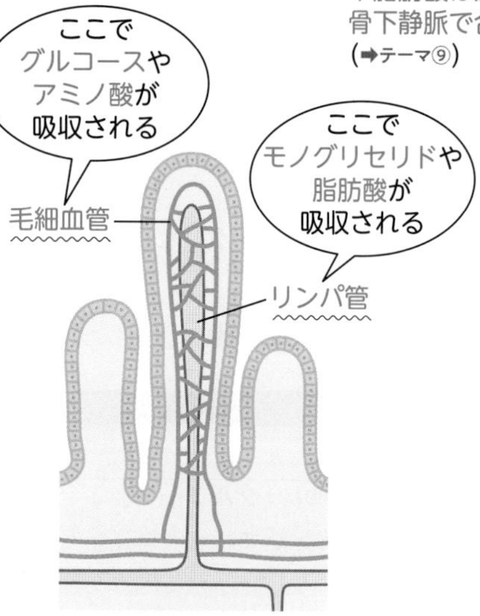

ここで
グルコースや
アミノ酸が
吸収される

ここで
モノグリセリドや
脂肪酸が
吸収される

毛細血管
リンパ管

〈小腸での吸収〉

〈消化産物の流れ〉

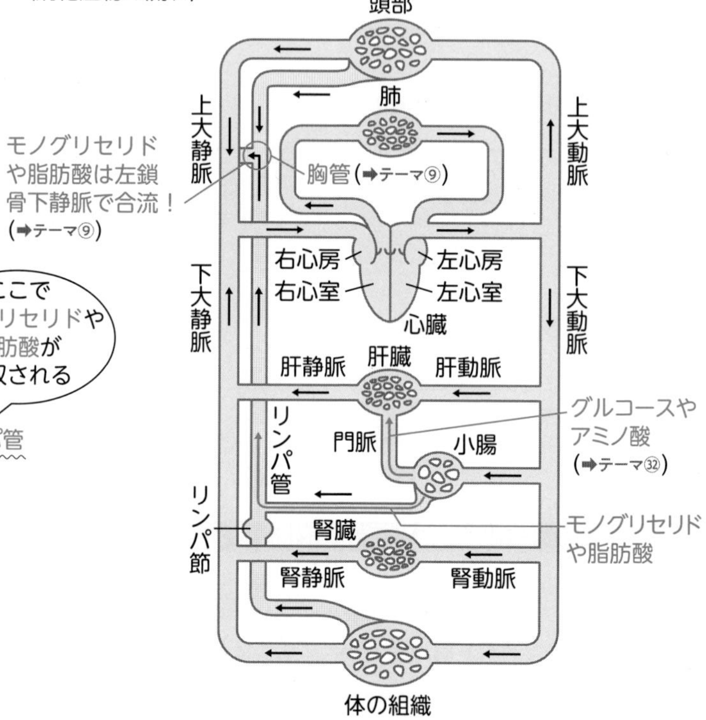

頭部
肺
上大静脈
上大動脈
モノグリセリド
や脂肪酸は左鎖
骨下静脈で合流！
(➡テーマ⑨)
胸管(➡テーマ⑨)
右心房
右心室
左心房
左心室
心臓
下大静脈
下大動脈
肝静脈
肝臓
肝動脈
リンパ管
門脈
小腸
グルコースや
アミノ酸
(➡テーマ㉜)
リンパ節
腎臓
モノグリセリド
や脂肪酸
腎静脈
腎動脈
体の組織

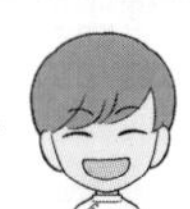
なるほど！　こうやって食べ物の成分が血液へと運ばれていくんだね！

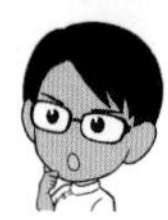
そういえば博士、このテーマの最初の板書で、三大栄養素ではない核酸を分解する酵素がカッコづけでいくつかあったけど、これはどういうことですか～？

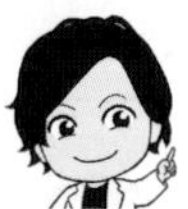
ゴル君、よく見みてますね！　ヌクレアーゼやヌクレオチダーゼ、ヌクレオシダーゼはDNAなどの核酸を分解する消化酵素なんです！

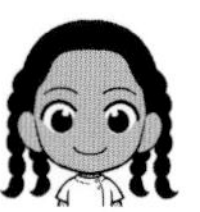
へ～！　私たちってDNAも食べているんだ！

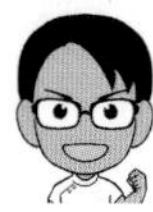
そうか！　DNAは細胞に入っているわけで、僕たちはいろいろな生物の細胞を食べているってことだもんね～　ある意味当たり前か～

最後に、核酸を分解する消化酵素のはたらきもチェックしておきましょう！

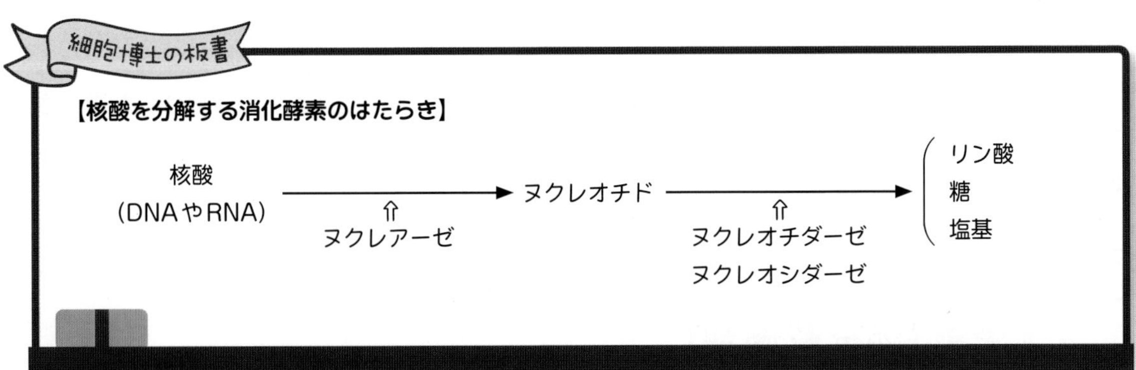

細胞博士の板書
【核酸を分解する消化酵素のはたらき】
核酸
(DNAやRNA)
ヌクレアーゼ
ヌクレオチド
ヌクレオチダーゼ
ヌクレオシダーゼ
リン酸
糖
塩基

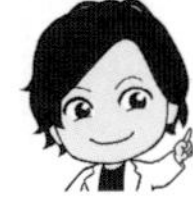

テーマ④で勉強したように、ヌクレオチドには4種類の塩基が含まれています。その中でもアデニン(A)やグアニン(G)を含むヌクレオチドは「**プリン体**」といって、プリン体からは**尿酸**が生じます。

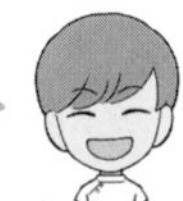

知ってる！　尿酸って「**痛風**」の原因となる物質だよね！痛風って細胞をたくさん食べるから発症するんだ～

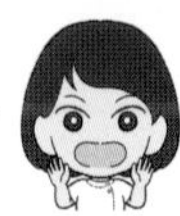

うちの親、この前の血液検査の結果で「尿酸値が高い」っていっていたから、このこと教えてあげなきゃ。

国試の類題にチャレンジ！

Q1 栄養素と消化酵素の組合わせで正しいのはどれか。　［第99回　2010年］

1．炭水化物 ― リパーゼ　　2．タンパク質 ― トリプシン
3．脂肪 ― マルターゼ　　4．ビタミン ― アミノペプチダーゼ

Q2 小腸で消化吸収される栄養素のうち、胸管を通って輸送されるのはどれか。　［第107回　2018年］

1．糖質　2．タンパク質　3．電解質　4．中性脂肪　5．水溶性ビタミン

Q3 最終代謝産物に尿酸が含まれるのはどれか。　［第109回　2020年］

1．核酸　2．リン脂質　3．中性脂肪　4．グルコース　5．コレステロール

解答&解説

〈Q1〉 2：1．リパーゼは脂肪分解酵素、3．マルターゼは炭水化物分解酵素、2．トリプシンと4．(アミノ)ペプチダーゼはタンパク質分解酵素で、それ以外のタンパク質分解酵素としては、ペプシンやキモトリプシンがあります。

〈Q2〉 4：中性脂肪が分解されて生じたモノグリセリドや脂肪酸は、小腸のリンパ管へと吸収された後、胸管を通り、左鎖骨下静脈を経て血液中へと運ばれます。

〈Q3〉 1：尿酸は、核酸が膵液に含まれるヌクレアーゼや腸液に含まれるヌクレオチダーゼやヌクレオシダーゼによって分解されてできたプリン体から生じます。

三大栄養素の分解過程

★★★

三大栄養素はそれぞれ「グルコース、アミノ酸、モノグリセリドや脂肪酸」に分解された後、さらに細胞内で代謝されます。本テーマでは、「代謝」自体の意味など、すべて0（ゼロ）ベースで勉強していきます。あきらめずについて来てください！

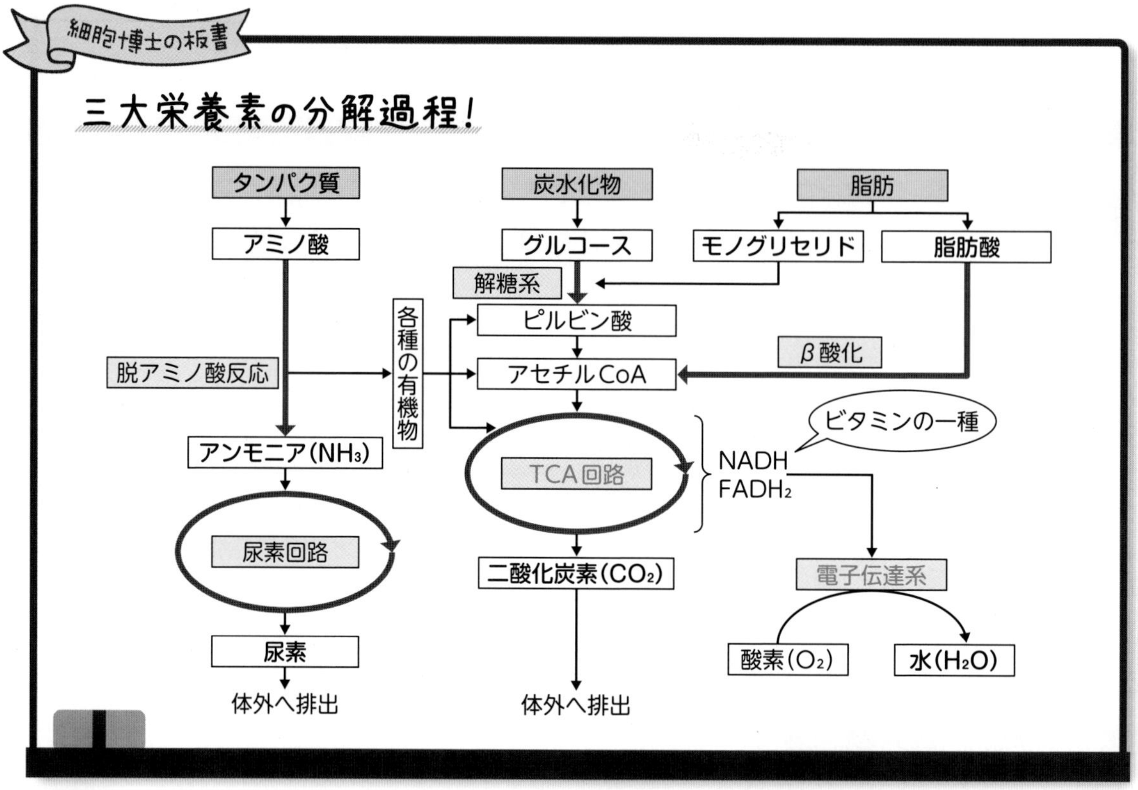

細胞博士の板書

三大栄養素の分解過程！

タンパク質
アミノ酸
脱アミノ酸反応
アンモニア（NH_3）
尿素回路
尿素
体外へ排出

各種の有機物

炭水化物
グルコース
解糖系
ピルビン酸
アセチルCoA
TCA回路
二酸化炭素（CO_2）
体外へ排出

脂肪
モノグリセリド
脂肪酸
β酸化

NADH
$FADH_2$
ビタミンの一種
電子伝達系
酸素（O_2）
水（H_2O）

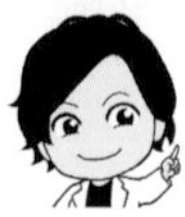

これは、三大栄養素が血液中に入って、細胞内で**代謝**される過程です。グルコースやアミノ酸、モノグリセリドや脂肪酸は、このような過程で二酸化炭素（CO_2）や水（H_2O）、尿素へと変換されるんですよ～

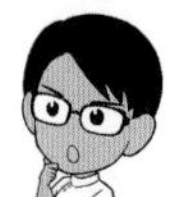

こ、これは…よくわからない用語がたくさん💦

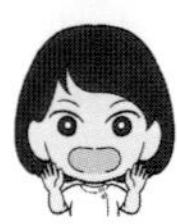

…まさか、これ全部覚えなくてはならないんですか～？

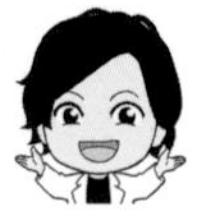

いえいえ！「テーマ㉝で勉強したグルコースやアミノ酸、モノグリセリドや脂肪酸はすべて、**細胞内のTCA回路や電子伝達系で分解される**んだな～」ぐらいの認識で大丈夫ですよ♪

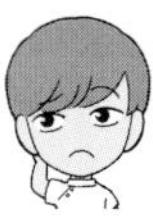

TCA回路？　電子伝達系？
なんのこっちゃわからん💦

「TCA回路」と「電子伝達系」は細胞の中の細胞小器官であるミトコンドリアで行われる反応経路のことです。

細胞博士の板書

ミトコンドリアの構造と各反応経路！

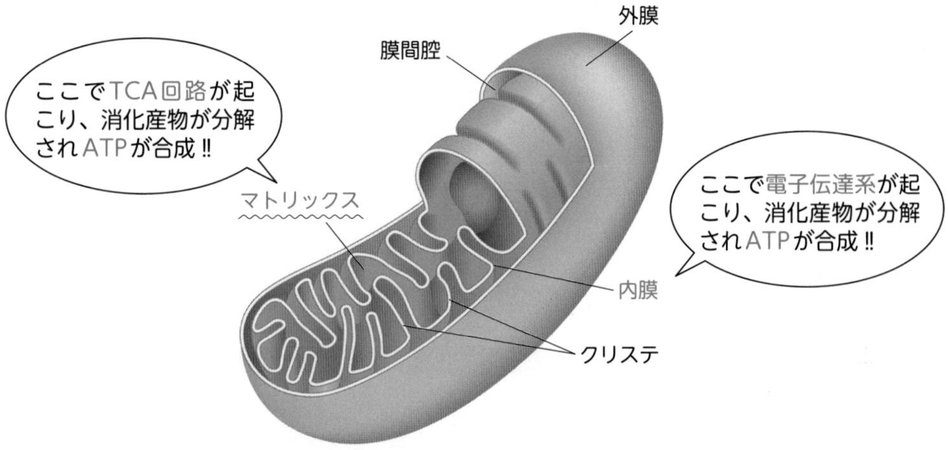

外膜
膜間腔
ここでTCA回路が起こり、消化産物が分解されATPが合成!!
マトリックス
ここで電子伝達系が起こり、消化産物が分解されATPが合成!!
内膜
クリステ

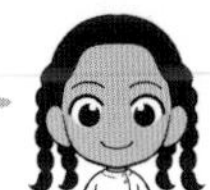
この図は確か、テーマ②で見たやつだ！

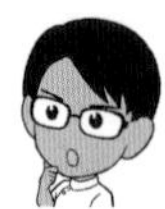
つまりは細胞内に入った消化産物は、ミトコンドリアでさらに分解されて、結果的にATPがつくり出されるってことか。……ふむふむ……わかってきたぞ！

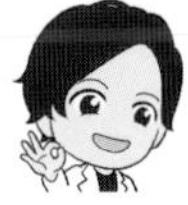
ゴル君その調子♪　テーマ①・②で勉強したように、ATPは「**生命活動のエネルギー**」ですからね。要は、僕たちが食べた栄養素は**最終的にはATPへと変換されて**、生命活動のエネルギーとして使われているっていうことなんです！

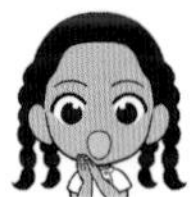
あ！　思い出した！　確か、生物が誕生した38億年前から細胞は「H」を使ってATPを合成したっていうことをテーマ①で勉強したけど、それとこれって関係あるのかな？

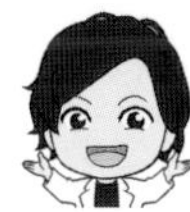
おおっ！　リムさんすばらしい！　このATP合成のしくみは地球上にいる全生物がもっているんです！　つまり、はるか昔から生物はこの方法で栄養素を**代謝**していたって考えられているんです！

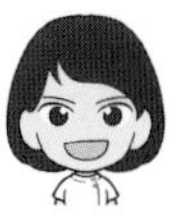
博士〜　さっきから博士は「**代謝**」っていっていますけど、それってどういう意味なんですか〜？

代謝の意味を理解して、栄養素が最終的にATPの合成に使われていることをきちんとおさえておきましょう！

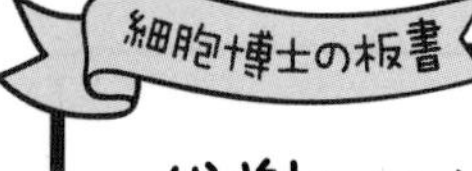

代謝とは!?

⇒生体内における化学的変化のこと。**異化**と**同化**に分けられる。

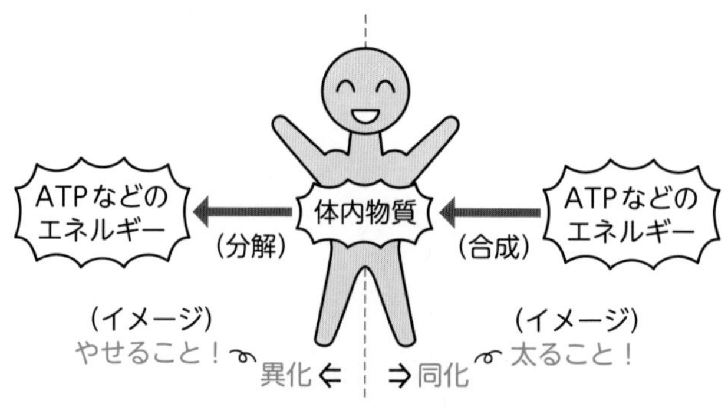

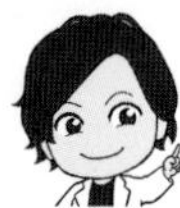

そして、ミトコンドリアで行われるTCA回路や電子伝達系は「異化」なので、異化のイメージを次のように詳しく示していきますね♪

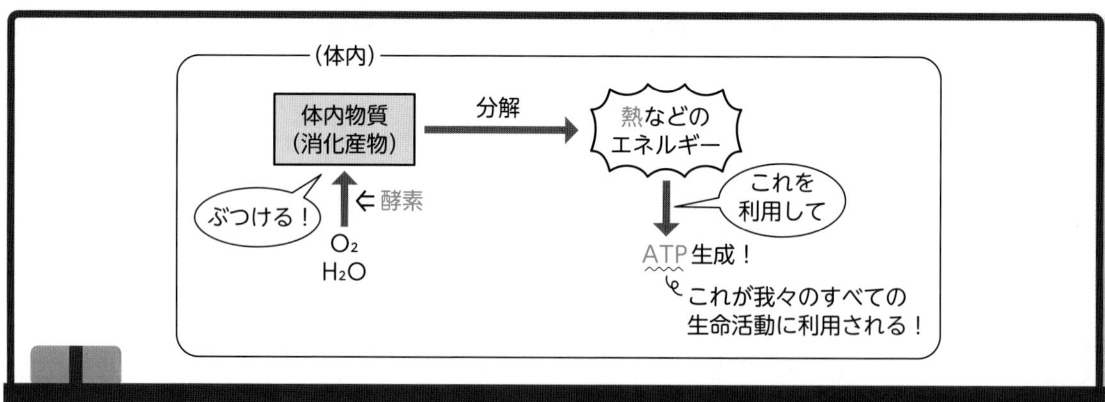

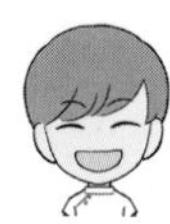

博士〜　ここに書いてある「酵素」って消化酵素のことですか〜？

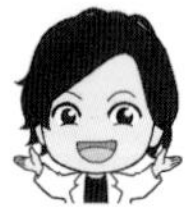

お、サイ君、とてもいい質問ですね！　テーマ㉝で勉強した消化酵素と違って、ここに書いてある酵素は「**細胞内**」ではたらく酵素なので、消化酵素とはいえないんです。ちなみに、この酵素がはたらくには「**ビタミン**」が必要になります。詳しくはテーマ㉟にて♪

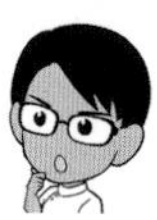

くり返しにはなりますが、要するに、僕たちが食べた栄養素は最終的にはミトコンドリアのTCA回路や電子伝達系でのATP合成のしくみによって、**生命活動のエネルギーに使われている**ってことなんですね！

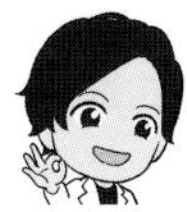

そのとおり！　そして、ミトコンドリアが行っているような「酸素を利用した異化」を「呼吸」っていうんです！

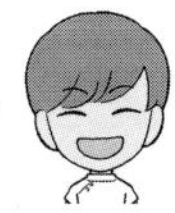

納得！　……ところで、僕たちが食べた三大栄養素はそれぞれ、どのくらいのエネルギー量なのかな〜？

最後に、三大栄養素が代謝されたときに生じるエネルギー量を確認しましょう！

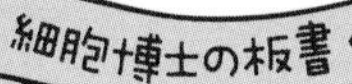

三大栄養素が代謝されたときに生じるエネルギー量！

・１ｇの**炭水化物**が代謝されると　⇒　約**4** kcal

・１ｇの**タンパク質**が代謝されると　⇒　約**4** kcal

・１ｇの**脂肪**が代謝されると　⇒　約**9** kcal

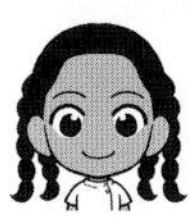

こういう数値をみると、自分が食べている食事の成分を調べたくなりますね！

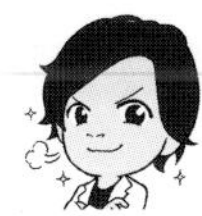

絶対調べたほうがよいですよ！　僕らの身体は食べているものでできているんですから！　ダイエットのプロがいうんだから間違いない！

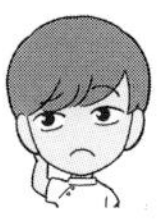

ダイエットのプロ……（笑）

テーマ34　三大栄養素の分解過程

国試の類題にチャレンジ！

Q1 ミトコンドリアにある、グルコースやアミノ酸などが分解されたときに生じるエネルギーを用いて二酸化炭素やATPをつくり出す反応回路はどれか。

１．カルビン回路　　２．ミトコンドリア回路　　３．TCA回路　　４．尿素回路

Q2 脂質１ｇが体内で代謝されたときに生じるエネルギー量はどれか。　［第98回　2009年］

１．４kcal　　２．９kcal　　３．14kcal　　４．19kcal

解答&解説

〈Q1〉３：グルコースやアミノ酸などの消化産物が、細胞内でさらに分解されたときに生じるエネルギーが利用されて、ミトコンドリア内のTCA回路や電子伝達系でATPが合成されます。

〈Q2〉２：脂質１ｇが体内で代謝されたときに生じるエネルギー量は９kcalです。炭水化物１ｇやタンパク質１ｇが体内で代謝されたときに生じるエネルギー量は４kcalです。

副栄養素（ビタミン・ミネラル） ★★☆

私たちの身体には、三大栄養素以外に副栄養素である「ビタミン、ミネラル」も必要です。本テーマでは、ビタミンとミネラルを一つひとつひも解いていきましょう！

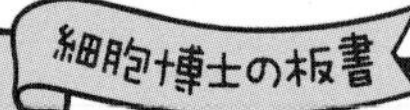

ビタミンとは!?

正常な生理機能を営むために必要な栄養素。体内で合成できないので食事からとり入れる。

例 酵素のはたらきを補助する補酵素としてはたらくビタミン

酵素本体：タンパク質（成分）
→ 熱に弱い

補酵素：ビタミン
→ 熱に強い

異化（やせること）を促進する酵素は補酵素（ビタミン）がないとはたらかないものが多い！

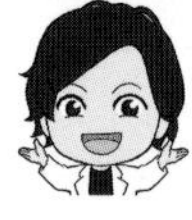

本テーマでは、三大栄養素ではなく、副栄養素である**ビタミン**と**ミネラル**について勉強していきましょう！

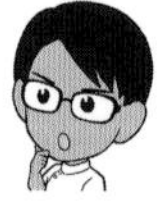

確か博士はテーマ㉞のときに「ビタミンは酵素にとって必要なもの」といっていましたよね？　しかも、酵素は異化（やせること）を促進するから、ダイエットにビタミンって絶対必要なんですね！

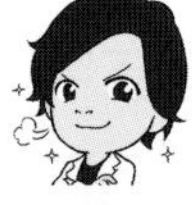

そうです！　だから博士は毎朝、ビタミン剤を飲んでダイエットに励んでいます♪

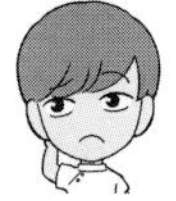

そ、そうなんですね…（結果出てないじゃん💦）

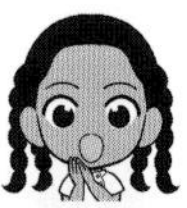

毎朝ってすごい！（それでこのポッチャリ具合…💦）

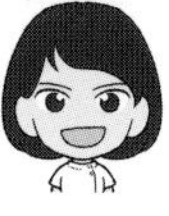

博士～　ビタミンは何種類くらいおさえておけばよいですか～？

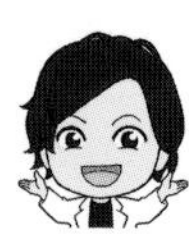

そうですね～！　博士がセレクションした10種類くらいを覚えておくとよいですよ！

まずは、「ビタミン」のおさえるツボを紹介します！
細胞博士が選んだ10選をご覧ください！

細胞博士の板書

細胞博士が選ぶ「ビタミン」の10選!!

- ビタミンA ⇒ 眼の細胞内のタンパク質合成、皮膚・粘膜上皮細胞の機能保持
  欠乏症状 **夜盲症**、**角質乾燥（粘膜上皮角化）**
- ビタミンB_1（チアミン） ⇒ 脱炭酸酵素の補酵素
  欠乏症状 **脚気**、**ウェルニッケ脳症**（➡テーマ㉒）、代謝性アシドーシス
- ビタミンB_2（リボフラミン） ⇒ 脱水素酵素の補酵素
  欠乏症状 **口内炎**（**口角炎**）
- ビタミンB_3（ニコチン酸）（ナイアシン） ⇒ 脱水素酵素の補酵素
  欠乏症状 **皮膚炎**、**下痢**、**神経症状**
- ビタミンB_{12}（シアノコバラミン） ⇒ 核酸合成酵素の補酵素
  欠乏症状 **巨赤芽球性貧血**、**悪性貧血**
- ビタミンC ⇒ 抗酸化作用
  欠乏症状 **壊血病**
- ビタミンD ⇒ Ca（カルシウム）とP（リン）を結合させて骨に沈着促進
  欠乏症状 **くる病**（小児）、**骨軟化症**（成人）
- ビタミンE ⇒ 抗酸化作用（ビタミンAの酸化防止）
  欠乏症状 **神経障害**、**筋肉障害**
- ビタミンK ⇒ 血液凝固作用の促進（Caを細胞内に集める）
  欠乏症状 **出血傾向**
- 葉酸 ⇒ 核酸合成酵素の補酵素
  欠乏症状 **巨赤芽球性貧血**

ひえ～博士セレクションっていっても、結構覚えることが多いですね～…

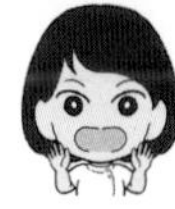

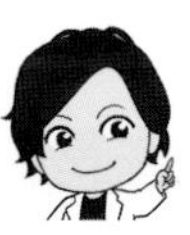

国家試験では、ビタミンの種類と欠乏症状の組合わせが聞かれることが多いので、上の10選の赤字はぜひとも覚えておいてほしいです!!

あれ？　**ビタミンK**の欠乏症状である**出血傾向**って…なんか聞いたことあるような…

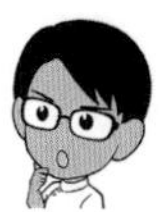

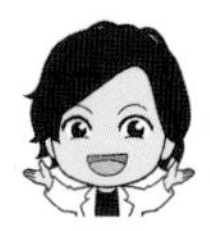

よく気づきましたね！　出血傾向はテーマ⑩でDIC（播種性血管内凝固症候群）を勉強したときにも取り上げました！　ビタミンの勉強をするときにはほかのテーマとの関連づけをしていくと効率よいですよ。

ふむふむ、ほかに関連づけできるビタミンはありますか？

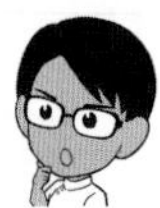

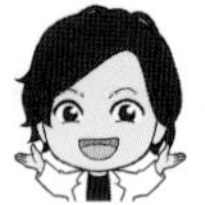

たとえば、テーマ㉜で勉強したときに「**ビタミンAとDは肝臓で貯蔵される**」と勉強しましたよね？　ここから、肝臓のはたらきが悪くなると、眼の細胞内のタンパク質を合成する**ビタミンA**の量が足りなくなり、視力低下などの症状が現れる、といったように、つなげて理解することができます。

確かに、眼にはビタミンAが必要だって聞いたことある！　その考え方だと、肝臓が悪いと骨に作用する**ビタミンD**の量も減って、骨量も減ったりするってことか…

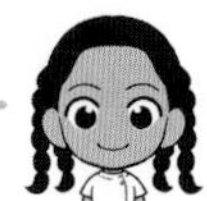

なるほど！　僕のおばあちゃんは「口内炎になると**ビタミンB_2**をとるとすぐに治る」っていっていてもんなあ……すごく納得！

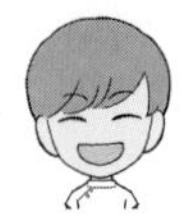

次は、もう１つの副栄養素「ミネラル」について説明していきますね。

細胞博士の板書

ミネラルとは!?

C（炭素）、H（水素）、O（酸素）、N（窒素）以外の元素で、正常な生理機能を営むために必要な栄養素。
体内で合成できないので食事からとり入れる。

例 静止電位の形成を行う**Na（ナトリウム）**と**K（カリウム）** ➡テーマ⑱

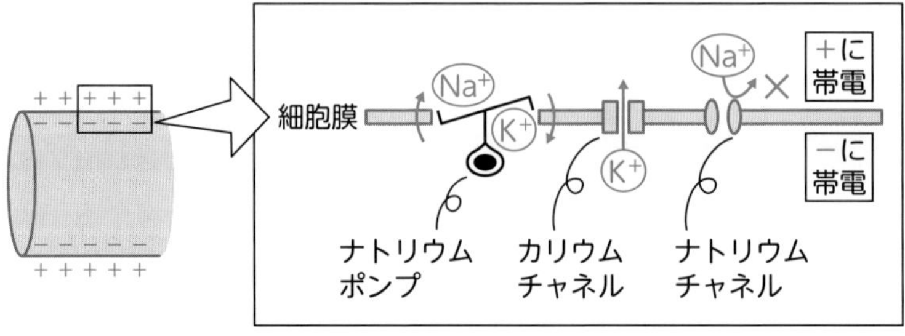

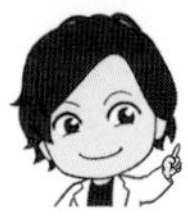

ミネラルもビタミン同様、さまざまな生理現象に必須な栄養素です。ほかのテーマとのつながりを意識して勉強していくとよいです。

次に、「ミネラル」のおさえるツボを紹介します！
細胞博士が選んだ８選をご覧ください！

細胞博士の板書

細胞博士が選ぶ「ミネラル」の８選！！

- ・Na（ナトリウム）、K（カリウム） ⇒ 静止電位と活動電位の形成（➡テーマ⑱・⑲）
- ・Ca（カルシウム） ⇒ 血液凝固、骨や歯の成分、筋肉の収縮（➡テーマ⑩・㊹・㊻）
- ・P（リン） ⇒ 核酸の成分、細胞膜の成分、骨や歯の成分（➡テーマ④・⑤・㊹）
- ・S（硫黄） ⇒ アミノ酸の成分、ビタミンB_1の成分
- ・Cl（塩素） ⇒ **胃酸（塩酸）**の成分（➡テーマ㉝）
- ・Fe（鉄） ⇒ **ヘモグロビン**に含まれ、酸素の運搬に関与（➡テーマ⑨・㊵）

国試の類題にチャレンジ！

Q1 ビタミンB_1の欠乏で生じるのはどれか。［第100回　2011年］

1．夜盲症　　2．壊血病　　3．くる病　　4．脚気

Q2 ビタミンの欠乏とその病態との組合わせで正しいのはどれか。［第105回　2016年］

1．ビタミンA ― 壊血病　　2．ビタミンB_1 ― 代謝性アシドーシス
3．ビタミンC ― 脚気　　4．ビタミンD ― 悪性貧血
5．ビタミンE ― 出血傾向

Q3 巨赤芽球性貧血の原因はどれか。［第110回　2021年］

1．ビタミンA欠乏　　2．ビタミンB_{12}欠乏　　3．ビタミンC欠乏
4．ビタミンE欠乏　　5．ビタミンK欠乏

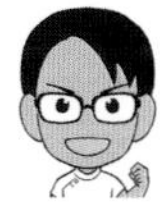

ビタミンの種類と欠乏症状の組合せを確実におさえなくちゃ！

いっぺんに覚えようとはせず、最初は２、３個だけ覚えるようにしよう！　そのうち10個すべてが頭に入ってくるはずです！

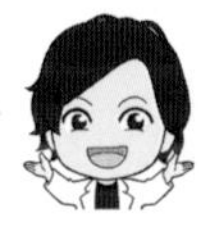

解答&解説

〈Q1〉４：1．夜盲症はビタミンAの欠乏により、2．壊血病はビタミンCの欠乏により、3．くる病はビタミンDの欠乏により出る症状です。

〈Q2〉２：1．壊血病はビタミンCの欠乏により、3．脚気はビタミンB_1の欠乏により、4．悪性貧血はビタミンB_{12}の欠乏により、5．出血傾向はビタミンKの欠乏により出る症状です。

〈Q3〉２：巨赤芽球性貧血はビタミンB_{12}や葉酸が不足することによりDNAが合成されなくなり、RNAやタンパク質が大量につくられ、異常な巨赤芽球が産生される疾病です。

テーマ 36

血糖量の調節

肝臓は、炭水化物であるグリコーゲンやグルコースの代謝を行うことで、血糖量の調節を行っています。この調節が狂ってしまうと、糖尿病が発症することもあります。

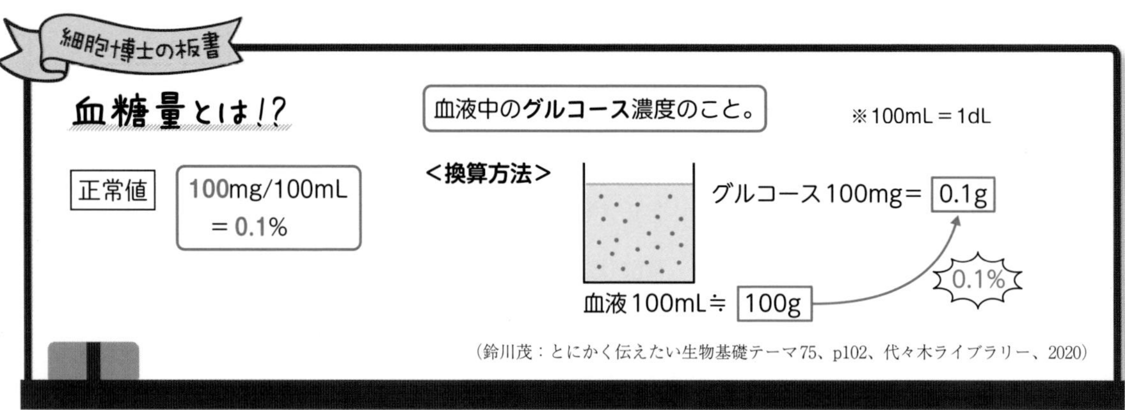

細胞博士の板書
血糖量とは!?
血液中のグルコース濃度のこと。
※100mL＝1dL
正常値
100mg/100mL
＝0.1%
＜換算方法＞
グルコース100mg＝ 0.1g
0.1%
血液100mL≒ 100g

（鈴川茂：とにかく伝えたい生物基礎テーマ75、p102、代々木ライブラリー、2020）

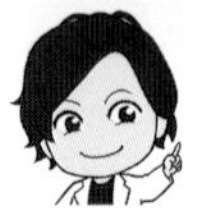

まずは、血糖量の定義および２つの正常値（**100mg/100mL** と **0.1%**）の換算方法を把握しておきましょう！　血「糖」量といえども、血液中の「**グルコース**」の濃度“だけ”なんです！

へ～！　ということは、血液中にスクロース（グルコースと同じ糖の一種）がたくさん入っていても、血糖量は変わらないってことなんだ～

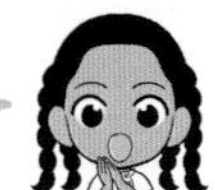

この換算法はすごくわかりやすい！　これさえ知っておけば、血糖量の正常値（100mg/100mL と 0.1%）のうち、どちらかだけ覚えていればいいってことだね！

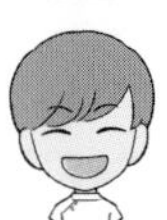

次に、血糖量の変遷をグラフでみていきましょう！

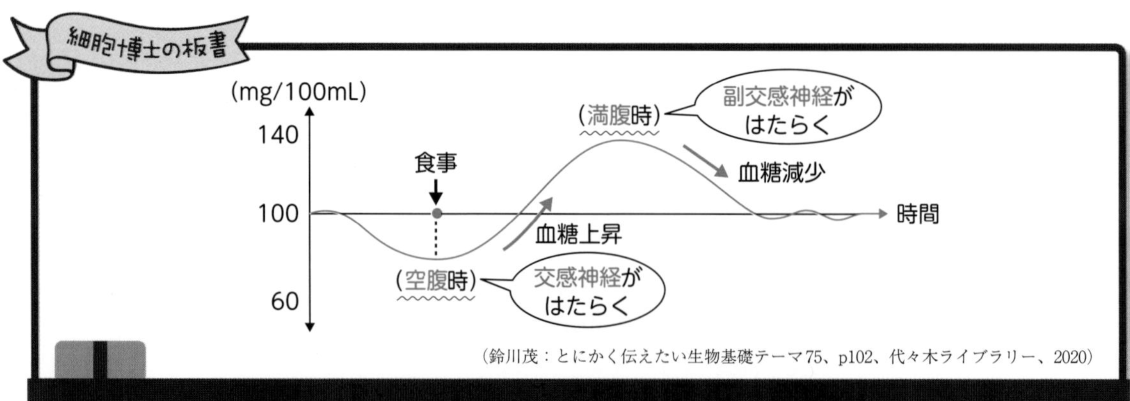

（鈴川茂：とにかく伝えたい生物基礎テーマ75、p102、代々木ライブラリー、2020）

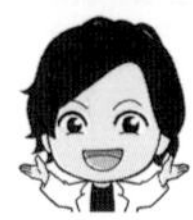

ここで、空腹時には**交感神経**がはたらくこと、満腹時には**副交感神経**がはたらくことをしっかりおさえておきましょうね！　ここが“怪しい”って人は、今一度テーマ㉔の内容を復習しましょう！

ここでは、テーマ㉙・㉚で勉強した「血糖量を調節するホルモン」も思い出さなきゃだぞ…
え〜と、まず、満腹時（高血糖時）にはたらく、血糖量を下げるホルモンは「**インスリン**」だ！

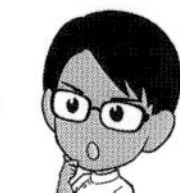

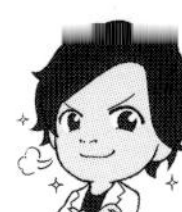

おおっ！　ゴル君すばらしい！　よく覚えていましたね！　…では、空腹時（低血糖時）にはたらく、血糖量を上げるホルモンは誰か覚えていませんか？　５つあったはずですよ。

はいは〜い♪　僕覚えています！　「**グルカゴン**」「**アドレナリン**」「**コルチゾール**（**糖質コルチコイド**）」「**サイロキシン**」「**成長ホルモン**」で〜す！

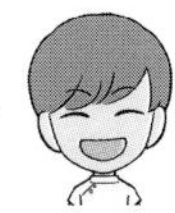

サイ君すごいなあ。私もサイ君みたいにスラスラいえるようになろ！　…ところで、血糖量を上げるホルモンって、なんで、下げるホルモンに比べて種類が多いんだろう…？

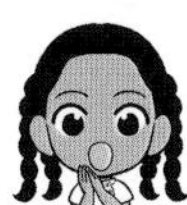

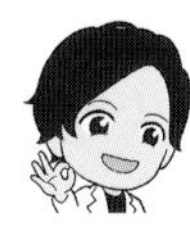

リムさん、すばらしい疑問です。その理由は２つ。１つ目は「動物は基本空腹だから血糖量を上げるホルモンの種類数を進化の過程で増やしていったため」 今の人間の生活からすると想像しにくいかも。２つ目は「低血糖状態では栄養素が足りなく、体にとって危険だから」 たとえば、血糖量が70mg/100mLになると**計算力の低下**や**全身のふるえ**、**冷汗**、50mg/100mLになると**けいれん**や**意識消失**、20mg/100mLになると**昏睡状態**になることもあるんですよ。

まずは、高血糖であるときに、血糖量を下げるしくみについて勉強していきましょう！

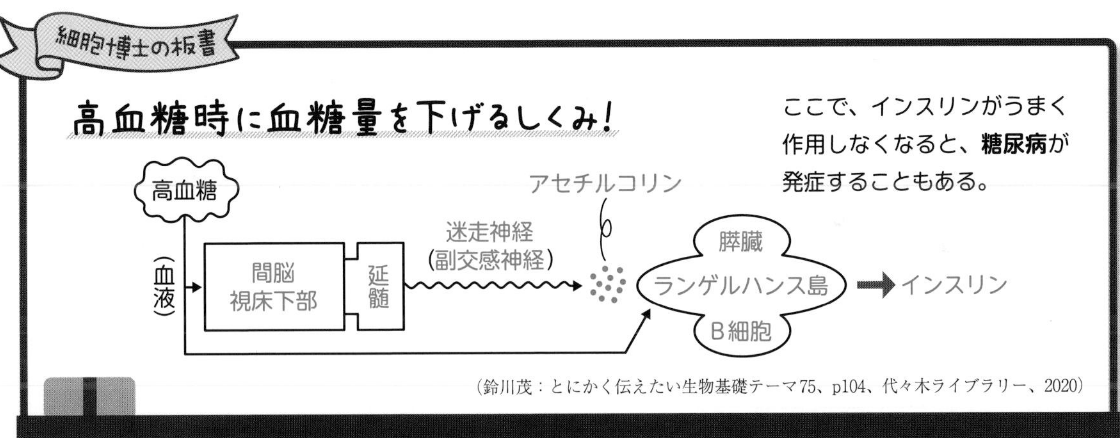

細胞博士の板書
高血糖時に血糖量を下げるしくみ！
ここで、インスリンがうまく作用しなくなると、糖尿病が発症することもある。
高血糖
（血液）
間脳
視床下部
延髄
迷走神経
（副交感神経）
アセチルコリン
膵臓
ランゲルハンス島
B細胞
インスリン

（鈴川茂：とにかく伝えたい生物基礎テーマ75、p104、代々木ライブラリー、2020）

糖尿病には、１型と２型があります。日本人の糖尿病患者の約９割は２型です。

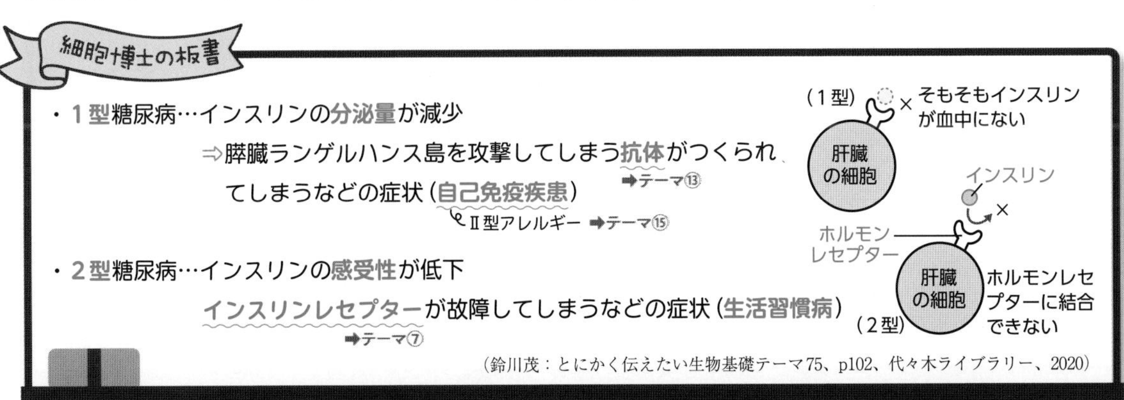

細胞博士の板書
・１型糖尿病…インスリンの分泌量が減少
⇒膵臓ランゲルハンス島を攻撃してしまう抗体がつくられてしまうなどの症状（自己免疫疾患）
➡テーマ⑬
Ⅱ型アレルギー ➡テーマ⑮
・２型糖尿病…インスリンの感受性が低下
インスリンレセプターが故障してしまうなどの症状（生活習慣病）
➡テーマ⑦
（１型）
そもそもインスリンが血中にない
肝臓の細胞
インスリン
ホルモンレセプター
肝臓の細胞
（２型）
ホルモンレセプターに結合できない

（鈴川茂：とにかく伝えたい生物基礎テーマ75、p102、代々木ライブラリー、2020）

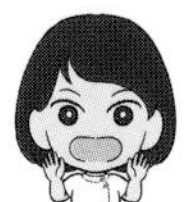

博士～！　糖尿病ってどのような方法で診断するんですか～？

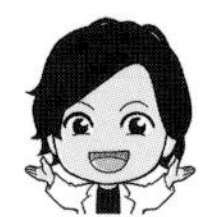

糖尿病の診断方法には、**HbA1c**を測定する方法と**GA**（**グリコアルブミン**）を測定する方法があります。次に、それぞれの方法のメリットを紹介しますね！

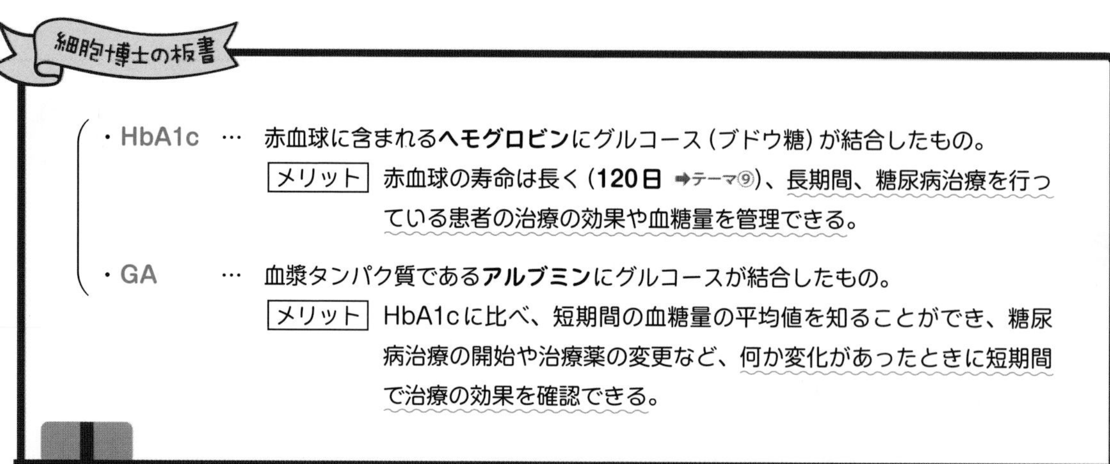

細胞博士の板書

・**HbA1c**　…　赤血球に含まれる**ヘモグロビン**にグルコース（ブドウ糖）が結合したもの。

メリット　赤血球の寿命は長く（**120日** ➡テーマ⑨）、長期間、糖尿病治療を行っている患者の治療の効果や血糖量を管理できる。

・**GA**　…　血漿タンパク質である**アルブミン**にグルコースが結合したもの。

メリット　HbA1cに比べ、短期間の血糖量の平均値を知ることができ、糖尿病治療の開始や治療薬の変更など、何か変化があったときに短期間で治療の効果を確認できる。

次に、低血糖であるときに、血糖量を上げるしくみについて勉強していきましょう！

細胞博士の板書

低血糖時に血糖量を上げるしくみ！

低血糖
（血液）
間脳 視床下部
脊髄
交感神経
ノルアドレナリン
膵臓 ランゲルハンス島 A細胞 ➡ グルカゴン
副腎髄質 ➡ アドレナリン
（各）放出ホルモン
下垂体前葉
（各）刺激ホルモン
副腎皮質 ➡ コルチゾール
甲状腺 ➡ サイロキシン
➡ 成長ホルモン

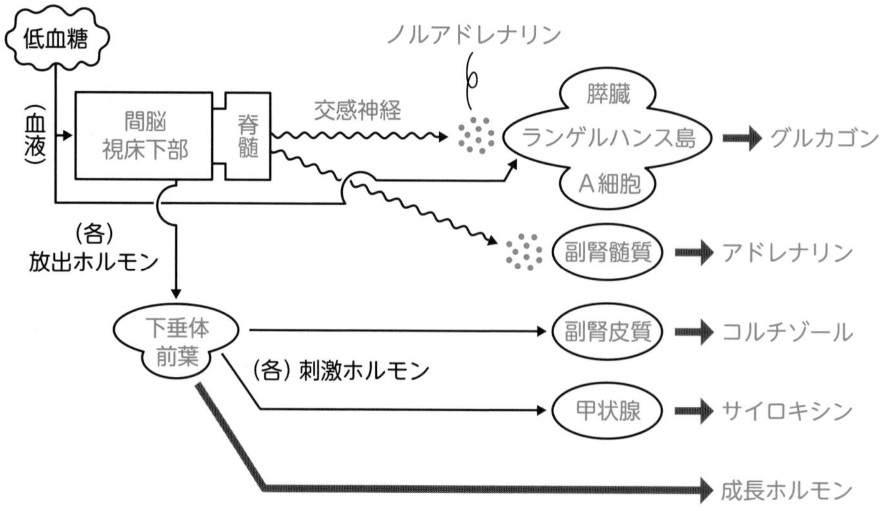

（鈴川茂：とにかく伝えたい生物基礎テーマ75、p104、代々木ライブラリー、2020）

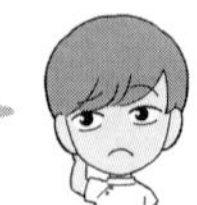

うわあ💦　さすがにおさえる点が多いね。…ん？　でも、自律神経の種類と血糖量を上げるホルモンを覚えてしまったら、そんなに辛くはないかも…

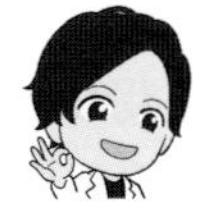

おおっ！　サイ君いいですね～！　そうなんです！　自律神経系の最高調節中枢が**間脳**であり、各自律神経の**名称**や**起点**や**神経伝達物質**、血糖量の調節に関与する**ホルモン**とそれを分泌する**内分泌腺**を覚えていれば、すぐに習得できるはずですよ♪　あとは、次のように、各ホルモンの具体的な作用をおさえられたら、この分野は制覇です(^_-)-☆

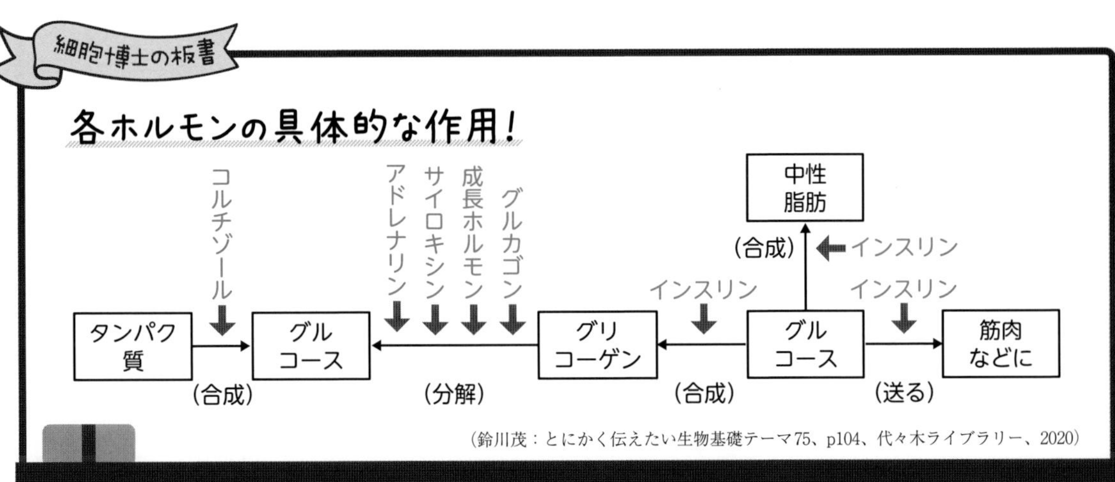

(鈴川茂：とにかく伝えたい生物基礎テーマ75、p104、代々木ライブラリー、2020)

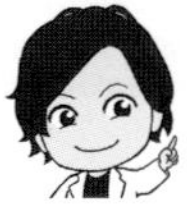

血糖量を上げるホルモンは、多くが**グリコーゲン**の分解によって血液中のグルコース濃度を上昇させますが、**コルチゾール**だけは**タンパク質**からグルコースを合成することによって血液中のグルコース濃度を上昇させることを確認しておきましょうね！

国試の類題にチャレンジ！

Q1 血糖上昇作用があるのはどれか。　［第94回　2005年］

1．カルシトニン　2．プロラクチン　3．バソプレシン　4．アドレナリン

Q2 ヘモグロビンA1c＜HbA1c＞について正しいのはどれか。２つ選べ。　［第111回　2022年］

1．測定値の上限は10％である。
2．赤血球の寿命によって測定値は変動する。
3．過去1、2週間の血糖値管理の指標である。
4．グリコアルブミンより短期間の血糖値管理の指標である。
5．ヘモグロビンにブドウ糖が結合した糖化タンパク質のことである。

解答&解説

〈Q1〉４：血糖量を上げるホルモンはグルカゴン、アドレナリン、コルチゾール、サイロキシン、成長ホルモンの５つです。

〈Q2〉２、５：HbA1cは、赤血球に含まれるヘモグロビンにブドウ糖が結合した糖化タンパク質のことです。そのため、赤血球の寿命によって測定値が変化します。１．HbA1cの測定値の上限は12.6%、または12.1%です。３．赤血球の寿命は120日であるため、HbA1cは過去１～２か月の血糖値管理の指標となります。４．GA（グリコアルブミン）に比べて長期間の血糖値管理の指標となります。

テーマ 37

体温の調節

テーマ㊱で勉強した「血糖量の調節」と同様、「体温の調節」も自律神経とホルモンが深く関わっています。また、テーマ㉞で勉強した「代謝」とも関連が深いです。いろいろなテーマとつなげながら、体系的に勉強していきましょう！

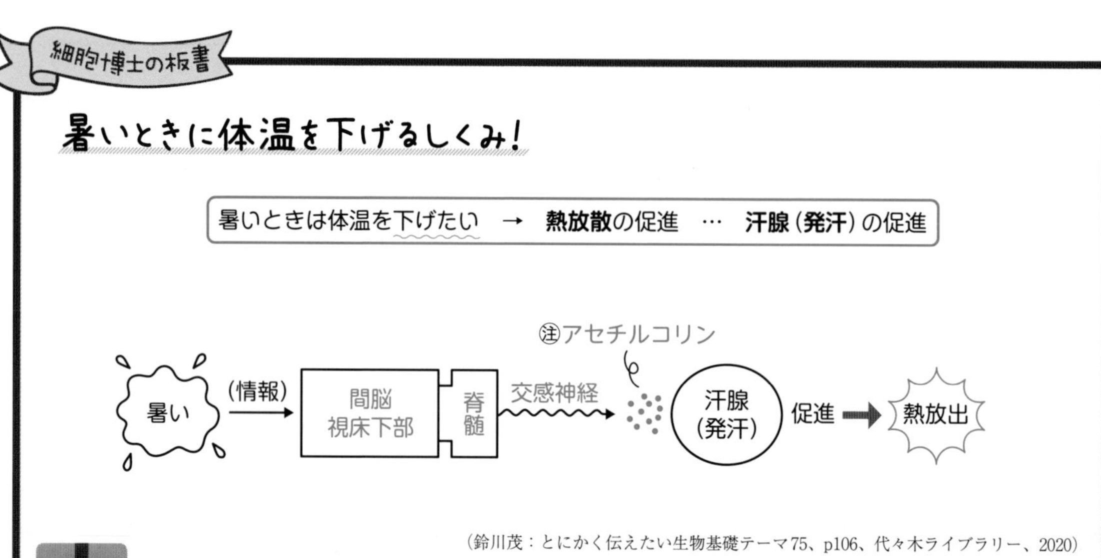

あれ？　テーマ㊱のときは交感神経から放出される神経伝達物質は「ノルアドレナリン」じゃなかったっけ？　この図では「**アセチルコリン**」になっているな〜…

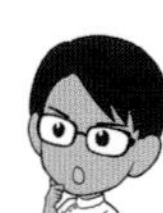

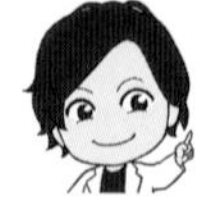

よくぞ気づいてくれました！　そうなんです！　テーマ㉔でも説明しましたが、汗腺に分布する交感神経は珍しく「アセチルコリン」を放出するんです！

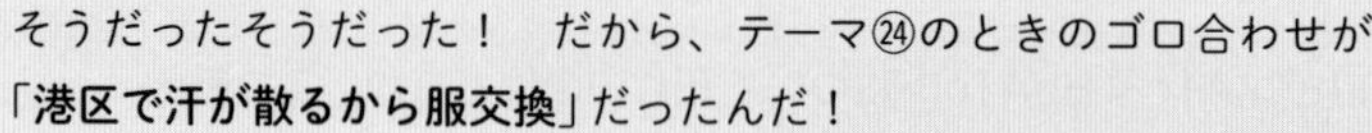

そうだったそうだった！　だから、テーマ㉔のときのゴロ合わせが「**港区で汗が散るから服交換**」だったんだ！

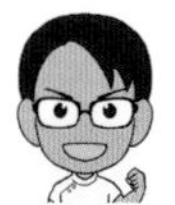

は、博士は芸が細かいなあ…

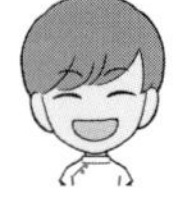

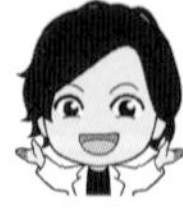

そんなところまで気づいてくれるなんて…博士はみんなの博士で幸せです！
嬉しくて、体も心も熱くなってきました（；’∀’）

………（博士って確かにいつも汗をかいている印象（笑））

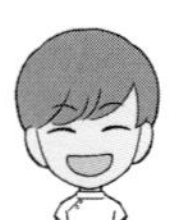

次に、寒いときに体温を上げるしくみについてみていきましょう！
今度はホルモンがかかわる分、体温を下げるしくみよりも少しだけ複雑です。

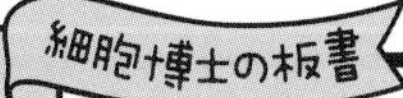

寒いときに体温を上げるしくみ！

寒いときは体温を上げたい　→　**熱産生**の促進　…
- ・**皮膚の血管**の収縮
- ・**立毛筋**の収縮
- ・**ホルモン**（３つ）の分泌

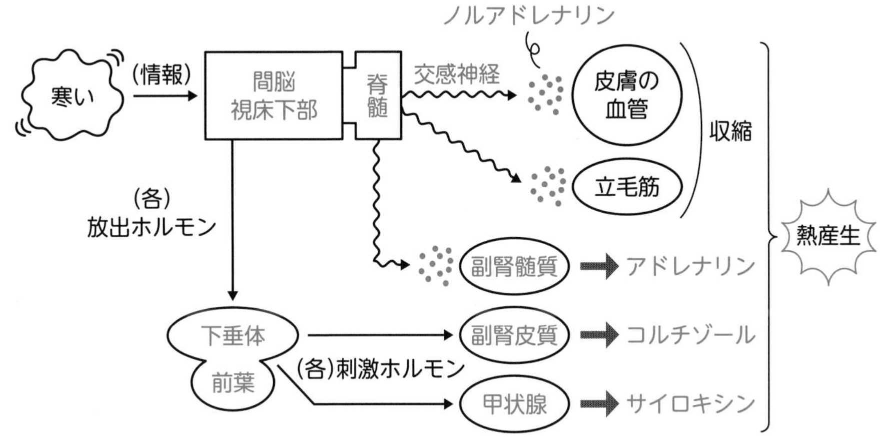

（鈴川茂：とにかく伝えたい生物基礎テーマ75、p106、代々木ライブラリー、2020）

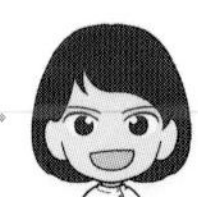

そっか！　体温調節のときは、暑かろうが寒かろうが、体を興奮状態にもっていく**交感神経**がはたらくんだった。なんか一瞬、副交感神経もはたらくって思っちゃいそう……

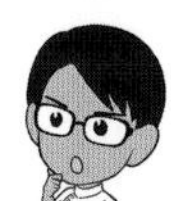

このときはたらくホルモンは「**アドレナリン**」「**コルチゾール**」「**サイロキシン**」の３つか……あれ？　これって……

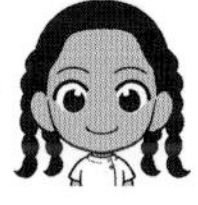

そうそう！　この３つのホルモンってテーマ㊱で勉強した血糖量を上げるホルモンとかぶってる!!　血糖量を上げるホルモンから「グルカゴン」と「成長ホルモン」を除けばいいんだね。これは覚えやすい！

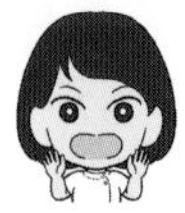

博士～　ところで、テーマ㉜のときにも肝臓のはたらきの１つとして「体温の調節」について勉強しましたよね～？　これとはどういう関係があるんですか～？

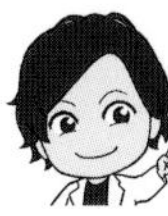

ミトさん、よく覚えていましたね！　それを理解するにはテーマ㉞で勉強した代謝についても復習しておく必要があります。肝臓も行っている熱産生のしくみについて次にまとめますね！

熱産生には「代謝によるもの」「ふるえによるもの」「非ふるえによるもの」の３つがあります。もちろん、「代謝による熱産生」は肝臓で行われます。

細胞博士の板書

熱産生のしくみ！

・代謝による熱産生

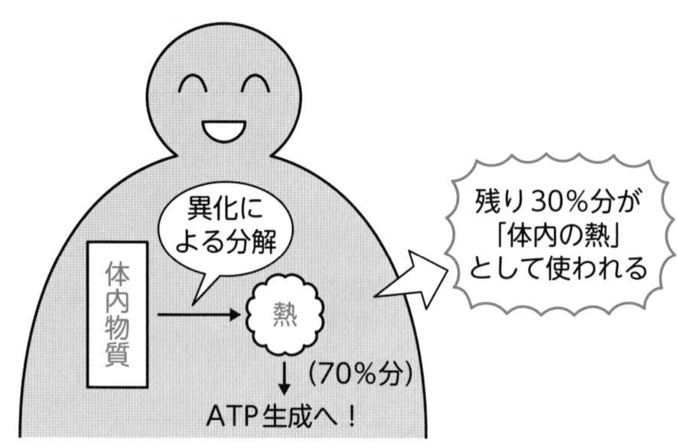

つまり、

アドレナリンやサイロキシンやコルチゾールは、消化産物であるグルコースを血液にどんどん供給して、熱産生をしている！

・ ふるえによる熱産生

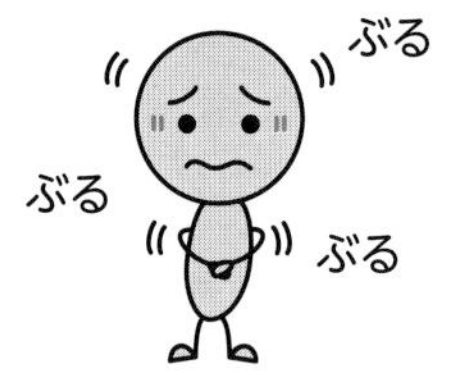

骨格筋がぶるぶるふるえることで、熱産生が起こる！

・ 非ふるえによる熱産生

低体温のとき、**褐色脂肪細胞**という細胞が脂肪の分解を促進することで、熱産生が起こる。

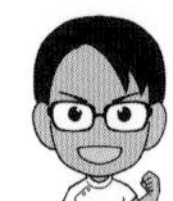

なるほどなあ。肝臓は代謝（異化）を行うから、肝臓のはたらきの１つとして「体温の調節」があるのか〜　ふるえによる熱産生は、冬とかはいつもやっているからイメージがわきやすい

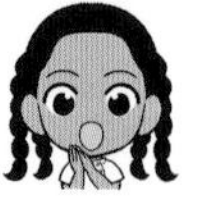

は、博士…最後の**褐色脂肪細胞**っていうのがすごく気になります…脂肪を燃やすってことは、まさかダイエットに有効なのでは？

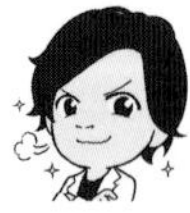

ふふふ…さすがリムさん、いいところに気がつきましたね。脂肪細胞というのは、普通、脂肪を蓄えるものなのですが、何とこの褐色脂肪細胞はその“逆”の作用をもつので、この細胞を活性化させれば、ダイエットも上手くいくはずなんです……ふふふ……

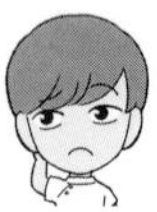

（博士……目が怖い……）

最後に、ダイエッター必見の「褐色脂肪細胞」について勉強しておきましょう！

細胞博士の板書

褐色脂肪細胞とは!?

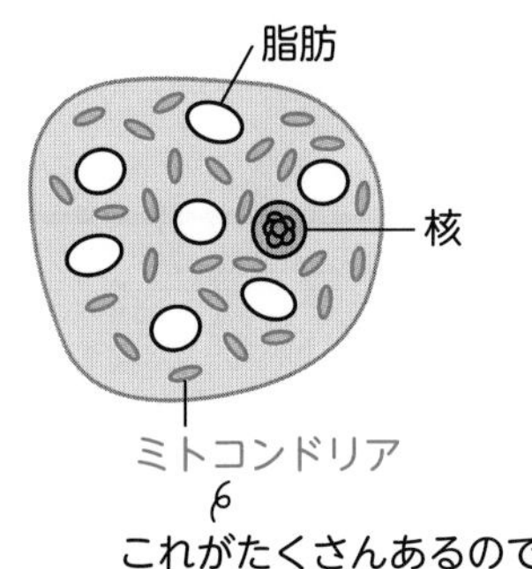

これがたくさんあるので褐色に見える

首の周りや脇の下など、かぎられた場所にしかない脂肪細胞。**脂肪の分解を促進**して、熱を産生する**発熱装置**としてはたらく。

ミトコンドリアによる異化で脂肪（体内物質）が分解されたとき、100％すべてが「体内の熱」として使われる

「水泳」「サウナ」「よく噛んで食べる」などをすると、褐色脂肪細胞が活性化して“やせやすい体”になることも…

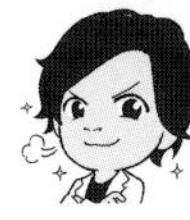

褐色脂肪細胞で「やせやすい体」を目指そう!!

声でか。まあ確かに興味深い話ではあるけど…

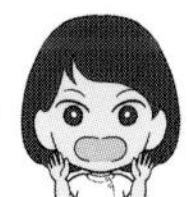

博士はダイエットの話になるといつもテンション高いな……
（この人知識ばっかりあるのに、なかなかやせない……）

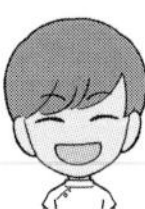

国試の類題にチャレンジ！

Q1 体温の調節機構で正しいのはどれか。［第100回　2011年］

1．体温の調節中枢は脳幹にある。
2．体温が上昇すると、骨格筋は収縮する。
3．体温が上昇すると、汗腺は活性化される。
4．体温が低下すると、皮膚の血流は増加する。

Q2 体温低下を引き起こすのはどれか。［第110回　2021年］必修

1．カテコラミンの分泌亢進
2．甲状腺ホルモンの分泌低下
3．副甲状腺ホルモン〈PTH〉の分泌低下
4．副腎皮質刺激ホルモン〈ACTH〉の分泌亢進

Q3 低体温から回復するための生体の反応はどれか。［第111回　2022年］必修

1．発汗　2．ふるえ　3．乳酸の蓄積　4．体表面への血流増加

解答＆解説

〈Q1〉３：1．体温の調節中枢は間脳の視床下部にあります。脳幹は「中脳」「橋」「延髄」からなります（➡テーマ㉒）。2．骨格筋の収縮によって熱産生が起きます。３、４．汗腺の活性化や皮膚の血流の増加によって熱放散が起きます。

〈Q2〉２：甲状腺ホルモンであるサイロキシンの分泌低下が起きると、熱産生が起こりにくくなります。

〈Q3〉２：1、4．暑いときに起こるしくみです。3．体温の調節に乳酸の蓄積は無関係です。

腎臓の構造とはたらき

★★☆

腎臓は“血液の掃除屋”。血液を掃除することで「尿＝小便」をつくります。小便は正に“小さなお便り”。尿の成分や量、濃さから患者さんの体調がわかることもあります。その原理を理解すべく、しっかりと勉強していきましょう！

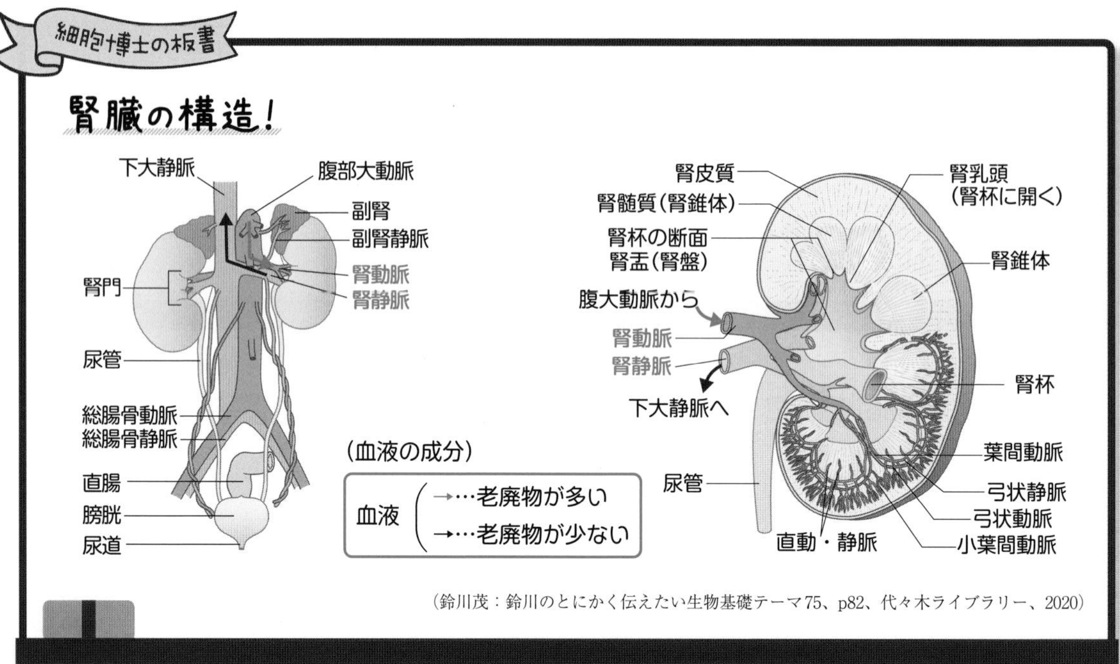

（鈴川茂：鈴川のとにかく伝えたい生物基礎テーマ75、p82、代々木ライブラリー、2020）

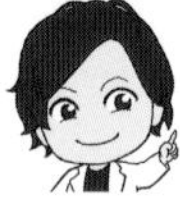

腎臓は“血液の掃除屋”です。老廃物が多い血液が**腎動脈**を通って腎臓に入り、掃除が行われ、老廃物の少ない血液が**腎静脈**を通って心臓へと戻っていくことを確認しておきましょう！

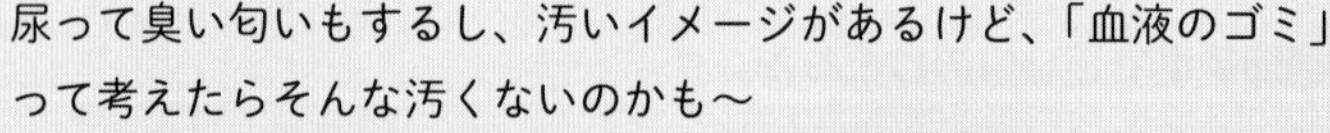

尿って臭い匂いもするし、汚いイメージがあるけど、「血液のゴミ」って考えたらそんな汚くないのかも～

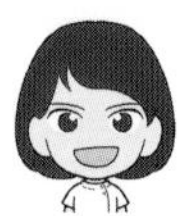

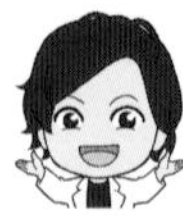

そのとおりです！　血液には常に免疫細胞（白血球）さんがバイ菌をやっつけてくれているのだから“無菌”状態が保たれているはず。つまり“尿も無菌状態”なんです！

な、なるほど～…なんか意外だなあ…

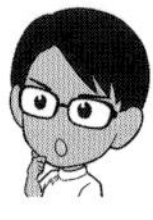

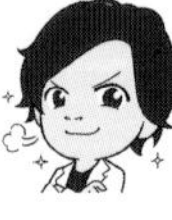

そうなんですよ！　とはいえ、博士の家族であるエマ（ミニチュアシュナウザー）とラム（ミニチュアプードル）が粗相をして、おしっこを床にしてしまったら、血眼になって除菌スプレーで床掃除をしますけどね…なんとなく嫌で（笑）

博士はいつも講義で犬の話ばかりしますねえ（＾∀＾）ﾎｯｺﾘ

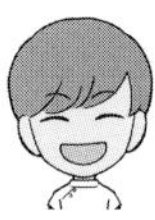

次に、腎臓の「皮質」と「髄質」の細かい構造をみていきましょう！

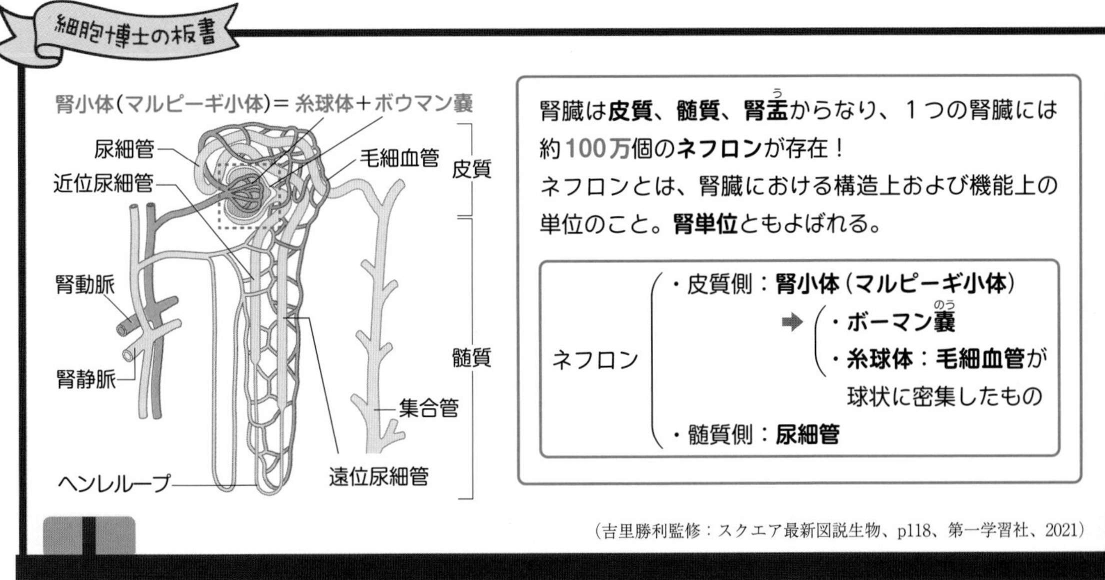

細胞博士の板書
腎小体(マルピーギ小体)＝糸球体＋ボウマン嚢
尿細管
近位尿細管
毛細血管
皮質
腎動脈
腎静脈
髄質
集合管
ヘンレループ
遠位尿細管
腎臓は皮質、髄質、腎盂からなり、１つの腎臓には約100万個のネフロンが存在！
ネフロンとは、腎臓における構造上および機能上の単位のこと。腎単位ともよばれる。
ネフロン
・皮質側：腎小体（マルピーギ小体）
・ボーマン嚢
・糸球体：毛細血管が球状に密集したもの
・髄質側：尿細管
（吉里勝利監修：スクエア最新図説生物、p118、第一学習社、2021）

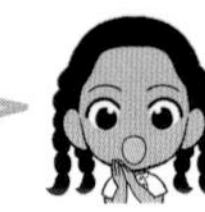

この構造が100万個もあるなんて… 複雑だな～
だから腎不全を起こすと「腎臓移植」って話になりやすいんだね。

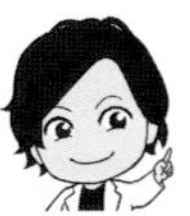

一応、再生医療で腎臓をつくろう！ という動きはあるんだけど、ここまで複雑な構造をもつ腎臓の再生の実現にはまだまだ時間がかかるんです。

複雑な構造をもつ腎臓では、尿生成のしくみもなかなか複雑なようです。

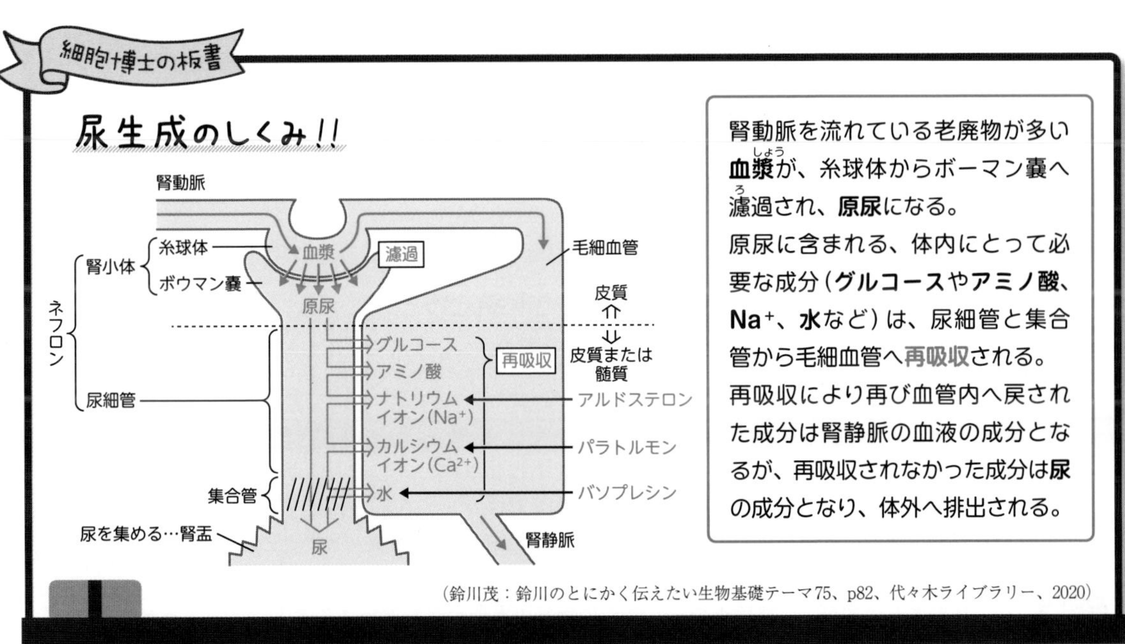

細胞博士の板書
尿生成のしくみ!!
腎動脈
糸球体
腎小体
ボウマン嚢
血漿
濾過
毛細血管
皮質
原尿
ネフロン
グルコース
アミノ酸
再吸収
皮質または髄質
尿細管
ナトリウムイオン(Na+)
アルドステロン
カルシウムイオン(Ca2+)
パラトルモン
集合管
水
バソプレシン
尿を集める…腎盂
尿
腎静脈
腎動脈を流れている老廃物が多い血漿が、糸球体からボーマン嚢へ濾過され、原尿になる。
原尿に含まれる、体内にとって必要な成分（グルコースやアミノ酸、Na+、水など）は、尿細管と集合管から毛細血管へ再吸収される。
再吸収により再び血管内へ戻された成分は腎静脈の血液の成分となるが、再吸収されなかった成分は尿の成分となり、体外へ排出される。
（鈴川茂：鈴川のとにかく伝えたい生物基礎テーマ75、p82、代々木ライブラリー、2020）

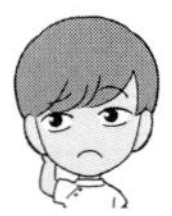

う〜ん…この図だと、なかなかイメージしづらいなあ…
とくに「濾過」と「再吸収」の関係が？（ハテナ）って感じだあ

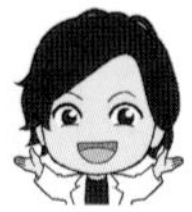

サイ君！　それなら次にわかりやすいイラストで表現してみますね♪♪

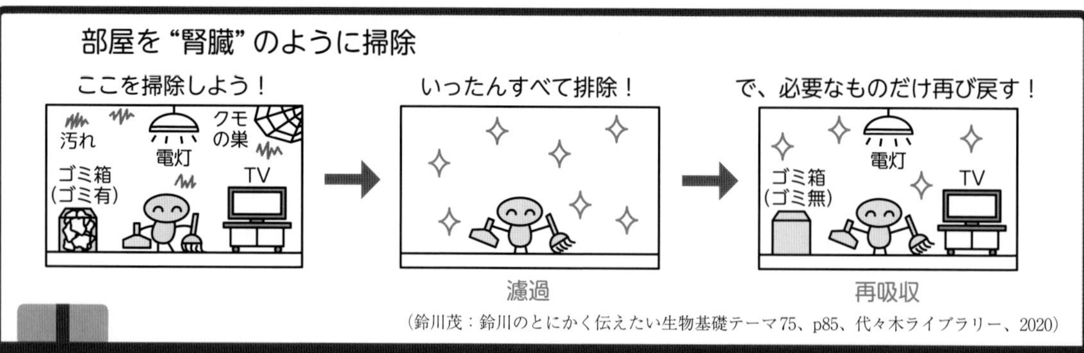

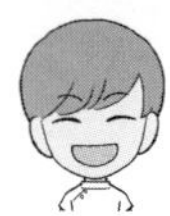

確かにこれならわかりやすいや！

ここで改めて「濾過」と「再吸収」についてまとめておきますね！

細胞博士の板書

濾過と再吸収

- **濾過**　…糸球体に空いている小さな穴から血漿が“**血圧**※”によって押し出される。（血管内壁を押し広げる力）
  （濾過されないもの＝穴を通過できない比較的大きなもの）
  ➡ 血球、タンパク質
- **再吸収**…体内にとって必要な成分を毛細血管に再び戻す。
  （濾過されるがほとんど再吸収されるもの）
  ➡ グルコース、アミノ酸、Na^+、水
  （再吸収率）100%　99%

（※血圧は糸球体（傍糸球体細胞）から分泌されるレニンというホルモン（➡テーマ㉚）によって調節される）

一般に、**ヘモグロビン**や**アルブミン**などの大きなタンパク質はほとんど**濾過されません**が、ミオグロビンなどの小さなタンパク質は**濾過される**こともあるんですよ。

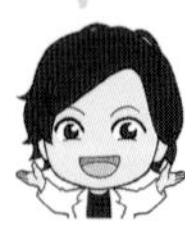

（鈴川茂：鈴川のとにかく伝えたい生物基礎テーマ75、p84、代々木ライブラリー、2020）

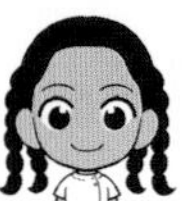

つまり、ここにある“濾過されないもの”や“濾過されるがほとんど再吸収されるもの”は、最終的に血液に入るってことだから、「**体内にとって必要な物質**」ってことだね！

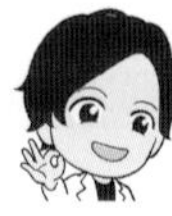

リムさんさすが！　尿検査で、これらの物質の有無や量を測定することによって患者さんの病状を判定するんです。まさに尿（小便）は“お便り”ってことですね！

腎臓は「血液の掃除屋」であると同時に「血液の成分を調節する管理屋」でもあります。最後に、その様子を確認していきましょう！

細胞博士の板書

腎臓における体液濃度の調節

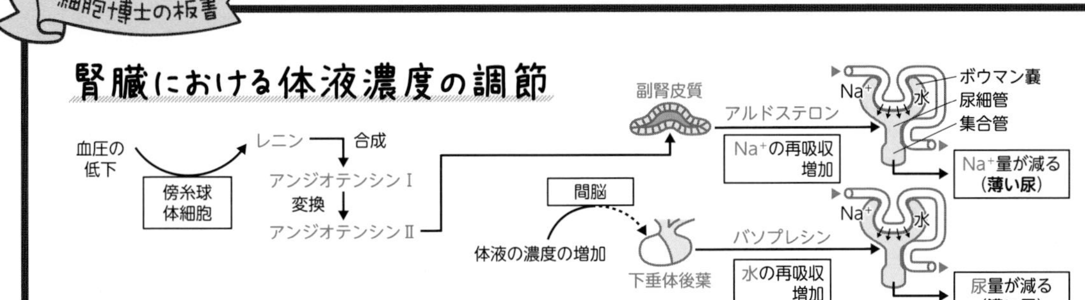

（鈴川茂：鈴川のとにかく伝えたい生物基礎テーマ75、p85、代々木ライブラリー、2020）

<Na⁺の再吸収>

血圧の低下を腎臓の**傍糸球体細胞**が感知→傍糸球体細胞から**レニン**が分泌（➡テーマ㉚）→レニンが**アンジオテンシンⅠ**を合成→アンジオテンシンⅠが**アンジオテンシンⅡ**へ変換される→アンジオテンシンⅡにより**副腎皮質**から**アルドステロン**（**電解質コルチコイド**）が分泌（➡テーマ㉙）→アルドステロンが尿細管にはたらきかけ、**Na⁺**の再吸収が促進→**尿中のNa⁺量**が減少し（**薄い尿**が出て）、体液のNa⁺量が増加

<水の再吸収>

体液濃度が高いこと（血液の水分不足）を**間脳の視床下部**が感知→**下垂体後葉**の神経分泌細胞から**バソプレシン**（**抗利尿ホルモン**）が分泌（➡テーマ㉙）→バソプレシンが集合管にはたらきかけ、水の再吸収が促進→**尿量**が減少し（**濃い尿**が出て）、体液の水分量が増加

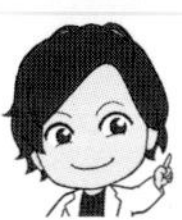

ここでは、「血圧の低下や血液の濃度増加を感知する部位はどこか」「関与するホルモンは何か」「Na⁺や水の再吸収によって尿中の成分や量はどうなるか」の３点をおさえておきましょう！

テーマ㉙やテーマ㉚で勉強した“副腎皮質ホルモン”や“腎臓ホルモン”、“下垂体後葉ホルモン”がわかっていれば、なんとか頭に入りそうだ！　きちんと復習しておこっと！

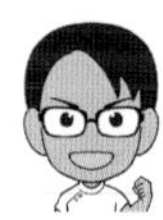

国試の類題にチャレンジ！

Q1 正常な糸球体で濾過される物質はどれか。［第112回　2023年］

1．フィブリノゲン　2．ミオグロビン　3．アルブミン　4．血小板　5．赤血球

Q2 アルドステロンについて正しいのはどれか。［第106回　2017年］

1．近位尿細管に作用する。
2．副腎髄質から分泌される。
3．ナトリウムの再吸収を促進する。
4．アンジオテンシンⅠによって分泌が促進される。

解答&解説

〈Q1〉２：一般的にタンパク質は濾過されませんが、ミオグロビン（小さなタンパク質）は濾過されます。

〈Q2〉３：１．近位細尿管では主に水が再吸収されます。したがって、アルドステロンは作用しません。２．アルドステロンは副腎皮質から分泌されます。４．アルドステロンはアンジオテンシンⅡによって分泌が促進されます。

テーマ38　腎臓の構造とはたらき

腎クリアランス、 ムーアの4相

★★★

テーマ㊳では、腎臓の構造とはたらきについて勉強しました。本テーマでは、つくられる尿と原尿の量に注目して、腎臓における疾患や術後の患者さんの様子を具体的にみていきましょう！とくに「ムーアの４相」が注目点ですよ！

細胞博士の板書

原尿量と尿量

健康な人での
- １日あたりの原尿量 ➡ 180L
- １日あたりの尿量 ➡ 1.5L

<尿量の異常>

- 多尿…１日あたりの尿量が**2.5L 以上**の場合。**尿崩症**、**糖尿病**などでみられる。
- 乏尿…１日あたりの尿量が**400mL 以下**の場合。**腎障害**、**尿管・膀胱の尿路閉鎖**などでみられる。
- 無尿…１日あたりの尿量が**100mL 以下**の場合。**腎皮質壊死**、**急性糸球体腎炎**などでみられる。

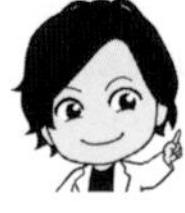

上記にある赤字の数値や用語、それぞれの尿量の異常の原因である疾患をおさえておきましょう！

尿崩症って、テーマ㉙で勉強したやつだ！
確か、**バソプレシン**が不足するから起こるんだよね～

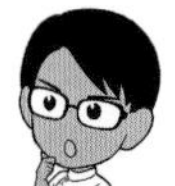

ゴル君すげえ…よく覚えているなあ…

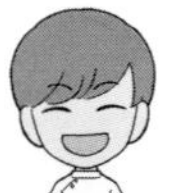

ゴル君、サイ君！　テーマ㊳でバソプレシンは“集合管における水の再吸収を促進するホルモン”って習ったから、不足することで「**多尿**」になることは当たり前だよ～！

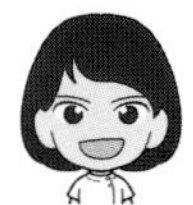

そういえばテーマ㉔で、膀胱（排尿）の調節は“自律神経”によるって勉強したけど、具体的にはどのように調節されるのかな？

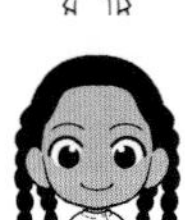

次に、“自律神経による膀胱（排尿）の調節”についてみていきましょう！

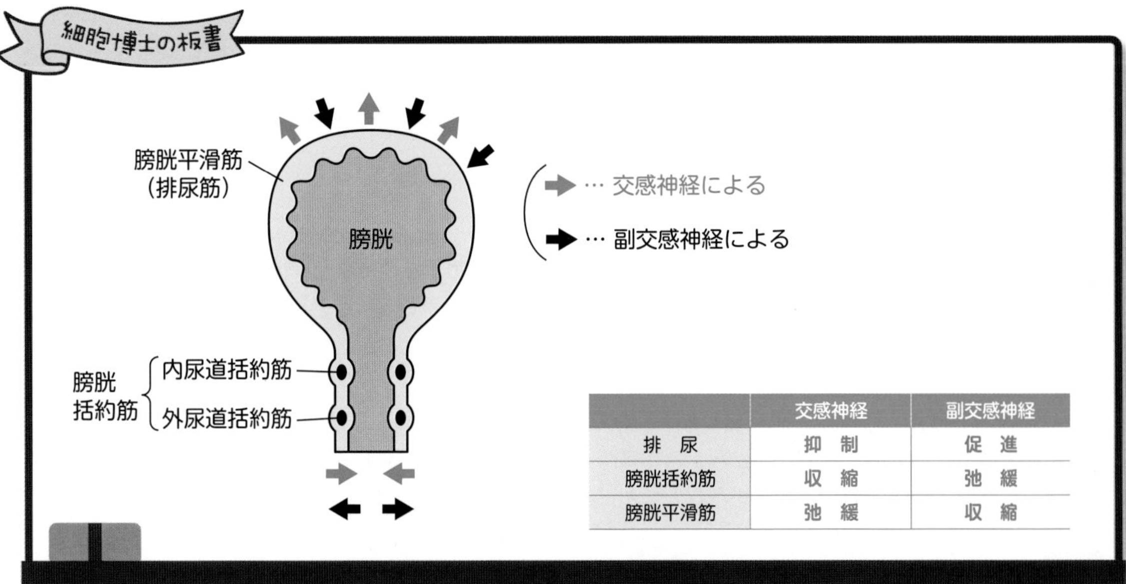

	交感神経	副交感神経
排　尿	抑　制	促　進
膀胱括約筋	収　縮	弛　緩
膀胱平滑筋	弛　緩	収　縮

なるほど～！　博士の講義は面白くて「興奮」しているから、**交感神経がはたらいて膀胱括約筋が収縮する**から、トイレに行きたくならないのか！

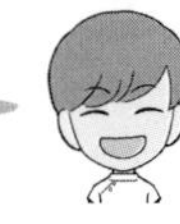

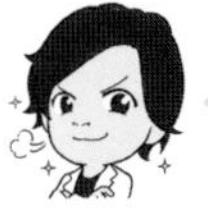

サイ君は口がうまいねえ…博士嬉しいよ（´∀｀）

サイ君はいつも休み時間になるとトイレに行っている気がする…あ、そうか、休み時間は体が「安静」状態になるから、**副交感神経がはたらいて膀胱平滑筋が収縮する**んだね～！

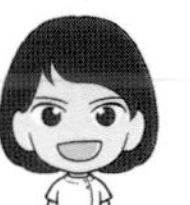

ところで、尿量を測定するのは簡単だけど、原尿量はどうやって測定するんだろう？　まさか、直接ボウマン嚢から採取するはずはないしなあ…

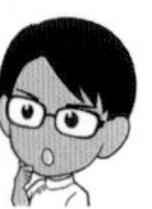

原尿量は、血漿が糸球体からボウマン嚢へ濾過された量である「糸球体濾過量」と近似されます。この量を求めるにはクレアチニンという物質を用います。

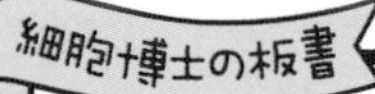

糸球体濾過量（原尿量）を求める式！

糸球体濾過量（原尿量）　＝　尿量　×　クレアチニンの濃縮率※

※濃縮率…原尿から尿が生成される過程で、“どの程度濃縮されたか”を示す値。
　この値が大きいほど、体内にとって不必要な物質であることがわかる。

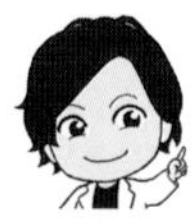

クレアチニンは、筋肉へのエネルギー供給源であるクレアチンリン酸の代謝産物です。血漿中のクレアチニンは、糸球体で濾過された後、ほとんど再吸収されないため、クレアチニンの濃縮率は「原尿から尿そのものの濃縮率」を表すことになり、上記の式が成立するんです。

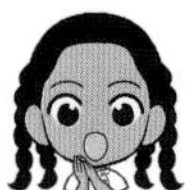

へ～！…でも、“ほとんど”再吸収されないだと、厳密に原尿量が測定されないんじゃ…“すべて”再吸収されないんだとわかるけど…

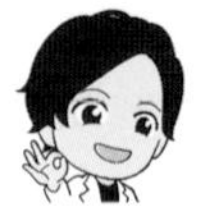

おおっ！　いいところに気づきましたねリムさん！　原尿量の測定には本来“すべて再吸収されない”**イヌリン**という物質を用いたほうがいいのですが、イヌリンはキクイモという種類の植物から採取されるもので、わざわざ患者さんに注射する負担などを考えると、もともと体内にある**クレアチニン**を用いたほうが何かと便利なんですよ～

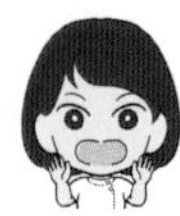

そうそう！「負担」で思い出した！　前、実習のときに病院の先生が「患者さんは手術の後、体に負担がかかるから、代謝が悪くなったり、尿量が変わったりする」っていってた～　あれってどういうことなんだろう…？

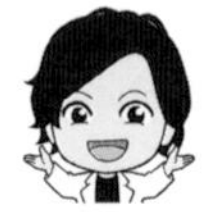

実習などで習った現象を、きちんと理解しようとするなんて…㊏　なんてすばらしい！博士は君たちの講義を担当できて幸せだ～！

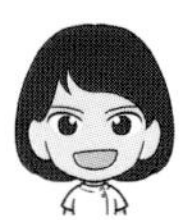

いえいえ～　博士が「きちんと現象を理解しろ！」っていつも口うるさくいうからですよ～（笑）　確かそのとき、実習指導の先生は「**ムーアの４相**」について勉強しておきましょう！っていっていたような…

国家試験を突破するために、「ムーアの４相」の勉強は欠かせません！
最後に、「ムーアの４相」についてしっかりとおさえていきましょう！

細胞博士の板書

ムーアの４相とは？

手術から回復までの時期を「**異化相**」と「**同化相**」の２つの時期に分け、これらをさらに２つずつの時期に分ける考え方。
異化相には「**傷害期**」「**転換期**」、同化相には「**筋力回復期**」「**脂肪蓄積期**」があり、手術から回復までの時期は、合計で４つの時期に分けられる。

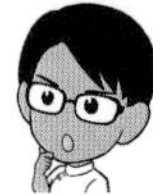

確かテーマ㉞では、「異化＝**やせること**」「同化＝**太ること**」とイメージしたような…

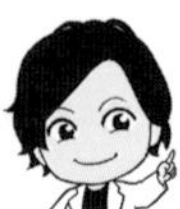

そのとおり！　そのイメージのまま、次の表を見てみてください！とくに注目すべき点は「異化相での尿量の変化」です！

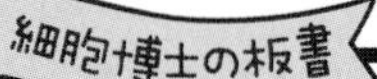

ムーアの４相！

		時期	術後	尿量
異化相	第１相	傷害期	3、4日後	減少
	第２相	転換期	3、4日～１週間後	増加
同化相	第３相	筋力回復期	１～数週間後	
	第４相	脂肪蓄積期	数週間～数か月後	

<異化相での尿量の変化のしくみ>

手術によって体に傷害が起きると、**炎症反応**が起きることで血管が緩み、血漿が血管外へ漏れる（➡テーマ⑫）。これによって血管内の血漿量が減少し、尿量も**減少**する（**傷害期**）。

⇓

手術してから３、４日～１週間ほど経つと、バソプレシンなどのホルモンの分泌量が安定し、水分が血管内に戻るため、尿量が増加する（**転換期**）。

なるほどな…テーマ⑫で勉強した炎症反応によって、術後の尿量が変わるなんて…つなげて勉強すると頭に入りやすい！

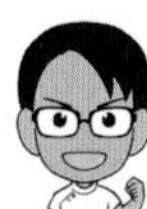

国試の類題にチャレンジ！

Q1 膀胱の蓄尿と排尿反射で正しいのはどれか。

1．排尿中枢はホルモンによって制御される。
2．排尿反射は交感神経を介して起こる。
3．蓄尿時に内尿道括約筋は収縮する。
4．排尿時に外尿道括約筋は収縮する。
5．蓄尿時に排尿筋は収縮する。

Q2 糸球体濾過量の推定に用いられる生体内物質はどれか。〔第111回　2022年〕

1．尿素　2．イヌリン　3．ビリルビン　4．クレアチニン　5．パラアミノ馬尿酸

Q3 ムーア,F.D.が提唱した外科的侵襲を受けた患者の生体反応で正しいのはどれか。〔第112回　2023年〕

1．傷害期では尿量が増加する。
2．転換期では循環血液量が増加する。
3．筋力回復期ではタンパクの分解が進む。
4．脂肪蓄積期では活動性が低下する。

解答&解説

〈Q1〉3：交感神経の作用によって内尿道括約筋が収縮することで、排尿が抑制（蓄尿が促進）されます。
〈Q2〉4：糸球体濾過量の推定にはイヌリンとクレアチニンが用いられますが、このうち生体内物質はクレアチニンだけです。
〈Q3〉2：1．傷害期では尿量が減少します。3、4．同化相では、筋肉（タンパク）や脂肪の合成が盛んに進みます。

テーマ 40

ヘモグロビンの性質

赤血球に含まれるヘモグロビンは場所によって性質を変える“二面性”をもっています。
本テーマでは、その二面性の意味を追求していきましょう！

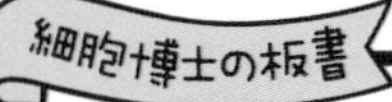

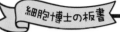

ヘモグロビン(Hb)について

主に酸素の運搬を行う色素

ヘモグロビン(Hb)…赤血球中に含まれる**呼吸色素**
⇒**ヘム**(Feを含む色素)＋**グロビン**(タンパク質)

呼吸色素	含まれている金属	所在	色
ヘモグロビン(Hb)	Fe(鉄)	赤血球	赤
ミオグロビン(Mb)		筋肉	

(鈴川茂：鈴川のとにかく伝えたい生物基礎テーマ75、p78、代々木ライブラリー、2020)

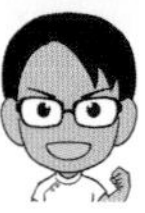

ヘモグロビンについては、テーマ⑨でも勉強したゾ！
体中の各細胞に酸素を届けるんだよね～？

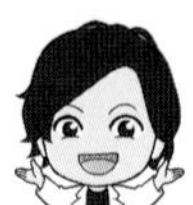

そのとおり！　ただ、ヘモグロビンが酸素を「届ける」ためには、「結合」と「解離」をその場に応じて変えていかなくてはならないんです。

ヘモグロビンは酸素の多い「肺」では酸素と結合し、酸素の少ない「組織」では酸素を解離することで、酸素を必要としている組織に酸素を供給します。

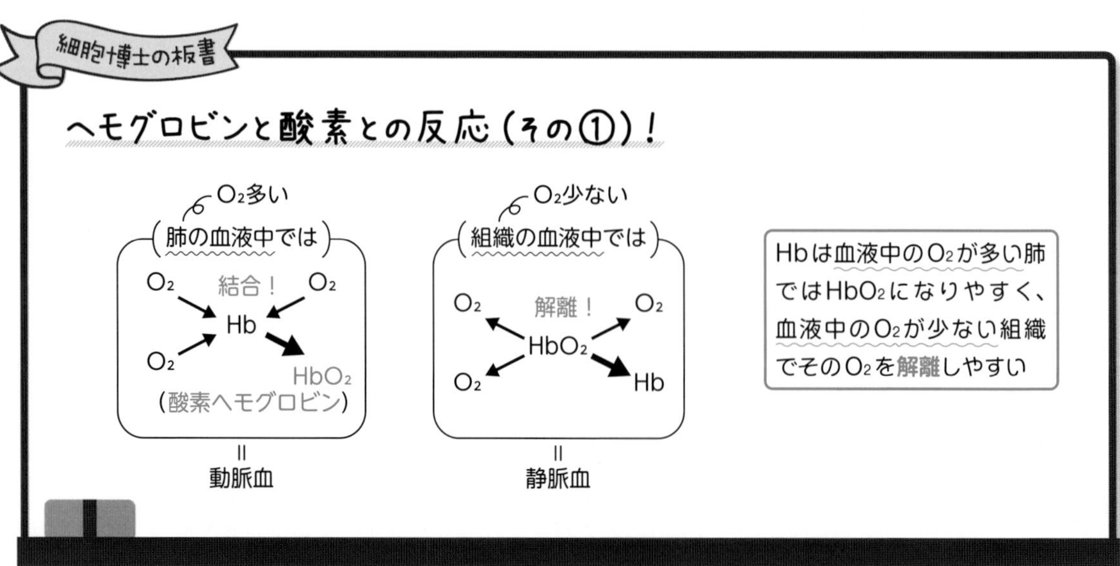

なるほどね…「肺」と「組織」とで、ヘモグロビンは“真逆”の性質をもっているんだなあ。

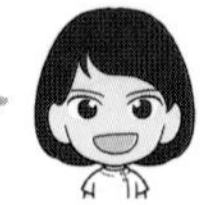

人間誰しも、家と学校（職場）とで違う顔をもっているって考えると、少し親近感がわくなあ（笑）

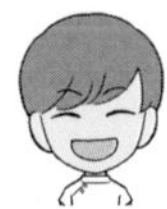

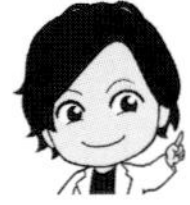

お♪♪　サイ君、なかなかよいたとえですね～　そして、このヘモグロビンの二面性に注目してつくられたのが、次に紹介する「**酸素解離曲線**」です！

細胞博士の板書

酸素解離曲線について（その①）

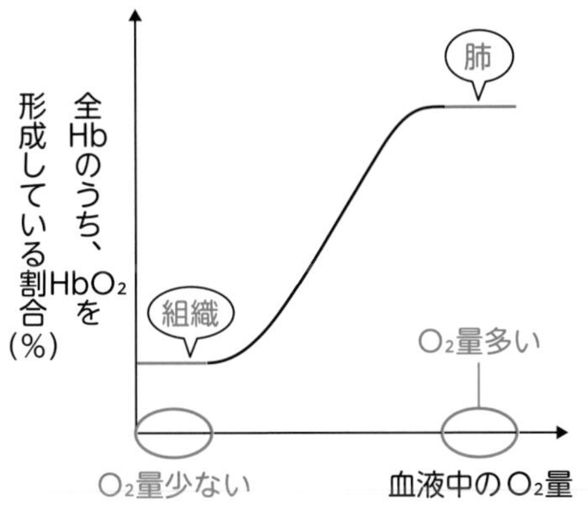

このグラフの数値の読み取り方については、次のテーマ㊶にて詳しく説明していきますね♪

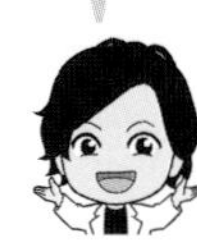

（鈴川茂：鈴川のとにかく伝えたい生物基礎テーマ75、p78、代々木ライブラリー、2020）

え～と、横軸が「血液中の酸素量」だから、このグラフの右のほうが「**肺**」専用のゾーンで、そこでは**HCO_2**が多いはずだから、縦軸の値（HbO_2の割合）が大きいのか…

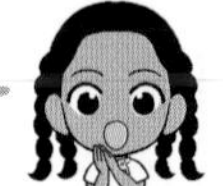

…で、左のほうが「組織」専用のゾーンで、そこでは縦軸の値（HbO_2の割合）が小さい。わかった！　だから、酸素解離曲線は“**S字状**”になるんだね！

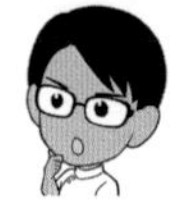

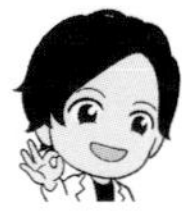

２人ともその調子♪　体のしくみとつなげていくと酸素解離曲線は理解しやすくなりますよ！

ところで博士～！　肺は「血液中に酸素が多い」っていうのはわかるけど、肺って外呼吸（口や鼻での呼吸）をしているんだから、結果的に「血液中に二酸化炭素が少ない」ってことになりますよね？　それって、ヘモグロビンの性質にかかわったりしないんですか～？

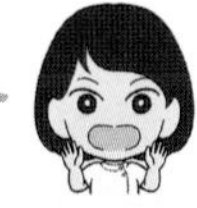

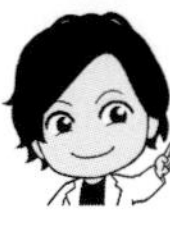

おおっミトさん、ナイスな質問ですね！　そのとおりです！　ヘモグロビンは「血液中の二酸化炭素の量」によっても性質を変えます。次にその様子を示しますね。

細胞博士の板書

ヘモグロビンと酸素との反応（その②）！

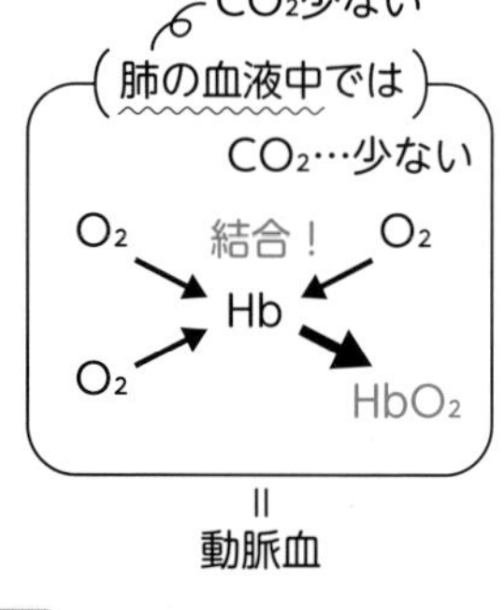

＝
動脈血

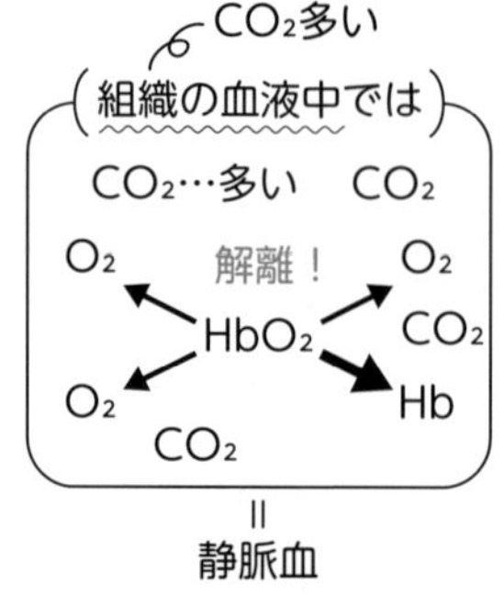

＝
静脈血

Hbは血液中のCO_2が少ない肺ではHbO_2になりやすく、血液中のCO_2が多い組織でそのO_2を**解離**しやすい

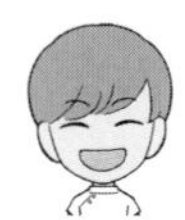

なるほどなあ…ヘモグロビンっていう奴は結構メンドクサイ性格をしてるんだなあ。

血液中の酸素の量に加え、二酸化炭素の量も考慮した酸素解離曲線を次に示します。このように酸素解離曲線は複数本で表現されることもあるんですよ。

細胞博士の板書

酸素解離曲線について（その②）

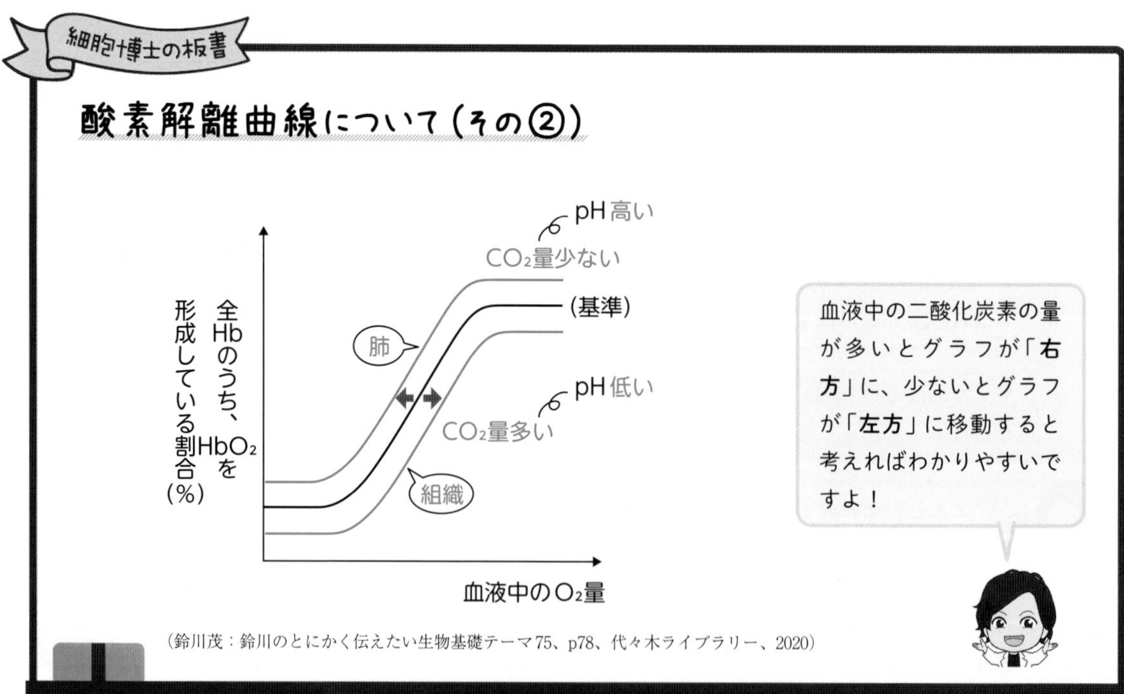

（鈴川茂：鈴川のとにかく伝えたい生物基礎テーマ75、p78、代々木ライブラリー、2020）

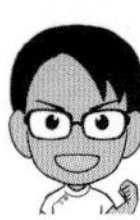

これは、上図にもあるように、「血液中のpH」によっても変わるとも考えられるね！　だって、二酸化炭素が多い血液のpHは低く、二酸化炭素が少ない血液のpHは高いってことだからね！

最後に、テーマ㉗で勉強した「胎児循環」の補足説明をしていきますね！
胎児のヘモグロビンは、母体のヘモグロビンよりも酸素と結合しやすい性質をもつんです！

細胞博士の板書

胎児がもつヘモグロビン(HbF)について

胎児は母体とは違う性質をもったヘモグロビン(HbF)をもつ。これは、母体がもつヘモグロビン(HbA)よりも酸素と**結合しやすい**性質をもち、これにより、母体から胎児へ酸素が移動しやすくなる。

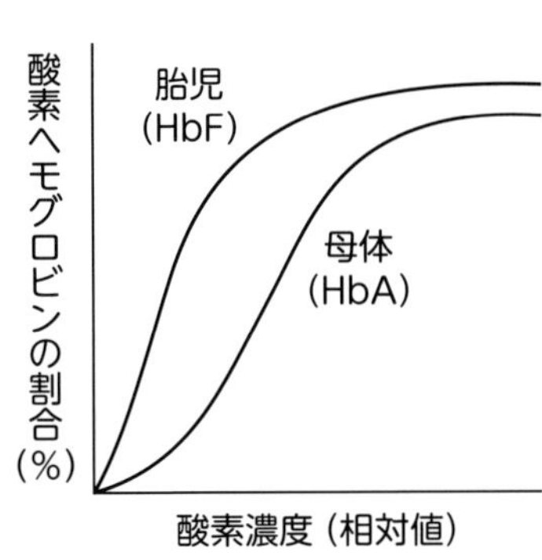

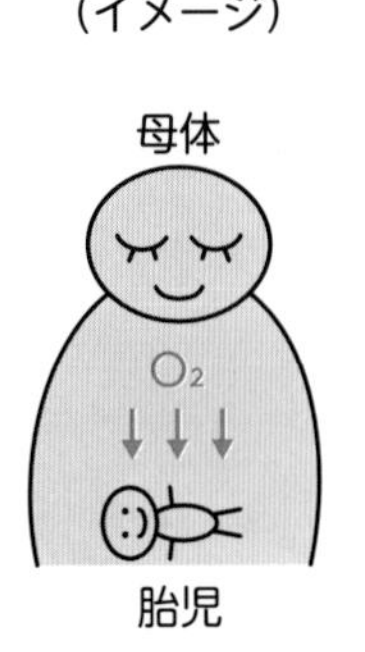

つまり、臍静脈中の酸素は胎児のHbFによって胎児の中に入る！

（鈴川茂：鈴川のとにかく伝えたい生物基礎テーマ75、p78、代々木ライブラリー、2020）

へ～！　これをみると、胎児って母親から酸素を“もらっている”っていうよりも“奪っている”っていう感じなんだね～

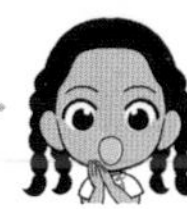

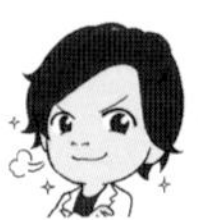

確かにそのとおりですね～　臍静脈中の動脈血から酸素を“奪う”ために、胎児は、僕たちとは違ったヘモグロビンをもつって考えると合点がいきますね！

国試の類題にチャレンジ！

Q1 ヘモグロビンが酸素ヘモグロビンになりやすい血液環境はどれか。

１．比較的CO_2濃度が高く、O_2濃度が低い環境。　２．比較的CO_2濃度もO_2濃度も高い環境。
３．比較的CO_2濃度が低く、O_2濃度が高い環境。　４．比較的CO_2濃度もO_2濃度も低い環境。

Q2 血液のpH調節に関わっているのはどれか。２つ選べ。　［第110回　2021年］

１．胃　２．肺　３．心臓　４．腎臓　５．膵臓

解答&解説

〈Q1〉３：ヘモグロビンは、比較的O_2濃度が高く、CO_2濃度が低い血液をもつ肺において酸素ヘモグロビンになりやすいです。

〈Q2〉２、４：２．肺は血液中のCO_2を体外に放出し、血液中のpHを上げる器官です。４．腎臓は血液中のH^+やHCO_3^-の再吸収を行うことで、血液中のpHを調節する器官です（➡テーマ㊷で詳しく説明）。

酸素解離曲線

★★★

新型コロナウイルス（COVID-19）の蔓延により、パルスオキシメーターの需要が高まりました。本テーマでは、パルスオキシメーターの測定値の意味を「酸素解離曲線」からひも解いていきます。将来に役立つ情報が満載ですよ♪♪

細胞博士の板書

酸素解離曲線は外的条件によって変動する！

HbO_2は「**pHが低いほど**」または「**温度が高いほど**」酸素を解離しやすい！

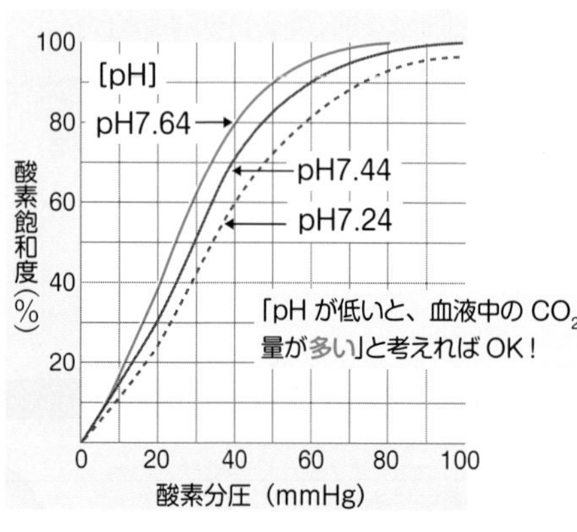

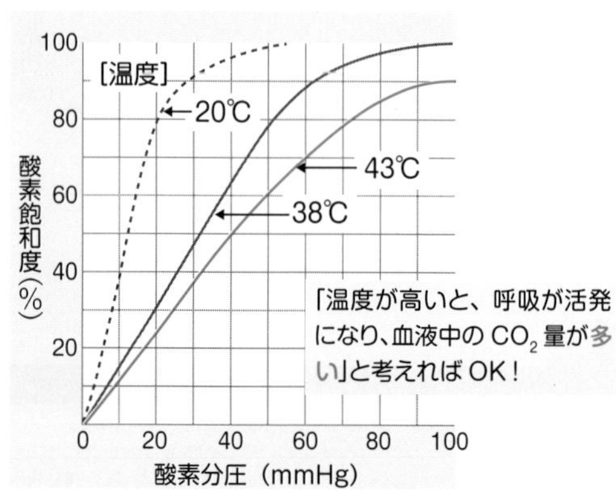

（※「mmHg」は気体の圧力の単位。“O_2やCO_2の量”を表す単位と考えてよい。）

（吉里勝利監修：スクエア最新図説生物、p117、第一学習社、2021）

なるほど～！　グラフが「血液中の二酸化炭素の量」によって変動することをテーマ㊵で勉強したから納得だね！

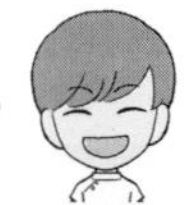

しかも、温度が高くなると、「細胞たちの（内）呼吸が活発になる→血液中の二酸化炭素が多くなる」の流れがわかりやすいなあ。

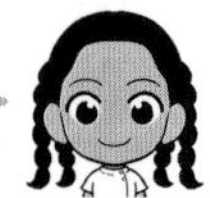

ところで博士～　pHって何のことでしたっけ～？

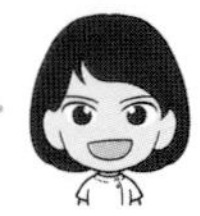

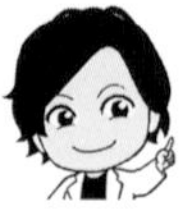

pHとは「水素イオン濃度」のことなんだけど、ここではとりあえず、「**CO_2濃度が高い＝pHが低い**」「**CO_2濃度が低い＝pHが高い**」って考えておけば大丈夫ですよ！pHについては詳しくはテーマ㊷にて再び説明していきますね♪

それでは、酸素解離曲線の数値の読みとり方を紹介しますね。
ここで、パルスオキシメーターの測定値の意味も理解していきましょう！

細胞博士の板書

酸素解離曲線の数値の読み取り方！

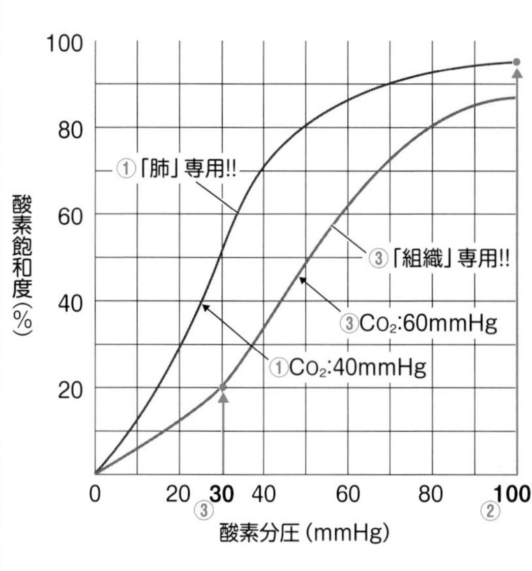

肺の酸素分圧が100mmHg、
二酸化炭素分圧が40mmHg、
組織の酸素分圧が30mmHg、
二酸化炭素分圧が60mmHgであるとする

<数値を読み取る方法>

①肺の二酸化炭素分圧が**40**mmHgであることから、肺の曲線が**左側**の曲線であることを確認。
②肺の酸素分圧が**100**mmHgであることから、横軸の**100**のところにおける左側の曲線の縦軸の値を読み取る。
→**95%**…肺の酸素飽和度
（肺におけるHbO_2の割合）
③組織においても同様に読み取る
→**20%**…組織の酸素飽和度
（組織におけるHbO_2の割合）

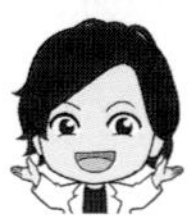

酸素解離曲線の縦軸の値（全ヘモグロビンのうち酸素ヘモグロビンを形成している割合）は「**酸素飽和度**」とよばれます。とにかく上記のように、肺における酸素飽和度と組織における酸素飽和度をしっかりと求められるようにしましょう！

え～と、まずは二酸化炭素分圧の違いから「**肺**」**専用**の曲線と「**組織**」**専用**の曲線を決めていくんだな！

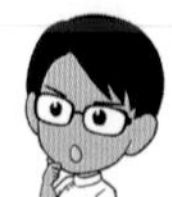

…で、肺と組織のそれぞれの酸素分圧（横軸）から縦軸の酸素飽和度を求めていく…ということね。

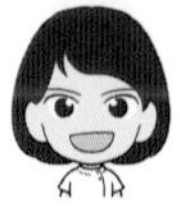

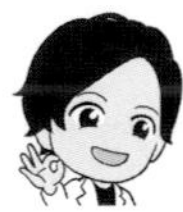

お♪　２人ともすばらしい！　２人が求めてくれた「肺の酸素飽和度」は別名「**動脈血酸素飽和度**（SpO_2）」といって、これこそがパルスオキシメーターで測定する値なんですよ～！

細胞博士の板書

パルスオキシメーターとは!?

皮膚を通して動脈血酸素飽和度（SpO_2）と脈拍数を測定するための装置

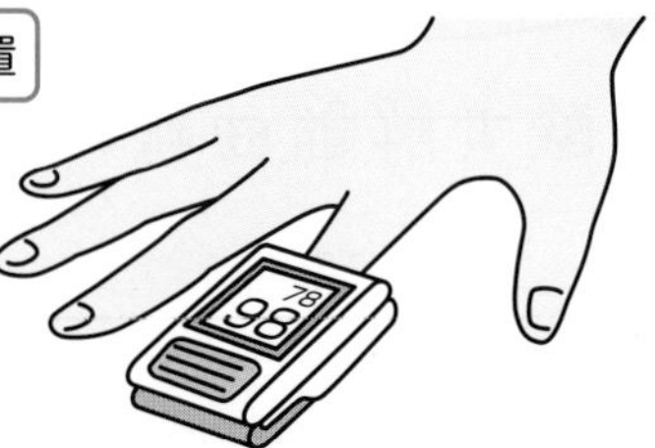

正常の測定値（動脈血酸素飽和度…肺の酸素飽和度）は96%～99%。これが90%以下の場合、呼吸不全の状態になっていると考えられるため、適切な処置が必要となってくる！

指先だけで肺の酸素飽和度がわかるなんて…医療の科学技術ってほんとすごいなあ。しかもパルスオキシメーターで測定する意味がわかって、アハ体験です～！

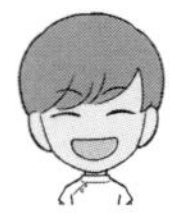

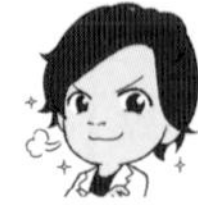

ほんとそうですよね～！　医療機器も理屈がわかって使ったほうがいいに決まってますもんね～！　みなさんが看護師になったときに、患者さんに説明してあげられますしね（´∀｀）

それでは、酸素解離曲線に関する演習問題を解いていきましょう！
後のページに解説がありますが、まずは自力で考えてみてください！

細胞博士の板書

酸素解離曲線の計算問題！

問１　肺胞では二酸化炭素分圧が40mmHgである。酸素分圧が100mmHgであるとき、全ヘモグロビンの何パーセントが酸素と結合しているか。

問２　体組織では二酸化炭素分圧が70mmHgである。酸素分圧が40mmHgであるとき、全ヘモグロビンの何パーセントが酸素と結合しているか。

問３　１Lの血液が体組織に供給できる最大の酸素量は何mLか。ただし、血液100mL中には15gのヘモグロビンが含有されており、１gのヘモグロビンは1.39mLの酸素と結合するものとする。小数点以下第１位を四捨五入して答えよ。

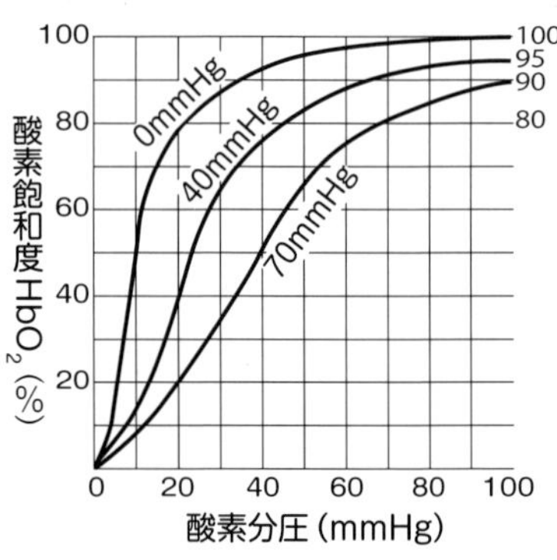

（0mmHg、40mmHg、70mmHgは二酸化炭素分圧を示す）

よ～し！　まずは、さっき教えてもらった方法を使って、肺と組織における酸素飽和度を求めていくぞ～！

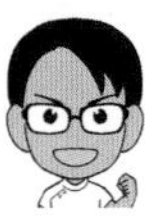

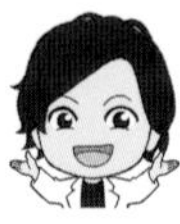

みんな頑張れ！　国家試験では、問３のような“単位換算”が求められる問題が出題される可能性があるので、ここでしっかりと解法をマスターしましょう！

細胞博士の板書

演習問題の解説!!

問1　横軸の値「100」のときにおける40mmHgの曲線の縦軸の値を読みとる。　（答え）　95%

問2　横軸の値「40」のときにおける70mmHgの曲線の縦軸の値を読みとる。　（答え）　50%

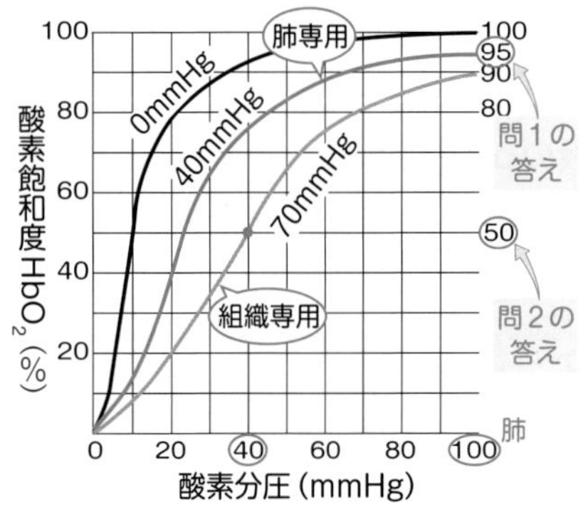

問3　問1・問2の結果を模式的に示すと右のようになる。つまり、「組織に供給される（解離される）酸素の割合」は、減ったHbO_2の割合に相当するため、45%となる。あとは、単位に気を付けて計算していく。

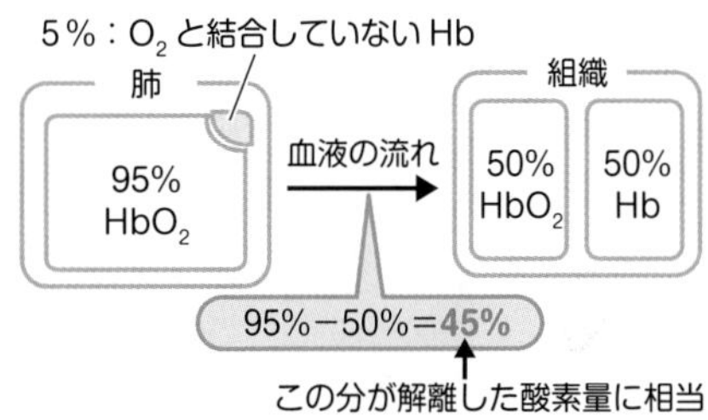

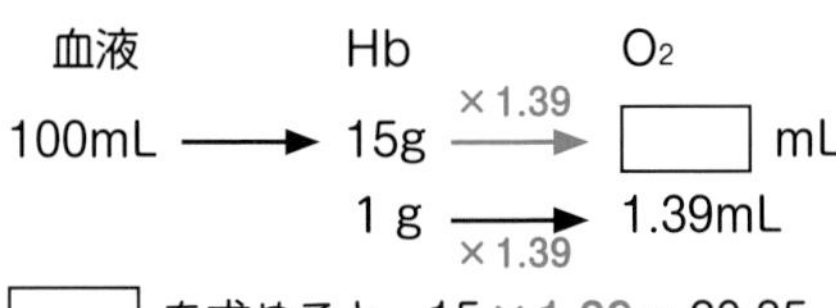

□を求めると　15×1.39＝20.85

この20.85mLは血液100mL中の酸素量なので、これを1L（1000mL）分に換算すると**208.5mL**。

したがって、1Lの血液が体組織に供給できる最大の酸素量は**208.5×0.45＝93.825mL**

（答え）　94mL

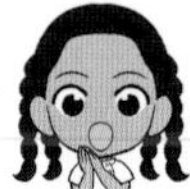

え〜と、組織に供給される酸素の割合は肺の酸素飽和度と組織の酸素飽和度の“引き算”で求めるんだね…

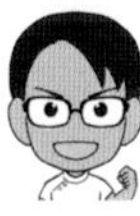

最後の単位換算は、100mLを1000mLに換算するから**1000mL ÷ 100mL = 10倍**を20.85mLにかけたってことかあ。理屈で考えていったらそんなに難しくはないゾ〜！

テーマ 41　酸素解離曲線

国試の類題にチャレンジ！

Q1　血液中の総ヘモグロビンに対する酸素化ヘモグロビンの割合を表すのはどれか。　［第97回　2008年］

1．酸素飽和度　　2．動脈血酸素分圧　　3．ヘマトクリット値　　4．ヘモグロビン濃度

Q2　ガスの運搬で正しいのはどれか。　［第94回　2005年］

1．肺でのガス交換は拡散によって行われる。　2．酸素は炭酸ガスよりも血漿中に溶解しやすい。
3．酸素分圧の低下でヘモグロビンと酸素は解離しにくくなる。
4．静脈血中に酸素はほとんど含まれていない。

解答&解説

〈Q1〉1：全ヘモグロビンのうち酸素ヘモグロビンを形成している割合は酸素飽和度とよばれます。

〈Q2〉1：2．二酸化炭素（炭酸ガス）は酸素と違って血漿中に溶けて運ばれます（➡テーマ㊷）。3．酸素解離曲線の形状より、酸素分圧が低下すると酸素ヘモグロビンから酸素が解離されやすくなることがわかります。4．静脈血中には少量ではあるが酸素が含まれています。

酸・塩基平衡

★★☆

血液のpHの値から、患者さんの病状の原因がわかることがあります。
本テーマでは「酸・塩基平衡」に注目して、血液のpH値による診断方法を紹介します！

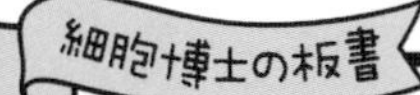

酸・塩基平衡とは!?

血液中の**酸性**と**アルカリ性**のバランスを保とうとするしくみ

<酸性・中性・アルカリ性とpH値>

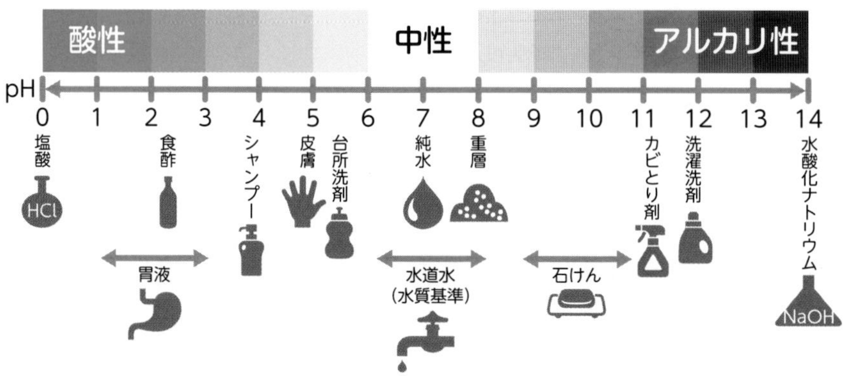

ヒトの血液のpHは7.35～7.45で、**弱アルカリ性**！

この基準値を下回った状態をアシドーシス（acidosis）、上回った状態をアルカローシス（alkalosis）という。

テーマ⑪で勉強したように、皮膚は細菌を繁殖させないために「**弱酸性**」なのに、血液は「**弱アルカリ性**」なんだあ。体って不思議だなあ。

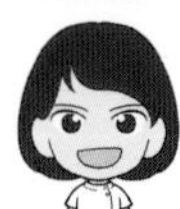

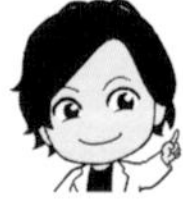

ミトさん、いい着眼点ですね～！　血液のpHが7.0以下だと長くは生きられないですし、7.6以上だと筋肉の痙攣が起きて、**テタニー症**（➡テーマ㉚）になることもあるんですよ～

へ～！　血液検査などで、血液成分から体調を調べるっていうのは知っていたけど、pHからも患者さんの情報を得ることができるんですね～！

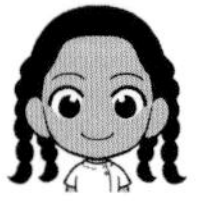

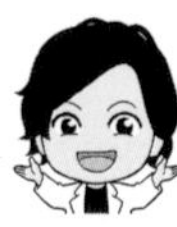

そうなんです！　しかも、アシドーシスやアルカローシスには「**呼吸性**」と「**代謝性**」の２つの性質によるものがあって、この違いを理解するには、テーマ㊶で勉強した「**二酸化炭素分圧とpHの関係**」と「**赤血球における二酸化炭素の運搬の関係**」をよく知っておく必要があります。

ここでまず、「代謝性」のアシドーシスやアルカローシスを理解するために、赤血球における二酸化炭素（CO_2）の運搬について勉強していきましょう！

細胞博士の板書

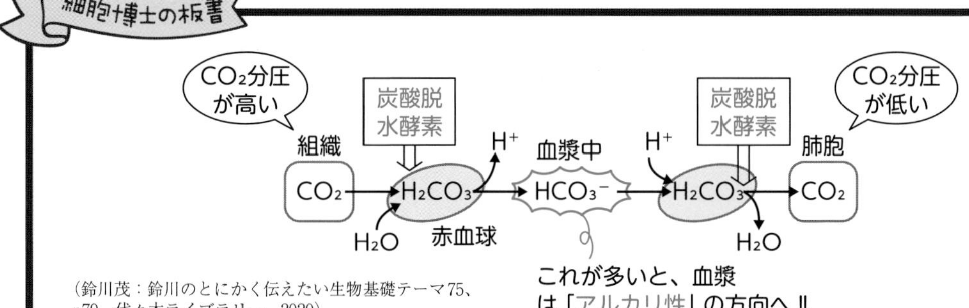

（鈴川茂：鈴川のとにかく伝えたい生物基礎テーマ75、p79、代々木ライブラリー、2020）

（内）呼吸によって細胞内に生じた二酸化炭素（CO_2）は血液中へ拡散し、赤血球に含まれる**炭酸脱水酵素（カーボニックアンヒドラーゼ）**によって**炭酸水素イオン（HCO_3^-）**に変換されて血漿中に溶け込み、肺まで運搬される。肺では、同じ**炭酸脱水酵素**により、これとは逆の反応が起きて二酸化炭素に戻り、体外に排出される。

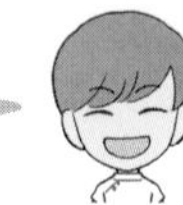

赤血球が酸素（O_2）以外にCO_2も運搬することは、確か、テーマ⑨で軽く勉強しましたよね？

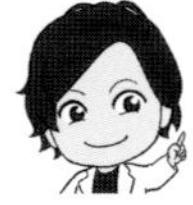

お～サイ君！　よく覚えていましたね！　そして上の図で注目して欲しいことは、「**炭酸脱水酵素（カーボニックアンヒドラーゼ）**」のはたらきによってCO_2が運搬されることです！

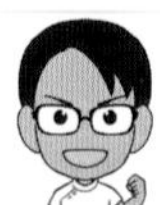

そうか！　テーマ㉞で勉強したように、酵素は「代謝」を促進するから、上の図の反応に関与する状態は「代謝性」ってことなのか！

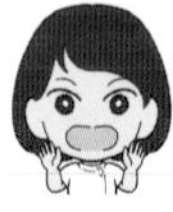

なるほど～！…で、上の図で血液中に溶けている物質はアルカリ性の**炭酸水素イオン**（HCO_3^-）だから、HCO_3^-が関係する場合のアシドーシスやアルカローシスは「代謝性」ってことね！

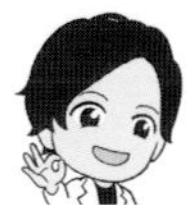

みんなすばらしいです！　そして、テーマ㊶で勉強したようにCO_2が関係する場合のアシドーシスやアルカローシスは「呼吸性」となります。以上の内容をまとめると、次の表のようになるわけですね。

細胞博士の板書

血液のpHは「**血液中のCO_2分圧**」と「**血液中のHCO_3^-分圧**」で決まる！
→呼吸の活発具合　　**→代謝**の活発具合

	呼吸の要因 CO_2分圧	**代謝**の要因 HCO_3^-分圧
アシドーシス（酸性）	上　昇	低　下
アルカローシス（アルカリ性）	低　下	上　昇

ふむふむ…
この表はとても
見やすいぞ！

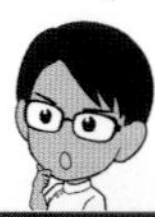

国家試験において、酸・塩基平衡の異常と原因となる疾患の組合せに関する問題は頻出です！最後に、「呼吸性」「代謝性」のそれぞれにおけるアシドーシスとアルカローシスと、それらの状態の原因となる疾患を紹介しておきますね！

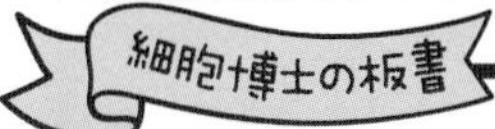

疾患とアシドーシス・アルカローシス！

MEMO

CO_2分圧が原因で	・pHが下がる ⇒ 呼吸性のアシドーシス ・pHが上がる ⇒ 呼吸性のアルカローシス
HCO_3^-分圧が原因で	・pHが下がる ⇒ 代謝性のアシドーシス ・pHが上がる ⇒ 代謝性のアルカローシス

・**過呼吸（過換気症候群）**…CO_2が体外に多量放出
⇒ つまり、血液中の**CO_2分圧が低下**＝**呼吸性の**アルカローシス

・**COPD（慢性閉塞性肺疾患）**＆**CO_2ナルコーシス**…CO_2があまり体外に放出されない
⇒ つまり、血液中の**CO_2分圧が上昇**＝**呼吸性の**アシドーシス

・**嘔吐**…胃酸が体外に多量放出
⇒ つまり、相対的に血液中の**HCO_3^-分圧が上昇**＝**代謝性の**アルカローシス

・**糖尿病**や**飢餓**…エネルギーとして炭水化物ではなく脂肪酸が多く利用され、酸性であるケトン体が多くつくられる
⇒ つまり、相対的に血液中の**HCO_3^-分圧が低下**＝**代謝性の**アシドーシス

・**敗血症**…血液量の減少により循環不全が起き、血液中のO_2量が少なくなり、呼吸の代わりに乳酸発酵が起こることで、酸性である乳酸が多くつくられる
⇒ つまり、相対的に血液中の**HCO_3^-分圧が低下**＝**代謝性の**アシドーシス

・**下痢**…HCO_3^-を多く含む腸液が体外に多量放出
（腸液にはカリウムも含まれているので、**低カリウム血症**（➡テーマ㉖）になることも）
⇒ つまり、血液中の**HCO_3^-分圧が低下**＝**代謝性の**アシドーシス

・**腎不全**…HCO_3^-の再吸収能力が低下
（尿中のHCO_3^-の量が増え、通常酸性である尿が**アルカリ性**になることも）
⇒ つまり、血液中の**HCO_3^-分圧が低下**＝**代謝性の**アシドーシス

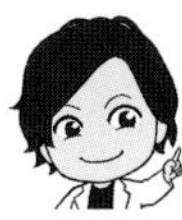

とにかく“どの疾患が呼吸性or代謝性のアシドーシスorアルカローシスであるか”を、酸・塩基平衡の異常の原因とともに頭に叩き込んでおきましょう!!

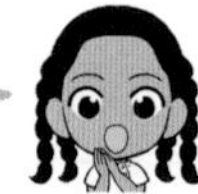

ひえ～💦　とにかく覚える量が多いから、一つひとつ血液中の**CO_2**や**HCO_3^-**、酸性物質である**ケトン体**や**乳酸**の量に注目しながら、情報を整理していこうっと！

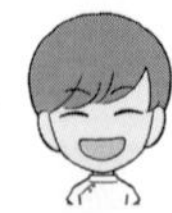

CO_2ナルコーシス？　ナルコーシスってなんだあ？　なんかナルシストみたいだなあ…

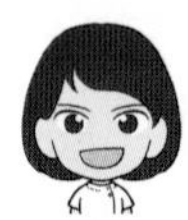

ナルシストは、ことあるごとに鏡で髪型をチェックしているサイ君自身のことでしょ（笑）！　確か、ナルコーシスは「**昏睡**」っていう意味だったと思うよ。

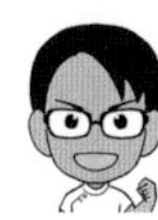

僕はいつもお腹がゆるくて下痢気味だから、「**代謝性のアシドーシス**」になる可能性が高いのかあ…。しかも「低カリウム血症」とは…テーマ㉖の心電図の内容とつなげると勉強しやすいや！

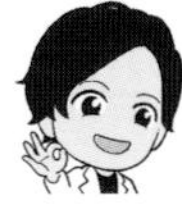

ゴル君みたいに“自分自身”と関連づけていくと覚えやすくなりますね♪　また、テーマ㊵のチャレンジ問題Ｑ２の解説でもいいましたが、腎臓は**HCO_3^-**以外に**H^+**の再吸収も行います。こう考えると、腎臓がpHの調節を行なっていることがうなづけますよね（´∀`）

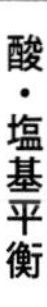

国試の類題にチャレンジ！

Q1 健常な女子（15歳）が野外のコンサートで興奮し、頻呼吸を起こして倒れた。このときの女子の体内の状態で正しいのはどれか。　［第112回　2023年］

1．アルカローシスである。　2．ヘマトクリットは基準値よりも高い。
3．動脈血酸素飽和度<SaO_2>は100％を超えている。
4．動脈血二酸化炭素分圧<$PaCO_2$>は基準値よりも高い。

Q2 呼吸性アシドーシスをきたすのはどれか。　［第101回　2012年］

1．飢餓　2．過換気　3．敗血症　4．CO_2ナルコーシス　5．乳酸アシドーシス

Q3 酸塩基平衡の異常と原因の組合せで正しいのはどれか。　［第102回　2013年］

1．代謝性アルカローシス ― 下痢　2．代謝性アシドーシス ― 嘔吐
3．代謝性アシドーシス ― 慢性腎不全　4．呼吸性アシドーシス ― 過換気症候群

解答&解説

〈Q1〉 1：頻呼吸は過呼吸の原因です。過呼吸がきっかけとなり、呼吸性のアルカローシスになります。
〈Q2〉 4：CO_2ナルコーシスがきっかけとなり、呼吸性のアシドーシスになります。
〈Q3〉 3：慢性腎不全がきっかけとなり、代謝性のアシドーシスになります。

テーマ 43

肺胞の圧力と胸腔内圧

★★★

肺の周りには、胸腔や胸郭があります。本テーマでは、胸腔内の気圧（胸腔内圧）の変化に注目することによって、気胸が生じた患者さんへの対症法（チェストドレーンバッグを使用する方法）について、その原理から理解していきましょう！

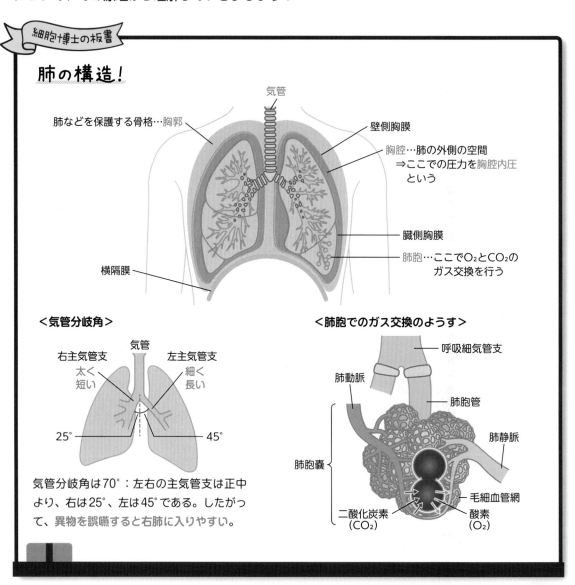

細胞博士の板書

肺の構造！

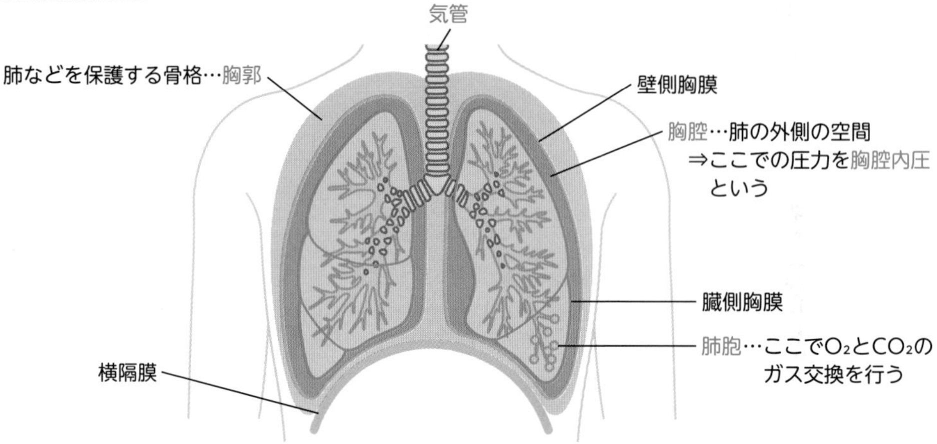

気管

肺などを保護する骨格…胸郭

壁側胸膜

胸腔…肺の外側の空間
⇒ここでの圧力を胸腔内圧という

臓側胸膜

肺胞…ここでO_2とCO_2のガス交換を行う

横隔膜

<気管分岐角>

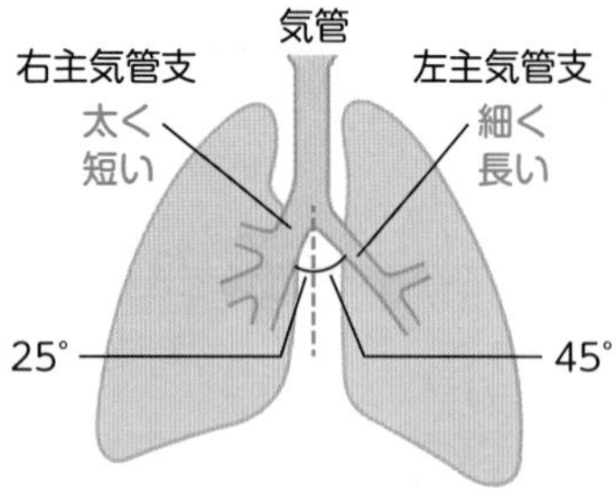

気管

右主気管支
太く
短い

左主気管支
細く
長い

25°

45°

気管分岐角は70°：左右の主気管支は正中より、右は25°、左は45°である。したがって、異物を誤嚥すると右肺に入りやすい。

<肺胞でのガス交換のようす>

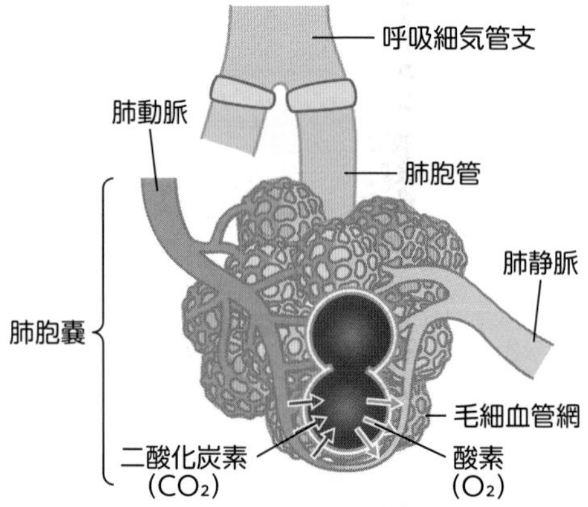

呼吸細気管支

肺動脈

肺胞管

肺静脈

肺胞嚢

毛細血管網

二酸化炭素（CO_2）

酸素（O_2）

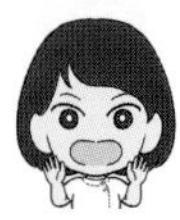

博士〜 情報量が多すぎて、どこから手をつけていいかわかりません〜

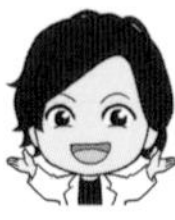

おお ミトさん…ここは博士に任せてください！　まずは、肺の周りにある胸腔に注目しましょう！　肺は、**胸腔内圧**（胸腔内の圧力）が変化することで膨らんだりしぼんだりします。このしくみを理解するには「**陽圧**」「**陰圧**」について基礎から勉強しておくとよいですよ！

ヨウアツ？　インアツ？　ソレッテオイシイノ？
…博士～　詳しく教えてくださ～い！

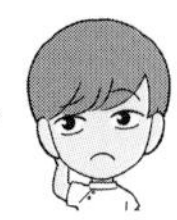

まずは、「陽圧」「陰圧」の違いを理解しておきましょう！
本テーマを学習するうえでの基盤となりますよ。

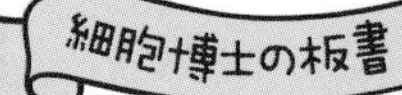

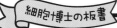

陽圧・陰圧とは!?

- ・**陽圧**…大気圧に比べ、気圧が**高い**こと　⇒　**空気を引く力が小さい！**
- ・**陰圧**…大気圧に比べ、気圧が**低い**こと　⇒　**空気を引く力が大きい！**

⇒テーマ⑥で勉強した「浸透圧」のように、**“何かを引っ張る”**という考え

つまり、

陽圧 ──空気──▶ 陰圧

テーマ⑥…ずいぶん前に勉強した内容だ。ちょっと復習しておこう。…え～と…あ！
「低張液＝陽圧」「高張液＝陰圧」と考えたら、少しわかりやすくなるね！

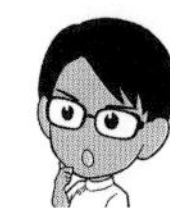

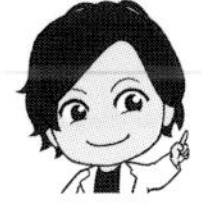

ゴル君、調子がいいですねえ！　つまり、胸腔内圧が低下すると肺は膨らみやすく、上昇すると肺はしぼみやすくなるってことなんです！　次にそのしくみを模式的に表しますね♪

息を吸うときは肺が膨らみ、息を吐くときは肺がしぼみますが、
このしくみを胸腔内圧の変化に注目しながら理解していきましょう！

細胞博士の板書

息を吸うときと吐くときの肺の様子！

<息を吸うとき（吸気）>

①横隔膜（や周囲の筋肉）が**収縮**して胸郭が広がる。
②胸腔が広がり、胸腔内圧が**低下**する。
③大気圧に比べて、肺の内部が**陰圧**となり、空気が気管から自然に入るようになり、肺が膨らむ。

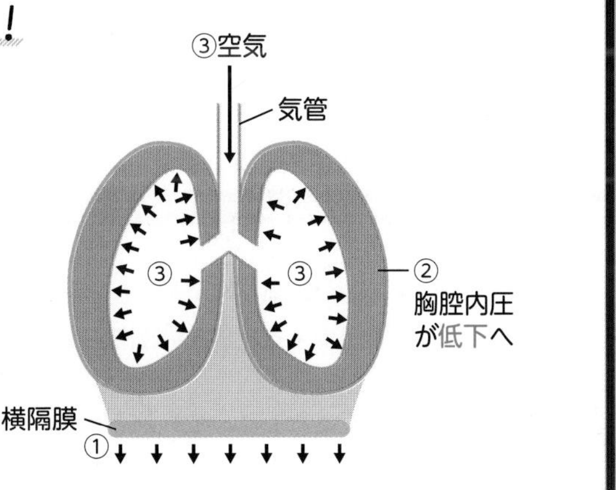

<息を吐くとき（呼気）>

①横隔膜（や周囲の筋肉）が**弛緩**して胸郭が狭まる。
②胸腔が狭まり、胸腔内圧が**上昇**する。
③大気圧に比べて、肺の内部が**陽圧**となり、空気が肺から自然に出るようになり、肺がしぼむ。

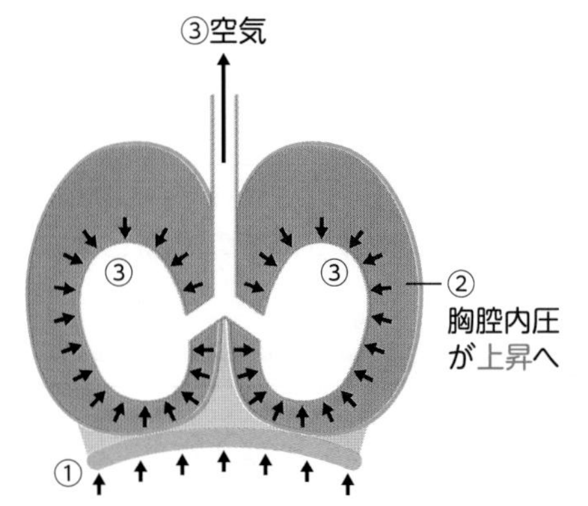

※肺が完全にしぼんでしまわないように、胸腔内圧は常に陰圧に保たれています。

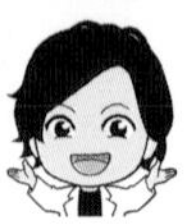

とにかく、「**空気が“陽圧→陰圧”へ移動する**」ことに注目しながら、①〜③の流れをしっかりとおさえておきましょう！

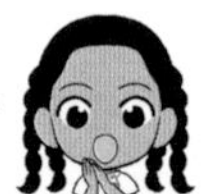

私は、自分の意思で肺に空気を入れたり肺から空気を出したりしている気がするので、③の「空気が“自然に”出入りする」っていうのがすごく意外だなあ。

最後に、気胸とチェストドレーンバッグについて勉強していきます。
実習などで扱ったことのあるチェストドレーンバッグの原理を理解していきましょう！

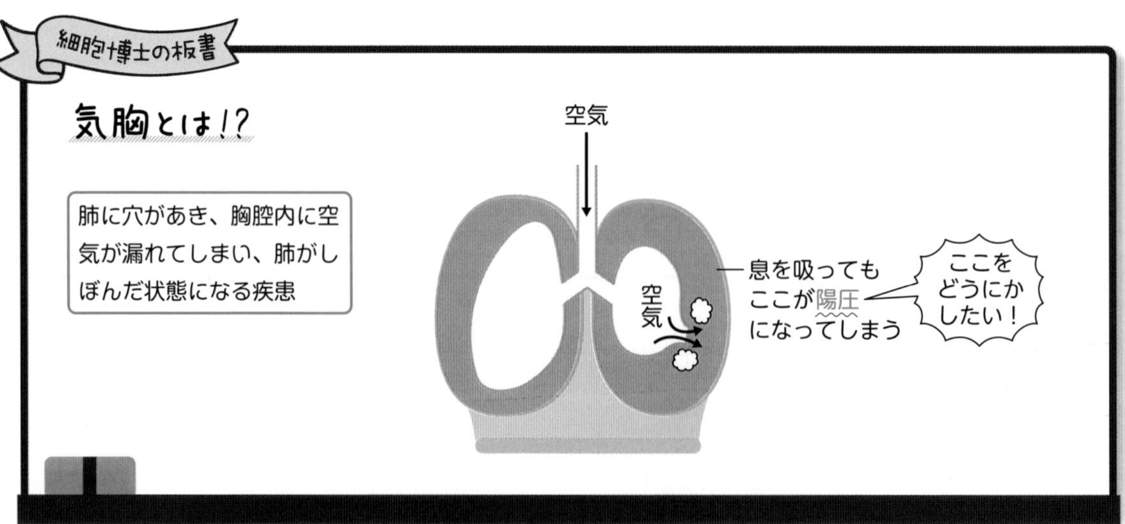

細胞博士の板書
気胸とは!?
肺に穴があき、胸腔内に空気が漏れてしまい、肺がしぼんだ状態になる疾患
空気
空気
息を吸っても
ここが陽圧
になってしまう
ここを
どうにか
したい！

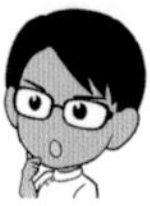

そうか、肺に穴があくと、肺の中の空気が胸腔内に漏れて、胸腔内の空気の量が増えるから、**胸腔内圧が陽圧になってしまう**のかあ…

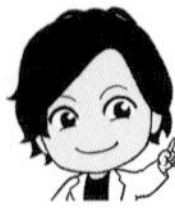

そうなんですよ〜　だから、気胸が生じた患者さんには、**胸腔内圧を常に陰圧にするような処置**が必要になるってことなんです。そこで、チェストドレーンバッグの出番です！

細胞博士の板書

チェストドレーンバッグで空気を吸引するしくみ！

<チェストドレーンバッグ（低圧持続吸引器）>

気胸を起こした患者さんの胸腔にチューブを差し込み、胸腔内の空気を取り出す装置。
血液や胸水（胸腔内の液体）、膿なども取り出すことができる。

①排液ボトル：胸腔内からの排液がここにたまる。
②水封室：胸腔内を陰圧に保つための水封（ウォーターシール）。
③吸引圧制御ボトル：吸引圧を調整するところ。
※②と③には指示どおりの滅菌蒸留水を入れておく。

① ② ③

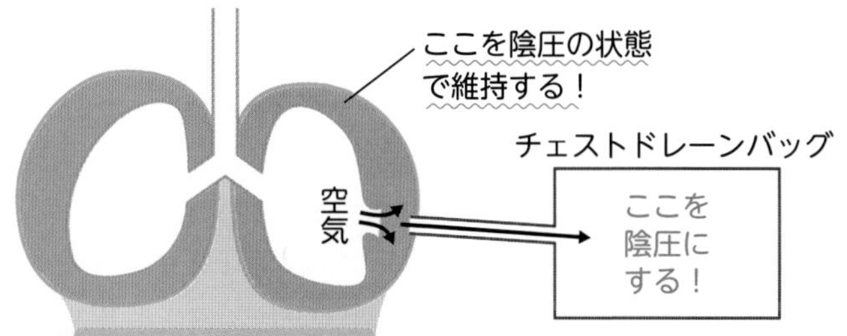

このようにして、肺機能を維持させるために行う医療技術を**胸腔ドレナージ**という。

なるほど！　胸腔から空気を抜けば、胸腔内圧が陰圧になるもんね！

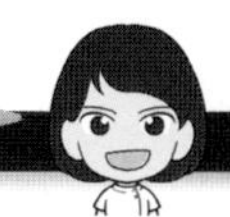

国試の類題にチャレンジ！

Q1 成人の左右の主気管支を右図に示す。正しいのはどれか。［第103回　2014年］

1．右 左　2．右 左　3．右 左　4．

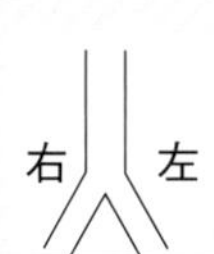

Q2 内圧が陽圧になるのはどれか。［第94回　2005年］

1．吸息中の肺胞　2．呼息中の肺胞　3．吸息中の胸膜腔　4．呼息中の胸膜腔

Q3 自発呼吸時の胸腔内圧を示す曲線はどれか。［第107回　2018年］

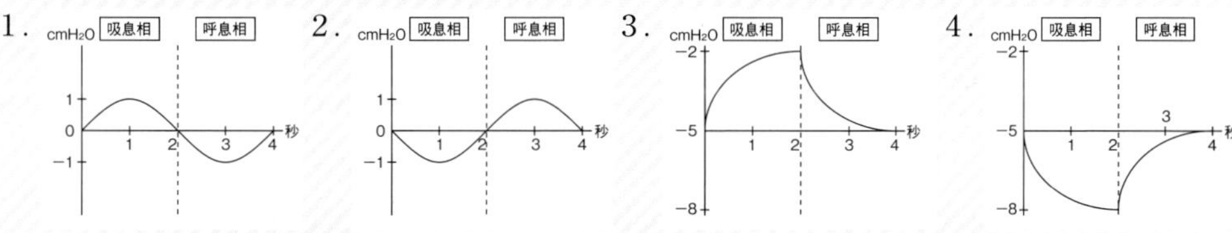

解答&解説

〈Q1〉 3：右主気管支は太くて短く、左主気管支は細くて長いです。
〈Q2〉 2：呼息中の肺胞内が陽圧だから、空気が肺から自然に出ます。
〈Q3〉 4：吸息中の胸腔内圧は陰圧が大きくなり（下がる状態）、呼息中の胸腔内圧は陰圧が小さくなります（上がる状態）。胸腔内は常に陰圧に保たれています。

テーマ 44

骨の形成と破壊

人が自らの意思で動かすことができる組織や器官を「運動器」といいます。
本章では、運動器の代表である「骨」と「筋肉」を、正に"自らの意志で"勉強していきましょう！

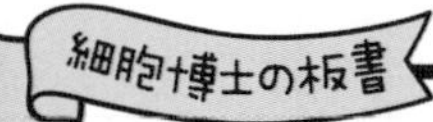

骨のはたらき3選!!

①**体を支える＆臓器を守る** ⇒ 新生児がもつ骨は300個ほど。
成長の過程でつなぎ合わさって成人では200個になる。
いずれもたくさんの骨で体を支えたり、臓器を守ったりしている。

②**カルシウムやリンの貯蔵** ⇒

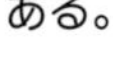

体内のカルシウムの97%は骨にある!!

・**甲状腺**から分泌される**カルシトニン**によって、血液中から骨に**Ca^{2+}**（カルシウムイオン）が供給され、骨で貯蔵される。
Ca^{2+}は骨芽細胞が骨をつくる際の材料となる。
また、カルシトニンは破骨細胞のはたらきを抑制する。
復習 カルシトニン…血中のCa^{2+}濃度を低下させる（➡テーマ㉚）

・**副甲状腺**から分泌される**パラトルモン**によって、骨から血液中に**Ca^{2+}**が供給される。
復習 パラトルモン…血中のCa^{2+}濃度の上昇（➡テーマ㉚）

③**血液をつくる** ⇒ 骨の内部にある**骨髄**で、**造血幹細胞**（➡テーマ⑨・⑫）が増殖して赤血球や白血球、血小板などの血球へと分化する。
造血幹細胞の増殖能力は非常に高く、1秒に200万個の血球に分化することもある。

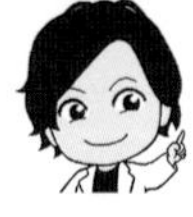

まずは、博士が選んだ「骨のはたらき3選」を確認しておきましょう！　とくに②と③については、テーマ⑨・⑫・㉚の内容をしっかりと復習しておきましょうね！

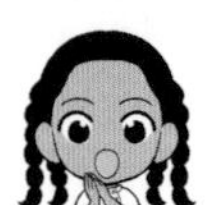

へ～！　私たちって赤ちゃんのときのほうが骨の数が多いんだね～！びっくり…

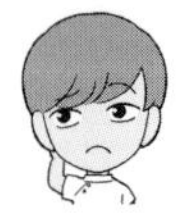

カルシトニン…パラトルモン…確かに勉強したはずなのに、もう抜けてる…って、あれ？　②はCa^{2+}に関する説明しかないのに、リンはどう関係しているのかな？

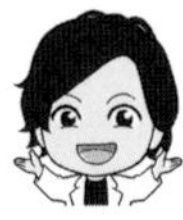

サイ君、よく気づきましたね！　体内に存在するカルシウムのほとんどはリンと結びついていて、同じように骨の成分となっているんですよ！

それでは、骨の構造についてみていきましょう！
赤字の各部名称はもちろん、それぞれの部位におけるはたらきも頭に入れちゃいましょう♪♪

細胞博士の板書

骨の構造!!

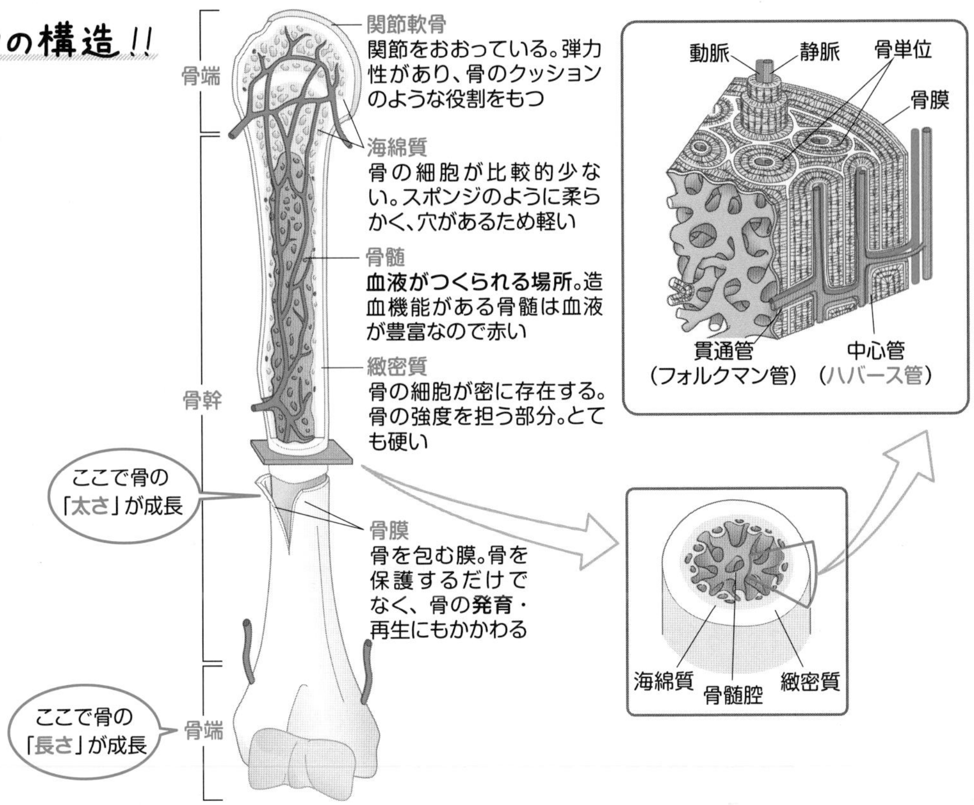

骨端
骨幹
骨端

関節軟骨
関節をおおっている。弾力性があり、骨のクッションのような役割をもつ

海綿質
骨の細胞が比較的少ない。スポンジのように柔らかく、穴があるため軽い

骨髄
血液がつくられる場所。造血機能がある骨髄は血液が豊富なので赤い

緻密質
骨の細胞が密に存在する。骨の強度を担う部分。とても硬い

骨膜
骨を包む膜。骨を保護するだけでなく、骨の**発育**・再生にもかかわる

ここで骨の「太さ」が成長

ここで骨の「長さ」が成長

動脈
静脈
骨単位
骨膜
貫通管（フォルクマン管）
中心管（ハバース管）

海綿質
骨髄腔
緻密質

（鈴川茂監修：世界一やさしい！細胞図鑑、p81、新星出版社、2020　吉里勝利監修：スクエア最新図説生物、p39、第一学習社、2021）

フライドチキンの骨ってただの「棒」みたいに思っていたけど、けっこう複雑な構造しているんだなあ…次フライドチキンを食べたとき、意識してみてみよう！

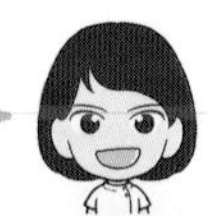

第２章の「血液と免疫」で骨髄について少し勉強したけど、こんな風に本当に骨の中に血液をつくる場所があるんだなあ…やっぱり意外だなあ。

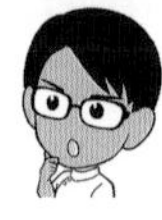

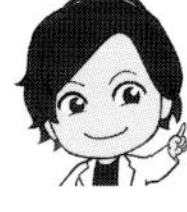

上の図だと骨髄は赤色の部分（**赤色骨髄**）が多いけど、血液をつくらない脂肪が豊富な黄色の部分（**黄色骨髄**）もあるんです！　しかも、年をとるごとに黄色骨髄の割合が増えていくんですよ〜！

へ〜！　ということは、博士よりの私たちのほうが血液をつくる能力が高いってことなんだね〜

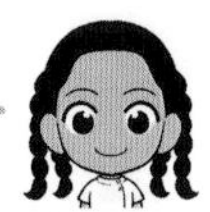

博士の講義はいつも血の気が多いから、博士の骨髄の中の造血幹細胞はすごく活発そう（笑）

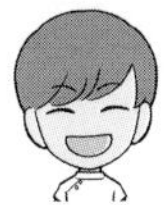

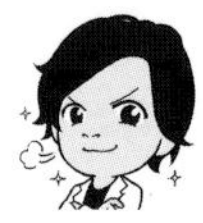

ハハハ💦…（もっと落ち着いた講義をするように心がけよう…）

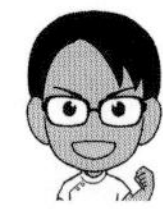

僕さあ、小学生のとき、夏休みの間に身長が10cmも伸びたんだ～
これって骨端で「長さ」が成長して、骨膜で「太さ」が成長したからなんだね～！

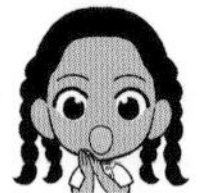

へえ～！　すごいねえ！　私、身長が低いから羨ましい!!

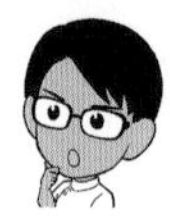

ふむふむ…骨質の「緻密質」には**ハバース管**っていうのがあるんだな…

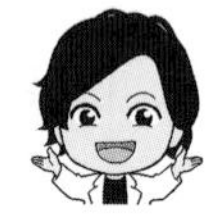

そのとおり！　ハバース管は“**血管**や**リンパ管**、**神経の通り道**”になっていて、骨細胞たちに栄養を送る重要なはたらきを担っているんですよ～！

次に、骨を構成している細胞をいくつか紹介していきますね。

細胞博士の板書

骨を構成している細胞3選!!

- **骨芽細胞**…カルシトニンによって骨に供給されたCa^{2+}を材料にして**骨をつくる**細胞。
  破骨細胞が破壊した骨を再生する役割をもつ。
- **破骨細胞**…古くなった骨を**酸**や**酵素**を使って溶かし（骨吸収）、一時的に破壊する細胞。
  壊された骨は骨芽細胞がつくり直す。カルシトニンによってはたらきが抑制される。
- **軟骨細胞**…コラーゲンなどのタンパク質を分泌し、骨を守る軟骨をつくる細胞。

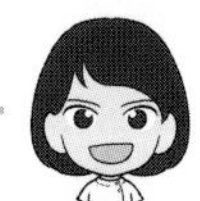

破骨細胞が壊した骨を**骨芽細胞**がつくり直すなんて、骨の細胞たちって、連携して活動しているんだね！

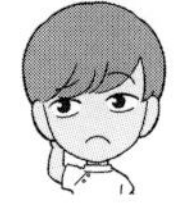

“炭酸飲料を飲むとと骨が溶ける”って聞いたことがあるけど、これって破骨細胞が「**酸**」を使って骨を壊すからってことなのかな～？

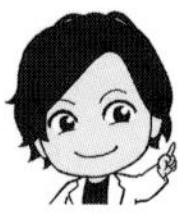

お♪♪　サイ君、とてもいい観点ですね！　確かに破骨細胞は酸で骨を溶かすけど、それって炭酸飲料が直接骨に触れないと起きない現象だから、そこまで気にすることでもないですよ～

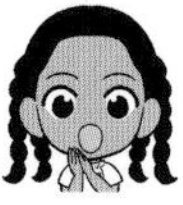

私、炭酸飲料大好きなの～！　それ聞いて安心した～（´∀`）

最後に、脊柱（背骨）を構成している骨をザッとみていきましょう！

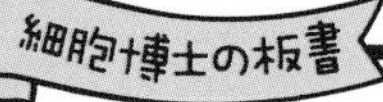

脊柱を構成している骨

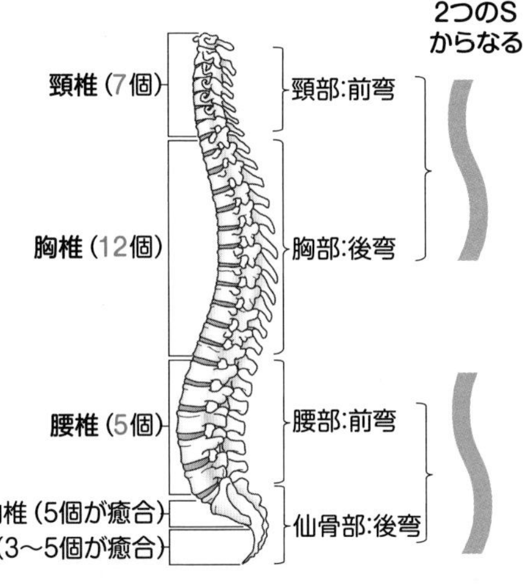

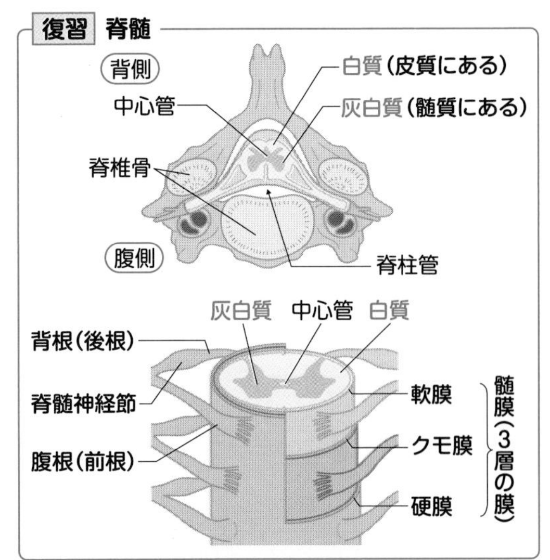

（林正健二：ナーシンググラフィカ解剖生理学、p217、メディカ出版、2021　吉里勝利監修：スクエア最新図説生物、p213、第一学習社、2021）

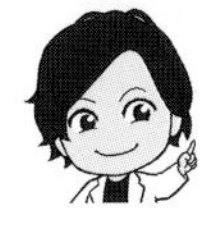

頸椎、胸椎、腰椎、の数は「**朝食７時、昼食12時、夕食５時**」って覚えるといいですよ！あと、これらをテーマ㉑で勉強した脊髄（神経系）の一部である「頸髄」「胸髄」「腰髄」と間違えないように注意しましょうね！

博士～！　いつも頭に入りやすいゴロをありがとう～!!

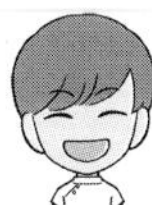

テーマ 44 骨の形成と破壊

国試の類題にチャレンジ！

Q1 骨について正しいのはどれか。　［第103回　2014年］

1．リンの貯蔵場所である。
2．骨髄で骨の形成が行われる。
3．骨芽細胞によって骨の吸収が行われる。
4．カルシトニンによって骨からカルシウムが放出される。

Q2 骨について誤っているのはどれか。　［第88回　1999年］

1．副甲状腺（上皮小体）ホルモンによって骨吸収が促進される。
2．造血は主に骨の緻密質で行われる。
3．骨折の治癒過程で仮骨が形成される。
4．骨端線部で骨の長軸方向の成長が起こる。

解答&解説

〈Q1〉１：骨はカルシウムの貯蔵場所です。体内のほとんどのカルシウムはリンと結びついているので、骨はリンの貯蔵場所ともいえます。３．骨の吸収は破骨細胞によって行われます。

〈Q2〉２：造血（血液をつくること）は主に骨の骨髄（赤色骨髄）で行われる。緻密質ではない。

テーマ 45

筋組織と骨格筋の構造

★★☆

筋肉はニューロン（神経細胞）からの指令を受けて筋収縮を起こし、骨を動かします。本テーマとテーマ㊻ではとくに、意思で動かすことができる骨格筋の構造に注目して勉強していきます！

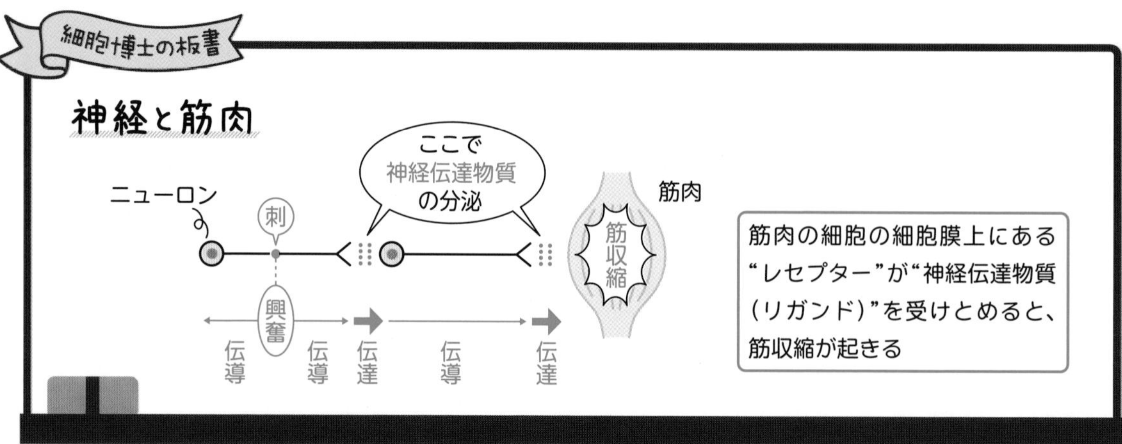

なんかこれテーマ⑳でも勉強しましたよね〜！　筋肉はニューロンから分泌される**神経伝達物質**を受けとめることによって、筋収縮を起こすんですね〜！

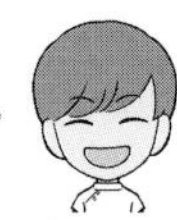

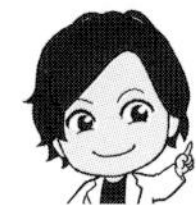

そうなんです！　テーマ⑦で勉強したように「神経伝達物質は**リガンド**」でしたよね。したがって、この図より「筋肉には**レセプター**がある」こともわかりますね。

筋肉に分泌される神経伝達物質と筋肉の種類との関係をまとめておきますね！

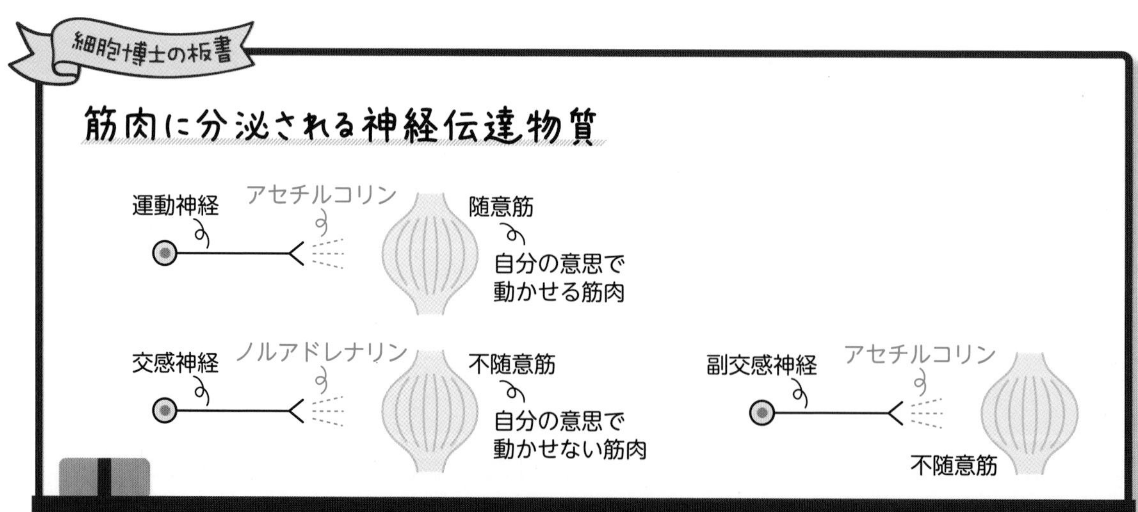

なるほどなあ。運動神経は体性神経系で**随意的にはたらく**ことを、交感神経や副交感神経といった自律神経系は**不随意的にはたらく**ことを、確かテーマ㉑で習ったもんね。納得！

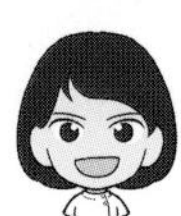

次に、筋肉を３つの種類に分けて示していきます。
とくに骨格筋に作用するニューロンと神経伝達物質について注目してみてください。

細胞博士の板書

筋肉の種類！

はたらき	骨格筋	心筋	内臓筋
構造	横紋筋		平滑筋
収縮	しやすい		しにくい
核	多核	単核	
意思	随意筋	不随意筋	
作用する神経	運動神経	自律神経（交感神経・副交感神経）	
作用する神経伝達物質	アセチルコリン	ノルアドレナリン・アセチルコリン	
疲労	しやすい	しにくい	

（鈴川茂：とにかく伝えたい生物テーマ200、p277、代々木ライブラリー、2020）

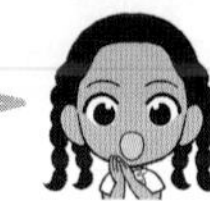
あれ？　この表、どっかでみたことあるような…

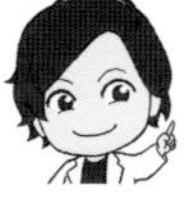
リムさんそのとおり！　テーマ⑧でも同じような表を勉強しましたね！　上の表では「作用する神経」や「作用する神経伝達物質」の項目が付け加えられています！

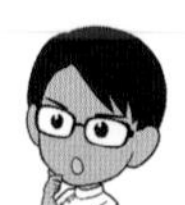
ふむふむ…骨格筋に作用する神経は「**運動神経**」で、運動神経から分泌される神経伝達物質は「**アセチルコリン**」か〜

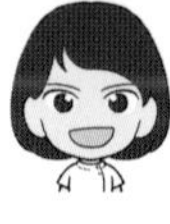
骨格筋が自分の意思で動かせる「**随意筋**」だからアセチルコリンが分泌されて当たり前だね！

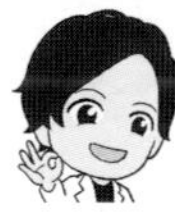
みんなその調子♪♪　その流れで、骨格筋の構造について細かくみていきましょう！
上の表で骨格筋の細胞が「**多核**」であることにも注目しておきましょう！

多核である骨格筋の細胞は「筋線維」とよばれます。そして、筋線維の中にはたくさんの「筋原線維」があります。これらを“まるっと”理解しちゃいましょう！

細胞博士の板書

骨格筋の構造！

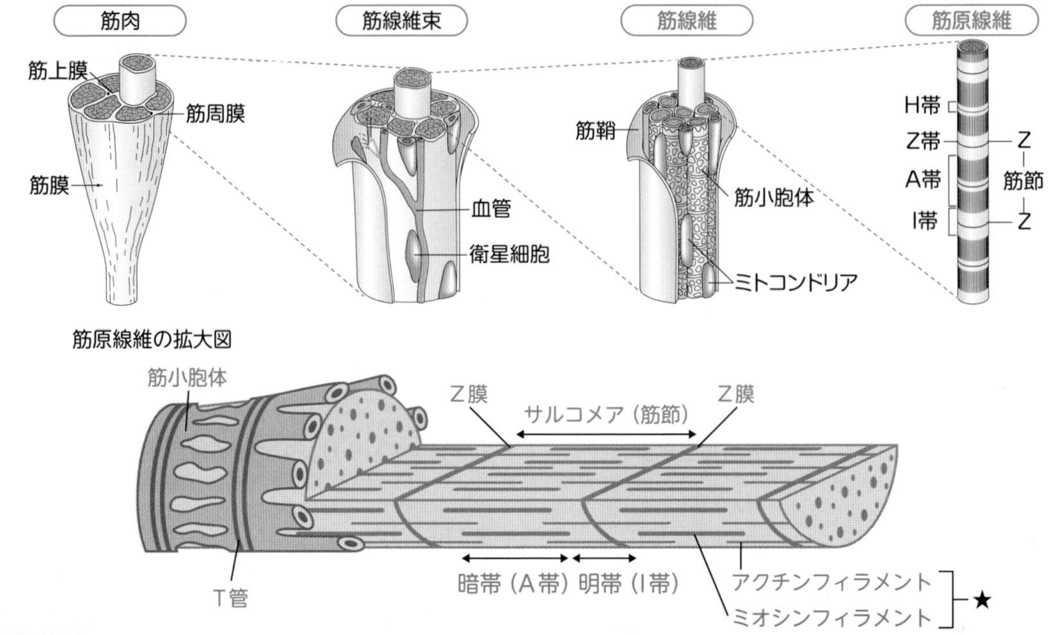

筋肉
筋上膜
筋周膜
筋膜

筋線維束
血管
衛星細胞

筋線維
筋鞘
筋小胞体
ミトコンドリア

筋原線維
H帯
Z帯
A帯
I帯
Z
筋節
Z

筋原線維の拡大図
筋小胞体
T管
Z膜
サルコメア（筋節）
Z膜
暗帯（A帯）明帯（I帯）
アクチンフィラメント
ミオシンフィラメント
★

（鈴川茂：とにかく伝えたい生物テーマ200、p276、代々木ライブラリー、2020）

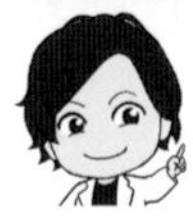

少し構造が複雑ではありますが、まずは、この図の赤字の名称を覚えてしまいましょう！

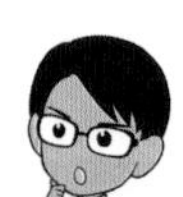

ふむふむ…「**筋線維**」という細胞に「**筋原線維**」という細胞小器官がある、というわけか…

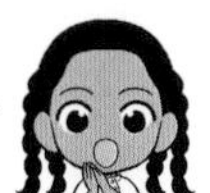

筋原線維には、**筋小胞体**と**T管**が巻きついているんだね。筋小胞体っていうのは、筋肉の細胞の小胞体ってことかな？

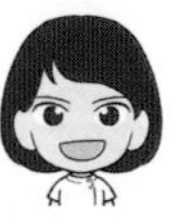

で、**Z膜**に挟まれた**サルコメア（筋節）**が単位となっているんだね。文字通り「**暗帯**」は「暗い領域」、「**明帯**」は「明るい領域」だね！

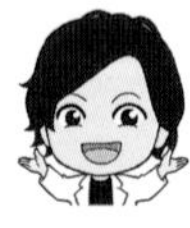

そうそう♪♪　そうやって一つひとつ口に出して考えていくと頭に入りやすいですよ！　あと、この図を一度描きあげてみるのも１つの手です！　★にある２つのフィラメントは次のテーマ㊻にて大活躍しますので、今のうちにその違いをおさえておきましょう！

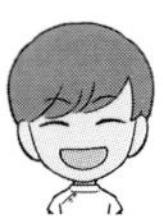

は～い♪♪　…え～と、太いほうが「**ミオシンフィラメント**」で、細いほうが「**アクチンフィラメント**」か～

最後に、より細かい筋原線維の構造をみておきましょう！

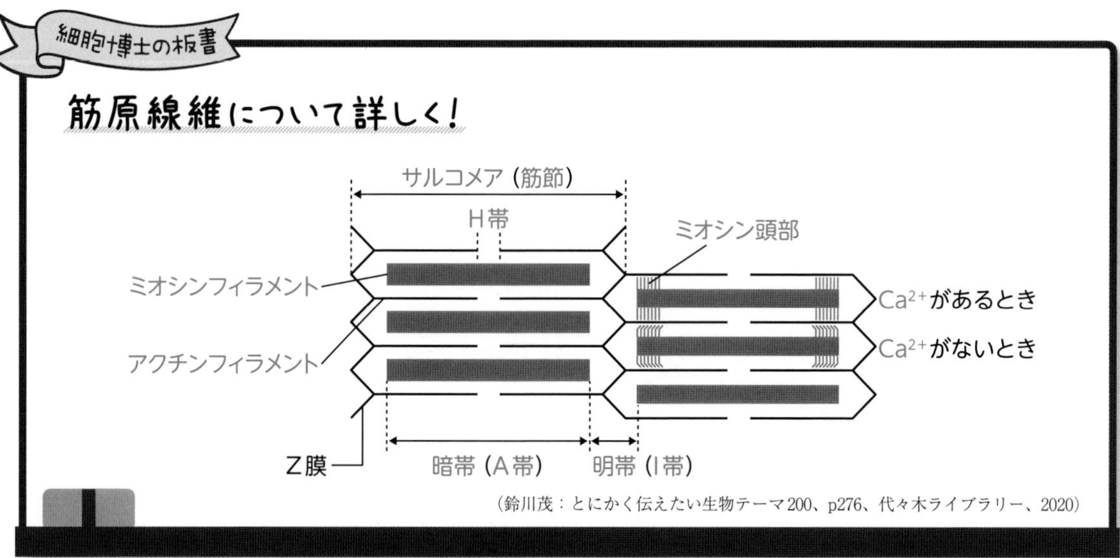

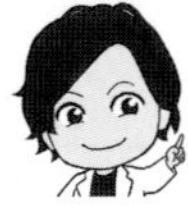

さっきの図に「**H帯**」と「**ミオシン頭部**」「**Ca^{2+}（カルシウムイオン）の有無**」が加わりました。この図も一度自分の手で描いておくことを強くオススメします！

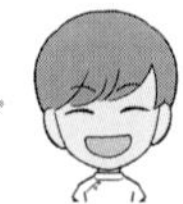

は〜い♪♪　やっておきま〜す！　博士のいうことを聞いておくと、メキメキ成績が上がりますからね😁

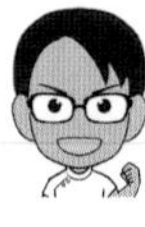

もちろんです♪♪　この図をみると、"Ca^{2+}があるときにミオシン頭部がアクチンフィラメントに触れていること"がわかりますね！　博士のことだから、このことも次のテーマ㊻できちんと説明してくれるんでしょ？　僕たち、わかっていますよ！😆

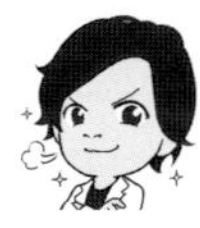

お…お前ら〜（ヤンクミ風←古い（笑））！

テーマ45　筋組織と骨格筋の構造

国試の類題にチャレンジ！

Q1 骨格筋の細胞膜には（　　）に対する受容体がある。自己抗体がこの受容体のはたらきを阻害すると骨格筋は収縮できなくなる。（　　）に入る神経伝達物質として正しいのはどれか。［第112回　2023年］

1．アセチルコリン　2．アドレナリン　3．ドパミン　4．ノルアドレナリン

Q2 平滑筋はどれか。［第103回　2014年］

1．心筋　2．三角筋　3．瞳孔散大筋　4．胸鎖乳突筋　5．大腿四頭筋

解答&解説

〈Q1〉 1：随意筋である骨格筋の細胞膜には、アセチルコリンを受容するレセプターがあります。

〈Q2〉 3：5つの選択肢の筋肉の中で、不随意筋は1．心筋と3．瞳孔散大筋です。不随意筋には横紋筋と平滑筋があり、心筋は横紋筋、瞳孔散大筋は平滑筋です。

筋収縮のしくみ

★★★

筋収縮は、ミオシンによるアクチンフィラメントの“滑りこみ”で起きます。
その様子を細かくみていくとともに、「筋肉とATP」について知っていきましょう！

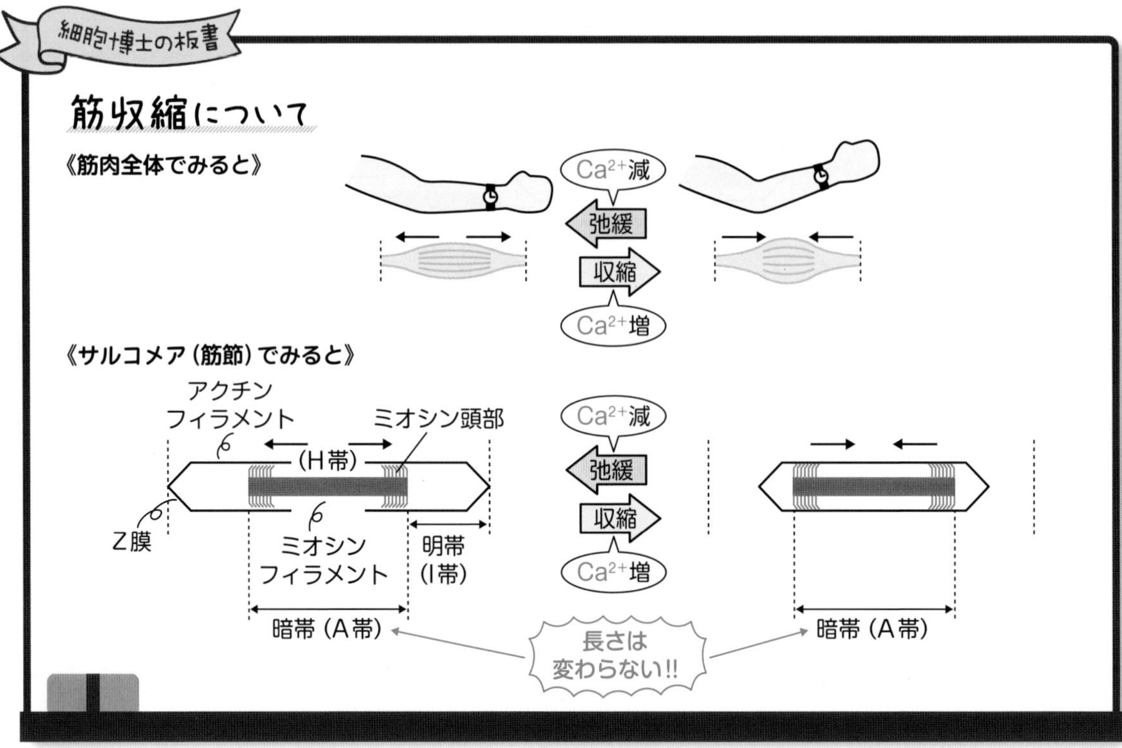

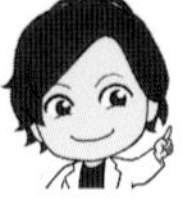

このように、筋肉全体でもサルコメアでも、「Ca^{2+}**が増える**」ことで筋収縮が起きていることがわかりますね。あと、サルコメアにおいて、明帯やH帯は筋収縮後に長さが短くなっていることがわかりますが、暗帯の長さは変わっていませんね！

まさに「**暗帯は安泰！**」ですね！

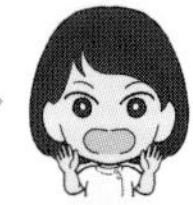

うわ 出た！ 博士の親父ギャグ！

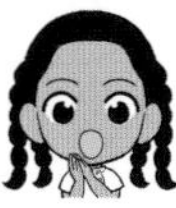

覚えやすいゴロをいうのはいいけど、急に大きな声出さないでくださいよ〜

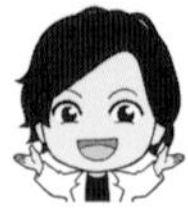

えへへ…ごめんねえ。

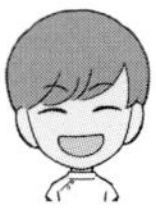

ところで博士〜 僕、アクチンフィラメントとミオシンフィラメントの細かい構造をもっと知りたいなあ！

それではサイ君の要望にお答えして、アクチンフィラメントとミオシンフィラメントの構造を詳しくみていきましょう！
これを知っておくと、後で勉強する「筋収縮のしくみ」がとてもわかりやすくなりますよ！

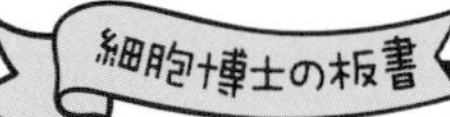

アクチンフィラメントとミオシンフィラメント

・アクチンフィラメント

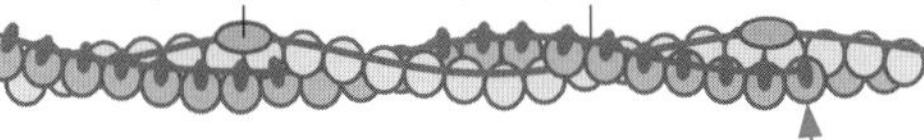

・ミオシンフィラメント

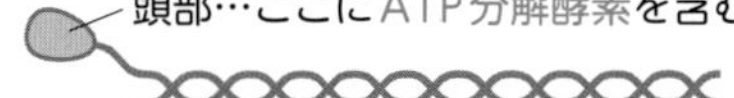

アクチンには、ミオシン頭部と結合する部分（ミオシン結合部位）があって、ふだんこの部位はトロポミオシンによって塞がれている！

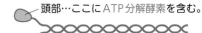

（鈴川茂：とにかく伝えたい生物テーマ200、p276、代々木ライブラリー、2020）

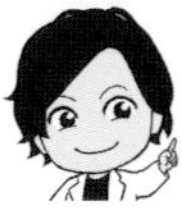

二重らせん構造をもつアクチンフィラメントには「**アクチン**」以外に「**トロポニン**」と「**トロポミオシン**」というタンパク質があります。アクチンにはふだんトロポミオシンによってフタがされている“**ミオシン結合部位**”があることを知っておきましょう！　また、マジックハンドみたいな見た目のミオシンフィラメントの頭部には**ATP分解酵素**を含む「**ミオシン頭部**」があります。これらのはたらきは、次の「筋収縮のしくみ」でしっかりと説明してきますね♪

ここでようやく、筋収縮の細かいしくみについて勉強していきましょう！
国家試験に頻出の内容です！　しっかりと頭に詰め込んでおきましょう！

筋収縮の細かいしくみ

筋線維が刺激される
⇒興奮が**T管**を経由して**筋小胞体**へ伝わる
⇒筋小胞体上の**カルシウムチャネル**より**Ca^{2+}**が放出される
⇒Ca^{2+}が**アクチンフィラメント**の**トロポニン**に結合する
⇒トロポニンの位置がずれることで、**トロポミオシン**がゆるむ
⇒アクチンの“ミオシン結合部位”が露出する
⇒**アクチン**と**ミオシン頭部**が結合する
⇒ミオシン頭部が**ATP**を使って**アクチンフィラメントをすべり込ませる**

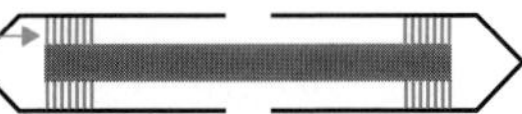

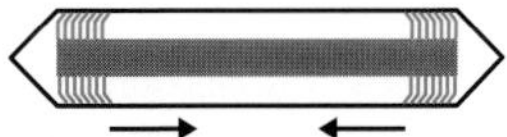

⇒興奮が止まると、筋小胞体上の**カルシウムポンプ**によってCa^{2+}が吸収される
⇒筋肉が弛緩する

（鈴川茂：とにかく伝えたい生物テーマ200、p276、代々木ライブラリー、2020）

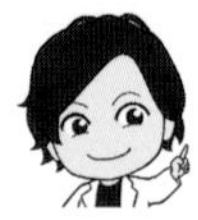

これは、ハックスリーというイギリスの学者が提唱した「滑り説」という学説がもととなっています。テーマ㊺で勉強した「T管」や「筋小胞体」や「Ca^{2+}（カルシウムイオン）」、前ページで勉強した「トロポニン」や「トロポミオシン」や「ミオシン頭部」や「ATP」などを参考にして、筋収縮の流れを頭に押しこんでしまいましょう！

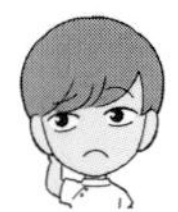

う～ん…大変だけど頑張るかあ！　…え～と、筋線維のレセプターが神経伝達物質を受け取ると、筋線維が興奮して、その興奮がT管を経由して**筋小胞体**へと伝わるんだな。

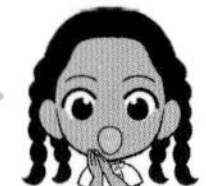

で、筋小胞体からCa^{2+}が放出されて、アクチンフィラメントの**トロポニン**に結合するんだね…

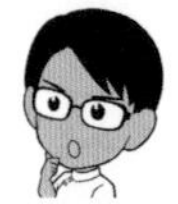

ふむふむ…「トロポミオシン」ではなくて「トロポニン」なんだな…名前が似ていてややこしいなあ。

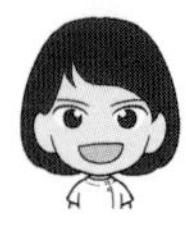

そして、**トロポミオシン**がゆるむことで、アクチンがもつ“ミオシン結合部位”が露出して、**アクチン**と**ミオシン頭部**が結合し、ミオシン頭部がもつ**ATP分解酵素**によってATPが消費され、アクチンフィラメントが滑り込んで筋収縮が起きるわけね！

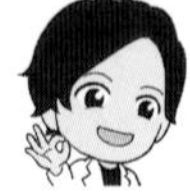

みんなその調子♪♪　筋収縮の流れを１回口に出してみると、頭に入りやすいですよ！

そして、筋収縮しても「**暗帯は安泰！**」です！

「ATPがなくなること」は筋肉にとっては死活問題！
それを解決するために筋肉は特別なATP貯蔵システムをもっています。

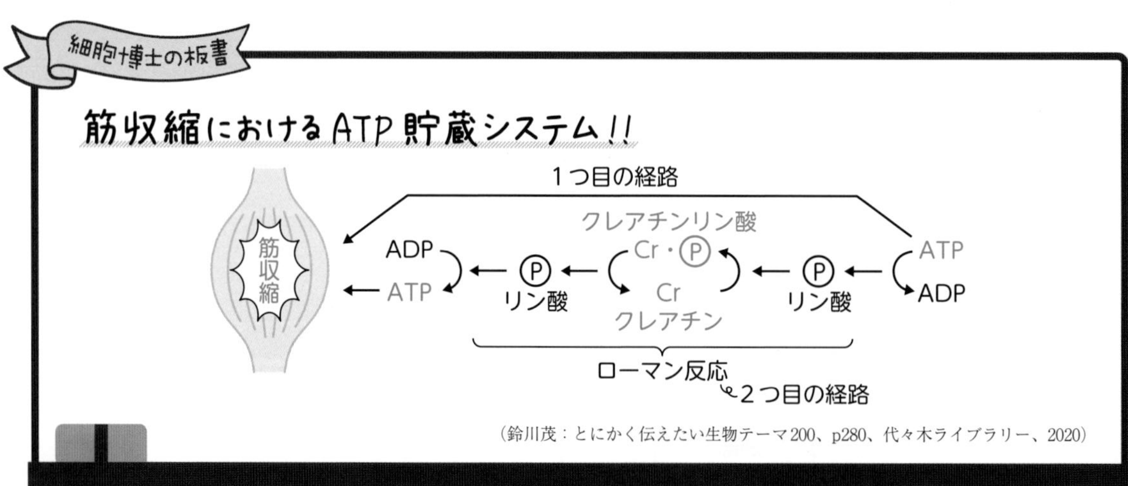

（鈴川茂：とにかく伝えたい生物テーマ200、p280、代々木ライブラリー、2020）

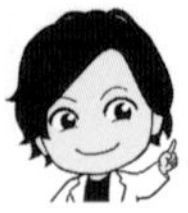

このように筋収縮に利用されるATPが“２つの経路”で供給されることによって、筋肉は「ATPが常に枯渇しない状態」をつくり上げているんです！

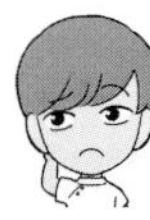

う～ん…イメージがわくようなわかないような…

それでは、サイ君にもわかりやすいように、次のようなイメージで例えてみます！

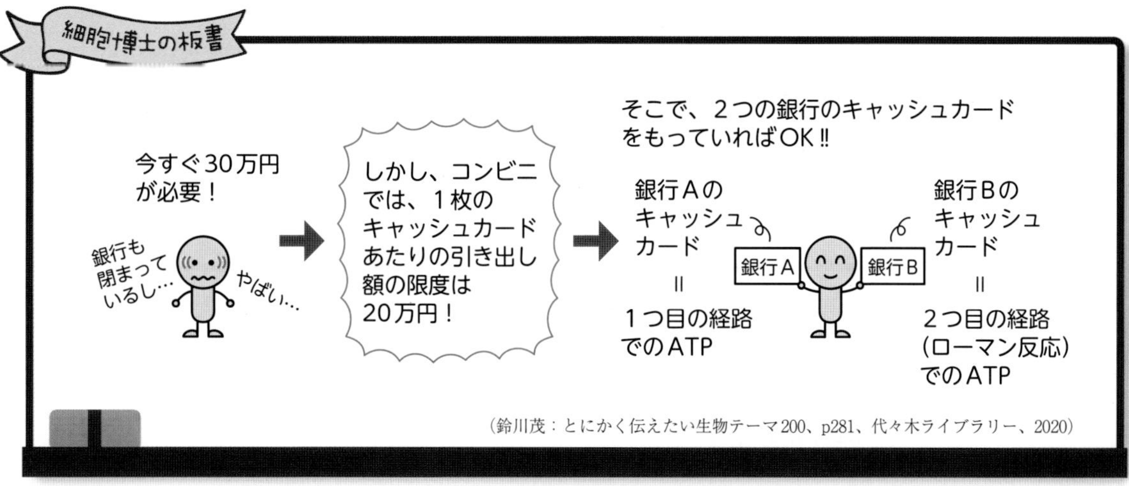

細胞博士の板書
今すぐ30万円
が必要！
銀行も
閉まって
いるし…
やばい…
しかし、コンビニ
では、1枚の
キャッシュカード
あたりの引き出し
額の限度は
20万円！
そこで、2つの銀行のキャッシュカード
をもっていればOK!!
銀行Aの
キャッシュ
カード
＝
1つ目の経路
でのATP
銀行A
銀行B
銀行Bの
キャッシュ
カード
＝
2つ目の経路
(ローマン反応)
でのATP
（鈴川茂：とにかく伝えたい生物テーマ200、p281、代々木ライブラリー、2020）

なるほど！　これならわかりやすいや！

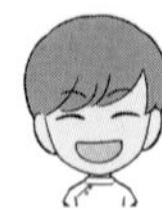

国試の類題にチャレンジ！

Q1 骨格筋収縮のメカニズムで正しいのはどれか。　［第93回　2004年］

1．カルシウムイオンが必要である。
2．筋収縮の直接のエネルギー源はADPである。
3．筋収縮時にミオシンフィラメントの長さは短縮する。
4．筋収縮の結果グリコゲンが蓄積される。

Q2 骨格筋の収縮について正しいのはどれか。　［第102回　2013年］

1．筋収縮のエネルギー源はADPである。
2．収縮力は関節が伸展した状態で最大となる。
3．骨格筋は副交感神経の指令を受けて収縮する。
4．アクチンがミオシン上を滑走して筋収縮が起こる。

Q3 筋収縮で正しいのはどれか。　［第104回　2015年］

1．筋収縮はミオシンの短縮である。
2．アクチンにATP分解酵素が存在する。
3．α運動ニューロンは筋紡錘を興奮させる。
4．筋小胞体からカルシウムイオンが放出される。

解答&解説

〈Q1〉1：2．筋収縮の直接のエネルギー源はADPではなくATPです。3．筋収縮時に暗帯に相当するミオシンフィラメントの長さは短縮しません。「暗帯は安泰」ですよ！　4．グリコーゲンはグルコースで合成されています。筋収縮の結果、グリコーゲンは分解されるものの、蓄積はされません。

〈Q2〉4：1．筋収縮の直接のエネルギー源はADPではなくATPです。2．収縮力に関節は無関係です。3．骨格筋は随意筋なので、副交感神経ではなく運動神経の指令を受けて収縮します。

〈Q3〉4：1．筋収縮においてミオシンは短縮しません。本当にしつこいようですが、「暗帯は安泰」です。2．ATP分解酵素が存在するのはアクチンではなくてミオシンです。3．α運動ニューロン（運動神経）は筋紡錘ではなく、随意筋である骨格筋を興奮させます。

テーマ 47

遺伝と染色体

★☆☆

最終章は「遺伝」について勉強していきます。
親からもらった遺伝子はどのように発現していくのか、その基本原理を学んでいくとともに、遺伝に関する計算問題も解けるようになっちゃいましょう♪♪

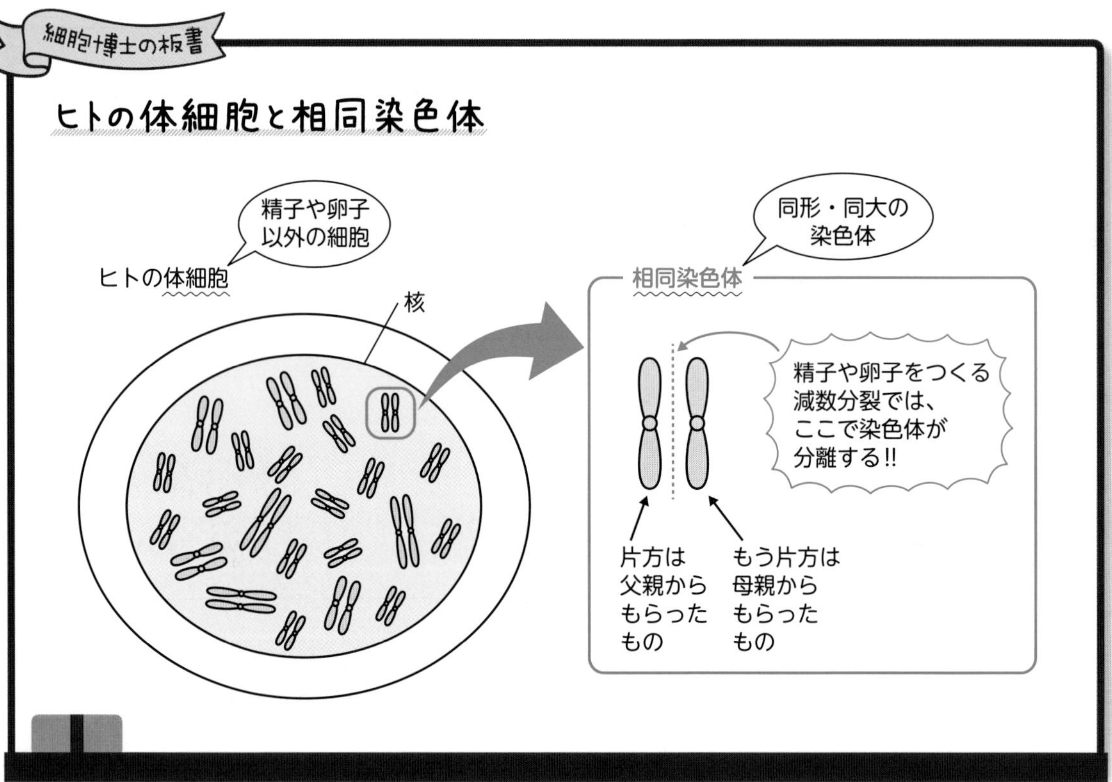

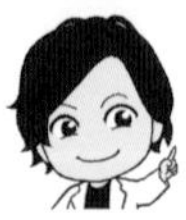

これと似たような内容をテーマ③でも勉強しましたね。遺伝について理解を深めていくには、**相同染色体**についてきちんと知っておく必要があります。

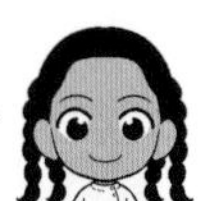

つまり、私たちの体細胞には、同形同大の染色体が“2本ずつ”あるってことだね～

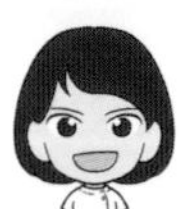

お父さんとお母さんからそれぞれ染色体をもらっているのだから、ある意味当たり前だね！

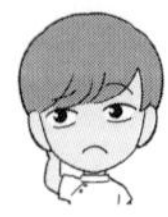

減数分裂って、相同染色体の間で分離が起こる細胞分裂なんだね…
テーマ③ではここまで厳密に勉強しなかったから、少し難しく感じるなあ…

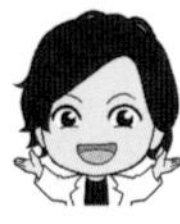

テーマ③では相同染色体に関してはあまり触れませんでしたしね…。サイ君がそう思うのも無理ないですよ～　本テーマでは相同染色体に注目しながら減数分裂について勉強していきましょう！

相同染色体を軸にして「減数分裂」と「受精」の流れをつかんでいきましょう！
受精卵は父親由来と母親由来の両方の遺伝子をもつことにも注目しましょう。

細胞博士の板書

「減数分裂」と「受精」の流れ

≪精巣内≫

ゲノム2セット　精母細胞

相同染色体が2本ずつ、合計46本の染色体をもつ

↓ 減数分裂

ゲノム1セット　精子

相同染色体が1本ずつ、合計23本の染色体をもつ

≪卵巣内≫

ゲノム2セット　卵母細胞

相同染色体が2本ずつ、合計46本の染色体をもつ

↓ 減数分裂

ゲノム1セット　卵子

相同染色体が1本ずつ、合計23本の染色体をもつ

受精

↓

ゲノム2セット　受精卵

相同染色体が2本ずつ、合計46本の染色体をもつ

1組の相同染色体

父親由来の遺伝子

母親由来の遺伝子

人は父親と母親の両方の遺伝子をもつ。このうち、片方の遺伝子のみが発現することが多い!!

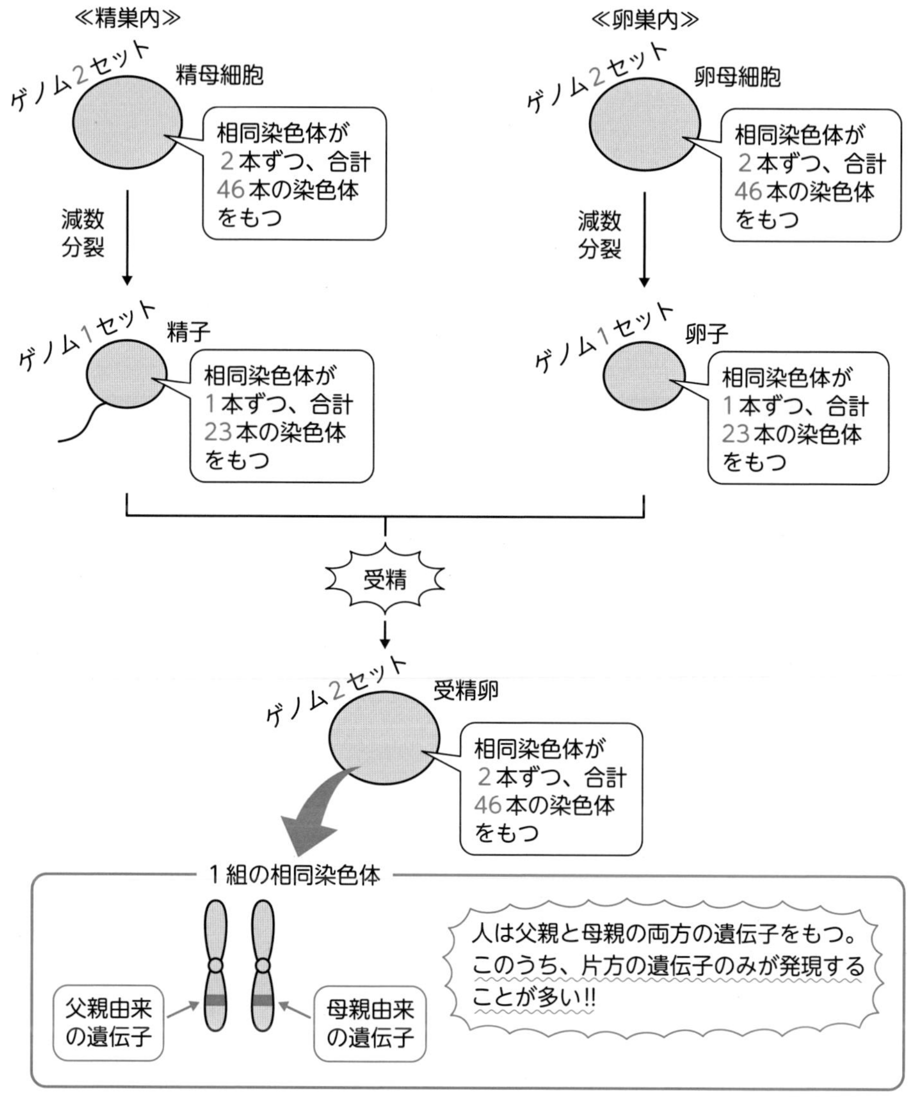

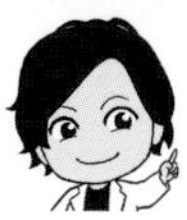

テーマ③で勉強しましたが、ゲノムは「精子や卵子がもつ染色体の１セット」でしたね。つまりゲノムは「**相同染色体を１本ずつもつ23本の染色体の１セット**」ともいえますね。

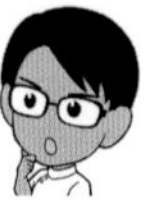

僕たちはお父さんとお母さんの両方の遺伝子をもつってことかあ。納得！
このうち片方の遺伝子のみが発現するってのが僕的にはピンとこないなあ。

釈然としないゴル君のために、今度は両親からもらった遺伝子に注目して説明していきますね。染色体上にある遺伝子は、次のように記号で示されます。

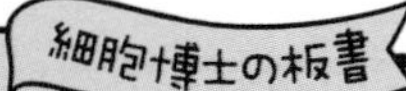

染色体上にある遺伝子はアルファベット記号で表す！

1組の相同染色体

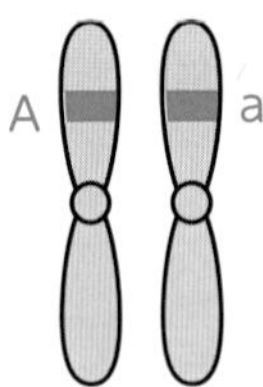

例
- A…耳垢を湿型（ウェット）にする遺伝子
- a…耳垢を乾型（ドライ）にする遺伝子

この染色体をもつ人は、湿型と乾型の両方の遺伝子をもつことになる。

⇒ 遺伝子構成を記号で表したものを「**遺伝子型**」、遺伝子構成によって外に現れる形質を「**表現型**」という。この場合、遺伝子型は「**Aa**」である。

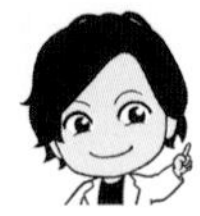

両親からそれぞれ引き継がれた遺伝子は、このようにアルファベット記号で表されます。ここでは、「**遺伝子型**」と「**表現型**」の違いを明確にしておきましょう！　この２つ以外の遺伝用語はテーマ㊽で扱っていきますね♪♪

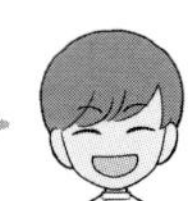

“耳あか”かあ…自分がウェットタイプかドライタイプかなんて考えたことないなあ。…あ！　でも、僕はめちゃくちゃ耳かきを使うから、ドライタイプなのかも～

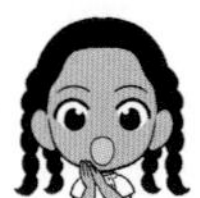

遺伝子型がAaの人は湿型（ウェット）と乾型（ドライ）のどっちの表現型になるのかなあ？

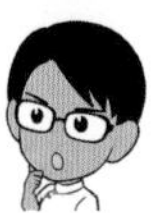

確かにどうなんだろう…湿型と乾型の中間だから“生乾き”…みたいな？

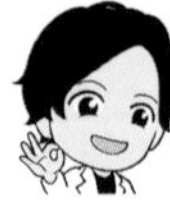

お♪♪　いいところに注目しましたね！　ここで、ゴル君の疑問が解決しますよ。両親の遺伝子のうち片方が発現するというある“遺伝の法則”について説明します！

最後に、遺伝子の発現に関する法則である「顕性の法則」を紹介しますね。

細胞博士の板書

知っておこう！「顕性の法則」！

	A A	A a	a a
遺伝子型	AA	Aa	aa
表現型	湿型	湿型	乾型

顕性の法則：アルファベットの大文字が顕性として発現する。
（A…顕性→表現型として現れやすい性質
a…潜性→表現型として現れにくい性質）

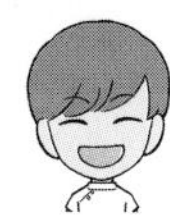

へ～！　AAの表現型が湿型で、aaの表現型が乾型であることは当たり前な気がするけど、Aaの場合は“**アルファベットの大文字が勝って**”湿型になるんだあ！

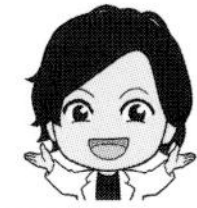

そのとおり！　この場合、湿型の遺伝子であるAを**顕性遺伝子**、乾型の遺伝子であるaを**潜性遺伝子**、湿型のことを**顕性形質**、乾型のことを**潜性形質**というんです！

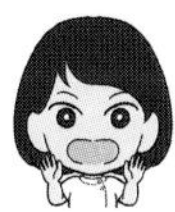

うわあ💦　難しい日本語が並んでる…遺伝を理解するには日本語の意味を理解することが大切なんだなあ。よおし！　遺伝計算をしっかり極めていくためにも、ここは頑張るゾ～！

国試の類題にチャレンジ！

Q1 ヒトの「卵子－卵母細胞」における染色体数の組合せはどれか。

1．22本 — 44本　　2．22本 — 46本　　3．23本 — 44本　　4．23本 — 46本

Q2 耳垢に関与する顕性遺伝子をA、潜性遺伝子をaとしたとき、顕性形質である湿型の遺伝子型はどれか。

1．AAとaa　　2．AAとAa　　3．Aaとaa

解答&解説

〈Q1〉 4：ヒトの体細胞には46本の染色体が含まれています。したがって、体細胞である卵母細胞には46本の染色体が含まれています。また、ヒトの卵母細胞が減数分裂を起こして生じる卵子には、46本の半分の23本の染色体が含まれます。

〈Q2〉 2：顕性の法則に従うと、遺伝子型がAaの人の表現型は顕性形質である湿型です。したがって、AAとAaの遺伝子型の人が顕性形質である湿型です。

遺伝計算の極意

★★☆

**これからの国家試験に「遺伝計算」が当たり前の時代がくるかもしれません！
ここで、遺伝計算の極意を伝えていきます！**

細胞博士の板書

遺伝に関する基本用語の整理

①**遺伝**：親の形質が子や孫に伝わること。
②**形質**：生物の特徴（形・色・大きさなど）。
③**遺伝子**：遺伝形質を決める因子。
④**遺伝子座**：染色体に占める遺伝子の位置。
⑤**対立遺伝子（アレル）**：共通の遺伝子座に存在する異なる型の遺伝子。
例） A（ラージエー） と a（スモールエー）
⑥**対立形質**：対立遺伝子に支配され、同時に現れることのない対になった形質。
例）人の耳垢の湿型と乾型
⑦**遺伝子型**：着目する遺伝子座の遺伝子構成を、遺伝子記号で表したもの。
・**ホモ接合体**：同じ遺伝子が対となっている個体。　例）AA、aa
・**ヘテロ接合体**：対立遺伝子が対となっている個体。　例）Aa
⑧**表現型**：遺伝子型に対して、遺伝子構成によって外に現れる形質のこと。
・**顕性**：ヘテロ接合体で、表現型として現れるほうの遺伝子または形質。
・**潜性**：ヘテロ接合体で、表現型として現れないほうの遺伝子または形質。

基本用語の整理
ある相同染色体の遺伝子座Iに、下図のような遺伝子がある場合、
・Aとaは対立遺伝子。
・湿型と乾型は対立形質。
・遺伝子型はAa。ヘテロ接合体。
・表現型は湿型。

A…耳垢を湿型にする遺伝子
a…耳垢を乾型にする遺伝子

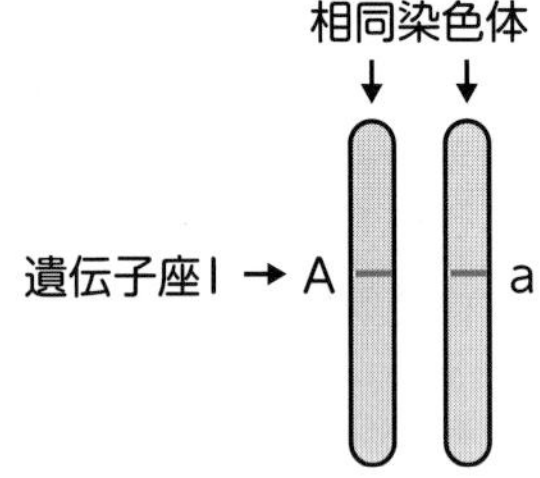

（注：遺伝子記号では、一般的に顕性の遺伝子を**大文字**で表す。）

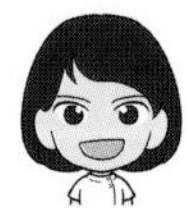

うわあ💦　ややこしい言葉がたくさん並んでる～(T^T)
まさか…博士、これ全部暗記しなくちゃならないんですか～？

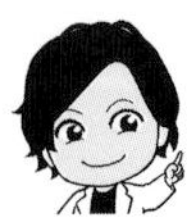

いやいや～　暗記なんてしなくて大丈夫です！　このページは、遺伝計算を勉強するうえでの“辞書”として扱ってください。使う頻度が多い用語だけ赤字にしましたが、これらも“暗記”っていうよりも“知っておく”くらいでOKです♪♪

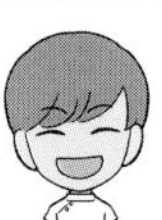

ほっ（´∀｀）「遺伝計算の勉強をスタートだ！」っていう出鼻からくじかれるところだったぜ！

次に、精子や卵子の遺伝子型の表記方法について知っていきましょう！
テーマ㊼で勉強した「減数分裂」の原理をもとに説明していきますね。

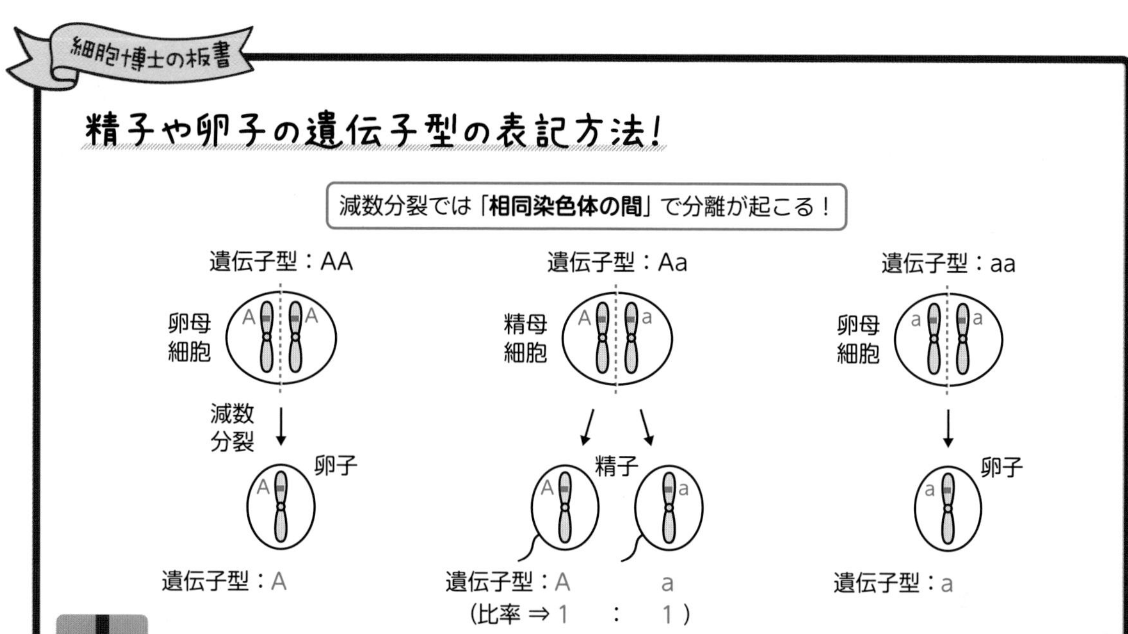

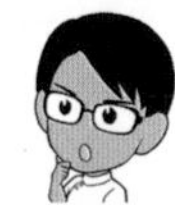

ふむふむ…「相同染色体の間」で分離が起こるって考えれば、全然難しくないぞ！

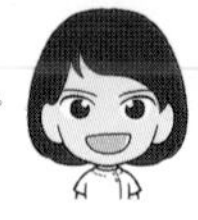

ホントだね。遺伝計算ってもっと難しいものだと思っていたよ～　精子や卵子の遺伝子型が“１文字”になるのも、減数分裂の原理を考えれば当たり前だって思えるし…

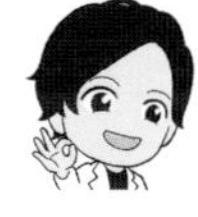

お♪♪　２人ともその調子！　遺伝子型がAaの人がつくる精子や卵子の遺伝子型が「**A：a＝1：1**」になることにも注目しておいてね。勢いにのって、交配の様子を次に示していきますね！

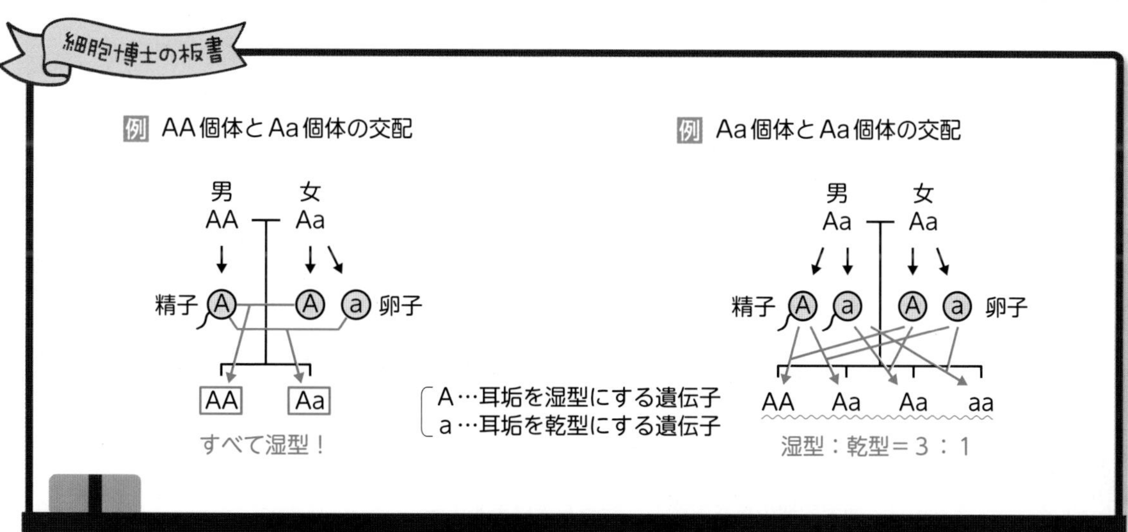

テーマ48　遺伝計算の極意

おおっ！　わかる！　わかるゾ〜！　精子や卵子の遺伝子型の表記方法がわかれば、あとはそれをかけ合わせるだけで、次の世代の子たちの遺伝子型や表現型が出るんだね!!

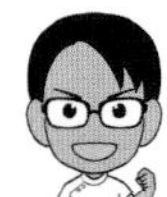

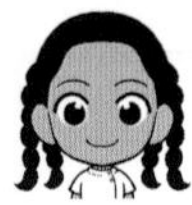

私もほかの例で考えてみよ〜！

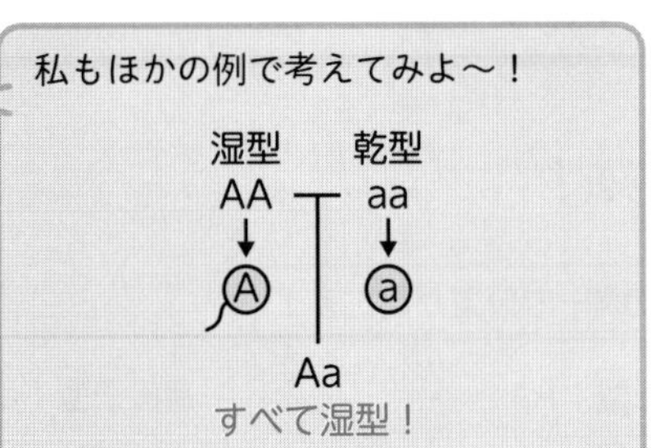

僕も〜！

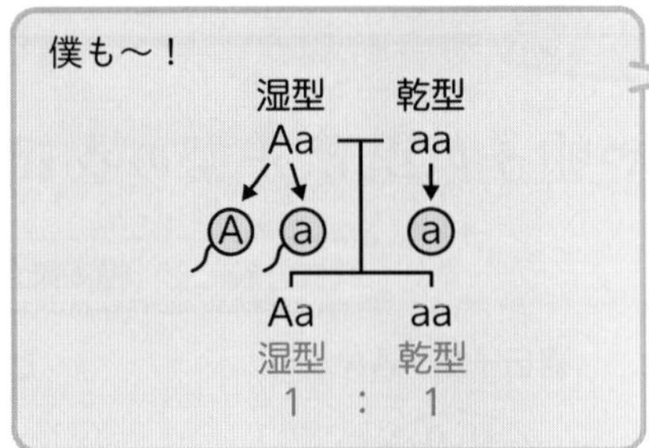

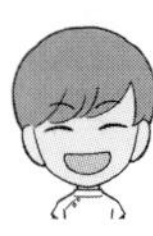

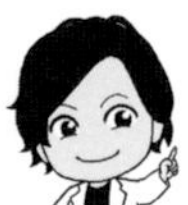

みんないい感じですね♪♪　以上のことがわかっていれば、基本的にはどんな遺伝計算でも太刀打ちできるはずです！　この調子で、遺伝計算を極めちゃいましょう♪♪

最後に、テーマ⑯で勉強した「ABO式血液型」に関する遺伝のしくみを理解したうえで、ABO式血液型の遺伝計算問題を解いていきましょう！

細胞博士の板書

ABO式血液型の遺伝のしくみ！

ABO式血液型の「表現型」と「遺伝子型」の関係は次のとおり！

表現型	A型	B型	AB型	O型
遺伝子型	AAまたはAO	BBまたはBO	AB	OO

遺伝子Aと遺伝子Bは遺伝子Oに対して顕性であるが、遺伝子Aと遺伝子Bとの間には顕性や潜性の関係はなく、遺伝子Aと遺伝子Bの両方の遺伝子をもつ人の表現型は「**AB型**」となる。

ABO式血液型の遺伝計算問題！

母親はA型、父親はB型で、子はB型である。この3人のABO式血液型に関する遺伝子型について可能性のあるものをすべて記せ。

確かに！　私の血液型はA型でもB型でもなく「AB型」だ！　これって顕性の法則に関係なく、遺伝子Aも遺伝子Bも発現するからなんだね。

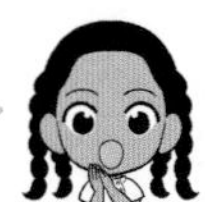

なるほどなあ。私の血液型はA型なんだけど、遺伝子型はAAとAOのどっちかな？…あ！　お母さんがO型だからAOのはずだ！　遺伝計算って面白〜い♪♪

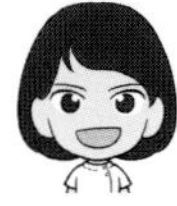

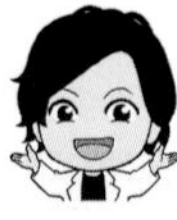

自分とつなげて考えていくと楽しいし、なにより定着しやすいですよ♪♪
それでは、演習問題の解説も楽しく行っちゃいますよ〜

細胞博士の板書

演習問題の解説!!

右図のとおり、母親がA型、父親がB型、子がB型であることから、母親の遺伝子型はAO、父親の遺伝子型はBBまたはBO、子の遺伝子型はBOとなる。

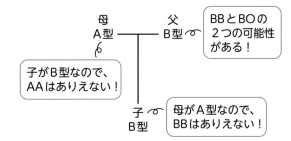

母
A型 ── 父
B型　BBとBOの2つの可能性がある！

子がB型なので、AAはありえない！

子
B型　母がA型なので、BBはありえない！

（答え）　母親：AO　父親：BBまたはBO　子：BO

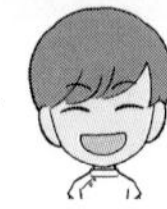

なるほどなあ。さっきと同じように、交配の様子を家系図で書いていくとすごくわかりやすい！

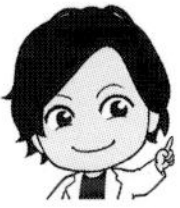

ほんとそうですよね～　家系図を書く際のコツは、“サボらずに精子や卵子の遺伝子型を表記していくこと”！　最初は面倒に思うかもしれないけど、頑張って書いていきましょう！

国試の類題にチャレンジ！

Q1 人のまぶたに関して、二重にする顕性遺伝子がA、一重にする潜性遺伝子がaであった場合、Aa個体同士の交配の結果生じる子の表現型と分離比はどれか。

1．二重：一重＝1：0　　2．二重：一重＝1：1
3．二重：一重＝3：1　　4．二重：一重＝1：3

Q2 A型の父親とAB型の母親から生まれる可能性のある子の血液型の組合せはどれか。

1．A型、AB型　　2．A型、AB型、B型　　3．A型、AB型、B型、O型
4．A型、AB型、O型　　5．A型、B型、O型

解答&解説

〈Q1〉 3：前々ページの交配の例にあるように、Aa個体どうしの交配では顕性形質：潜性形質＝3：1となります。
〈Q2〉 2：父親の遺伝子型の違い（AAまたはAO）から、次のように場合分けをしていくとよいです。

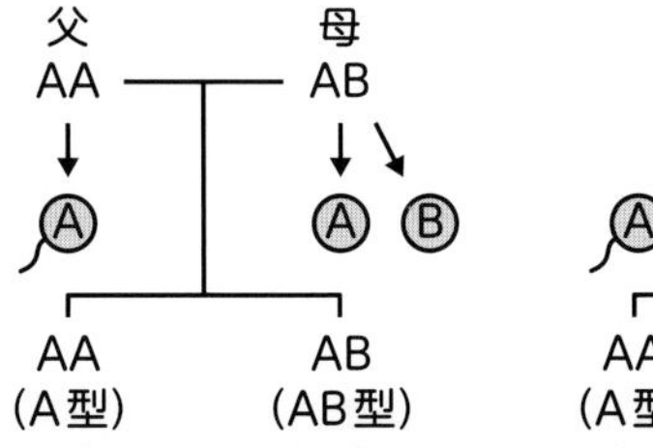

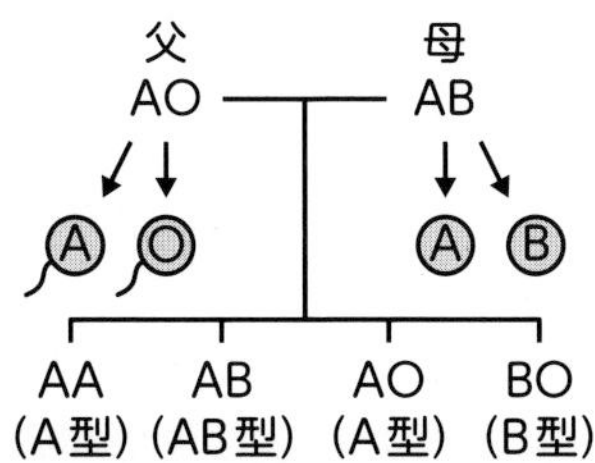

テーマ48 遺伝計算の極意

性別の決定と伴性遺伝

★★★

生物学的性（生まれつきの外見的特徴による性別）は、X染色体やY染色体などの性染色体の構成で決まります。性別の決定法の勉強なんて、神々しいですね。

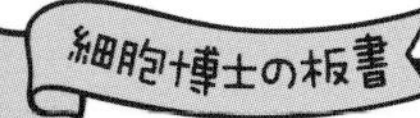

生物学的性は染色体で決まる！

男性はXY ⇒ X染色体とY染色体１本ずつ！

女性はXX ⇒ X染色体が２本！

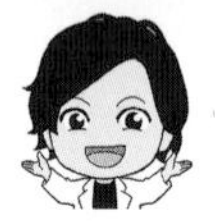

本テーマでは、“どのようにして性別が決定していくのか？”について勉強していきましょう！（本書において「性別」「男性」「女性」などの言葉は生物学的性によるものとして扱っていきますね。）

性別が、すんごく小さい細胞の中の染色体の違いで決まるなんて意外だなあ…人体って本当にシ・ン・ピ・テ・キ♥

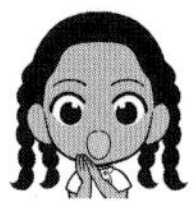

我々がもつ染色体は「常染色体」と「性染色体」に大別されます。

細胞博士の板書

常染色体と性染色体

・常染色体…男性と女性に共通の染色体。体細胞にある46本の染色体のうち、44本が常染色体。

・性染色体…性別を決定する染色体。X染色体とY染色体がある。体細胞にある46本の染色体のうち、2本が性染色体。

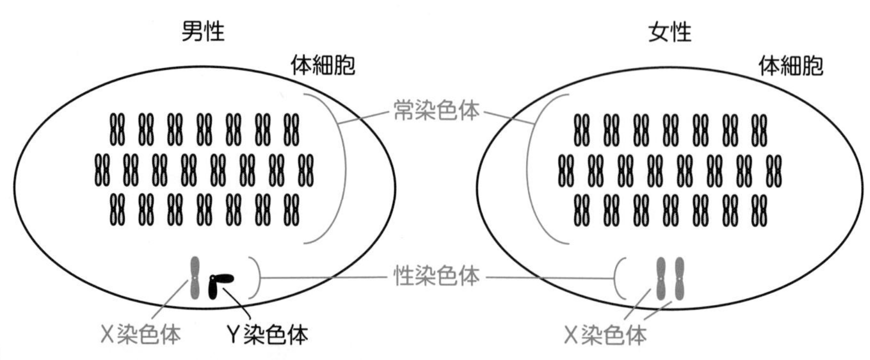

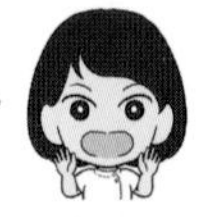

へ～！　男性と女性って結構違うって印象なのに、染色体でいうと1本の違いしかないんだあ。なんだか不思議～

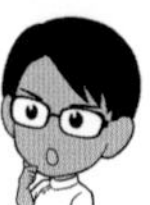

ん？　ってことは、性別って精子と卵子が受精した時点で決まるってことか～？

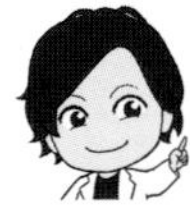

お♪♪　ゴル君鋭いですねえ！　男性において、X染色体とY染色体は相同染色体とはよべないのですが、減数分裂のときにこれらは分離されて、別々の精子に入るので、**X染色体をもつ精子とY染色体をもつ精子の2種類が生じて**、これが性別の決定の大きなきっかけとなるんですよ。次にその様子を示していきますね。

細胞博士の板書

ヒトの性決定の様式！

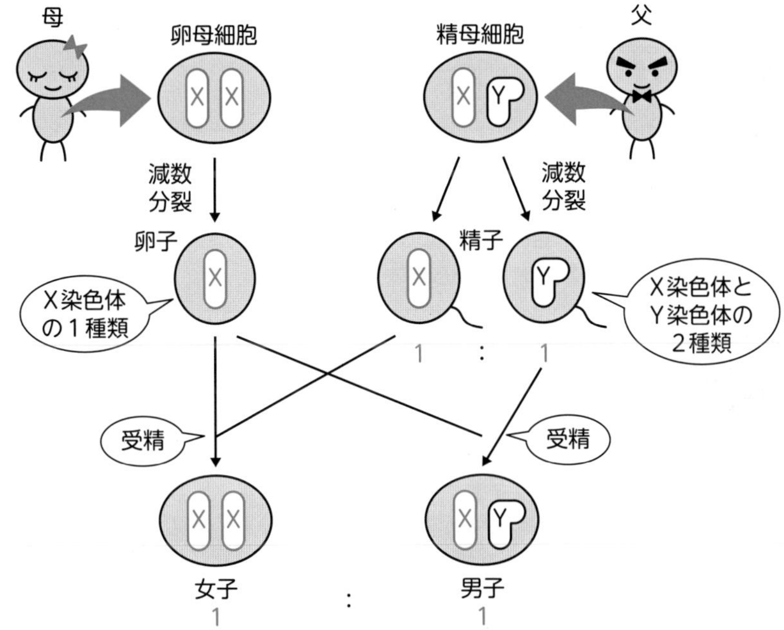

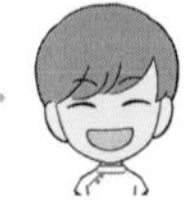

つまりは、X染色体をもつ精子が受精すると女子が産まれて、Y染色体をもつ精子が受精すると男子が産まれるってことかあ…

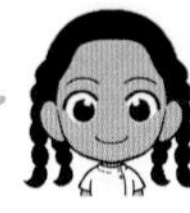

とらえ方によっては、“男性が性別を決める”ともいえるわね…

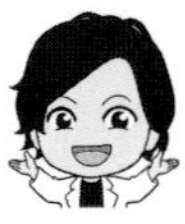

そして、減数分裂の原理により、X染色体をもつ精子とY染色体をもつ精子の数の比は「1：1」なので、“男性と女性の人数は同じになる”ってことです。誤差の範囲とはいえ、世界人口を調べてみると、わずかに男性のほうが多いみたいですけどね。

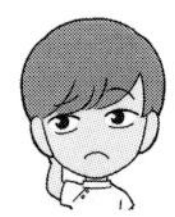

（…確かに、クリボッチは男のほうが多い気がするよなあ…）

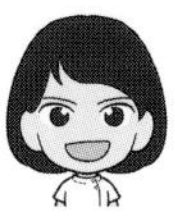

博士～　性染色体の構成によって性別が決まることはわかったんですけど、X染色体やY染色体は、具体的にどうやって性別を決めているんですか～？

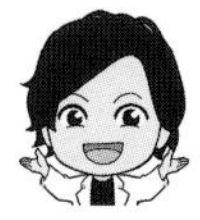

ミトさん！　とてもいい質問ですね！　性染色体による性決定のしくみは完全に解明されてはいないんですが、Y染色体上の“ある遺伝子”が精巣の形成に深く関わっていることはわかっています！

Y染色体上には、男性への性分化に関わる「Sry遺伝子」があります。
Sry遺伝子は性決定遺伝子とよばれています。

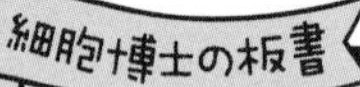

Sry遺伝子とは!?

Y染色体上に存在する「男性への性分化」に関わる遺伝子。
この遺伝子が発現することで精巣が形成される。
Sex-determining region Y の略。
→「性決定領域」という意味

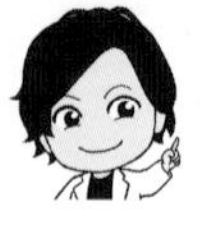

マウスの研究ではありますが、XXのメスの赤ちゃんにSry遺伝子を導入すると、“精巣が形成された”という研究データもあるんですよ。また、Y染色体上にはほかに「DAZ遺伝子」というものがあって、この遺伝子が発現すると、精子がたくさんつくられるようになるんです。

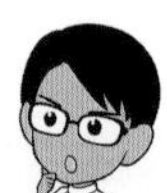

なるほどなあ…やはり性染色体には、性特有の遺伝子がはたらいているんだなあ…

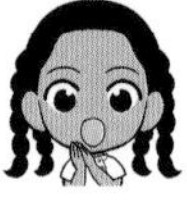

博士～！　X染色体上にはどんな遺伝子があるんですか～？

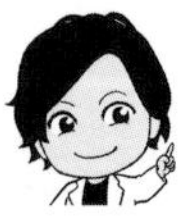

X染色体は男女ともに共通の性染色体ですから、性特有の遺伝子がはたらいているわけではないんですが、赤緑色覚異常に関する遺伝子やテーマ⑩で少～しだけ勉強した血友病に関する遺伝子がありますよ～

最後に、X染色体上の遺伝子の異常に関するお話をします。
X染色体上の遺伝子の遺伝である「伴性遺伝」によって病気が次世代に伝わることがあります。

細胞博士の板書

伴性遺伝とは!?

男性と女性に共通な性染色体（**X染色体**）上の遺伝子の遺伝

例
- ・**赤緑色覚異常** ⇒ X染色体には緑と赤の色の認識に関わる物質の遺伝子が存在している
  ⇒ これらの遺伝子に異常があると、緑～赤にかけての色が認識しにくくなることがある
- ・**血友病** ⇒ X染色体には血液凝固因子の遺伝子が２種類存在している（➡テーマ⑩）
  ⇒ これらの遺伝子に異常があると、出血が止まりにくくなる

どっちの病気も“男性に多い”って聞いたことあるなあ…
それって、伴性遺伝と関係しているのかな？

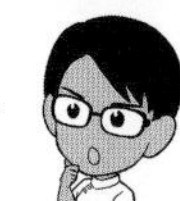

あっ、それ私も聞いたことある～　きっと博士のことだから、
そのへんの疑問も次のテーマ㊿で解決してくれるはずだよ～

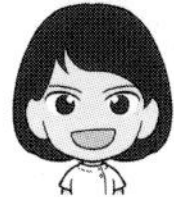

国試の類題にチャレンジ！

Q1 精子の性染色体はどれか。　［第99回　2010年］

1．X染色体１種類　2．XY染色体１種類
3．X染色体とY染色体の２種類　4．XX染色体とXY染色体の２種類

Q2 伴性遺伝による症例でないものはどれか。

1．糖尿病　2．赤緑色覚異常　3．血友病

解答&解説

〈Q1〉３：男性はX染色体とY染色体を１本ずつもつため、減数分裂によってX染色体をもつ精子とY染色体をもつ精子の２種類をつくります。

〈Q2〉１：糖尿病に関する遺伝子は常染色体上に存在するため、伴性遺伝とは無関係です。

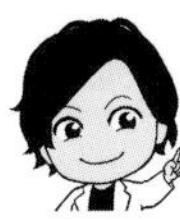

テーマ㊿では、血友病に焦点をしぼって、伴性遺伝のしくみをより深く理解したり、伴性遺伝の計算問題を解いたりしましょう！

テーマ 50

血友病と遺伝

★★★

テーマ㊾では、血友病の原因遺伝子がX染色体上にあることを勉強しました。本テーマでは、血友病をとおして、伴性遺伝の詳しいしくみと計算問題の解法を極めてしまいましょう！
遺伝の勉強の集大成です！

細胞博士の板書

復習 血液凝固の詳しいしくみ！ (➡テーマ⑩)

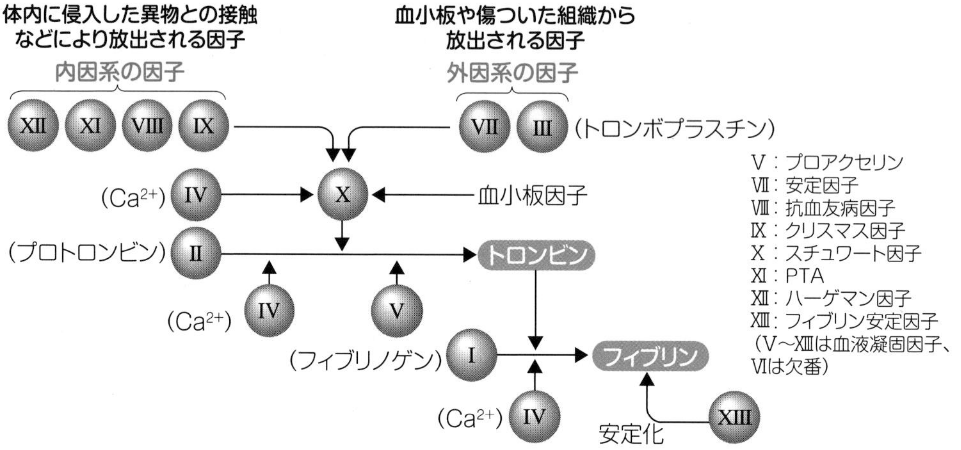

体内に侵入した異物との接触などにより放出される因子

内因系の因子

XII XI VIII IX

血小板や傷ついた組織から放出される因子

外因系の因子

VII III (トロンボプラスチン)

(Ca^{2+}) IV → X ← 血小板因子

(プロトロンビン) II → トロンビン（(Ca^{2+}) IV、V）

(フィブリノゲン) I → フィブリン（トロンビン、(Ca^{2+}) IV）

XIII → 安定化 → フィブリン

V：プロアクセリン
Ⅶ：安定因子
Ⅷ：抗血友病因子
Ⅸ：クリスマス因子
Ⅹ：スチュワート因子
Ⅺ：PTA
Ⅻ：ハーゲマン因子
XIII：フィブリン安定因子
（V〜XIIIは血液凝固因子、Ⅵは欠番）

血友病…血液凝固因子に異常が生じることにより、出血が止まりにくくなる病気
⇒A型とB型の２つの型があり、A型は第Ⅷ因子の「**抗血友病因子**」の異常が、B型は第Ⅸ因子の「**クリスマス因子**」の異常が原因である

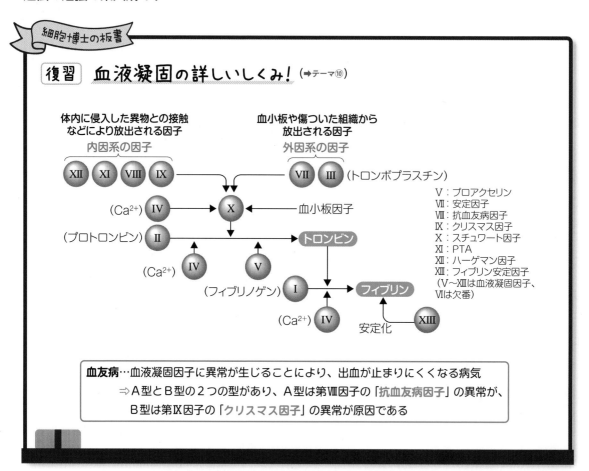

つまり、「抗血友病因子」や「クリスマス因子」の遺伝子がX染色体上にあるから、血友病が伴性遺伝で次世代に伝わるってことなんですね！

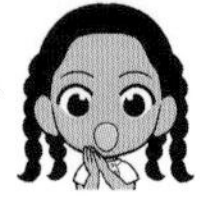

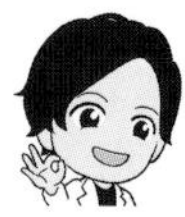

そのとおり！　テーマ㊼からきちんと真面目に勉強しているから、遺伝の内容を完全に理解していますね！　感心感心（´∀｀）

なるほどなあ。こうやっていろんなテーマをつなげていくと、より理解が深まるなあ…

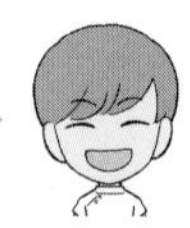

最終テーマだからねえ…
いろいろな内容がリンクしやすいんだろうねえ。

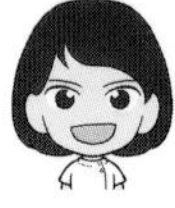

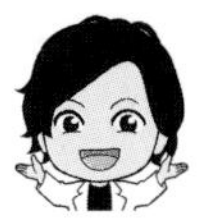

みんな、最後までついてきてくれてありがとうね　あともう一歩、伴性遺伝における遺伝子型の表記方法や計算問題の解法までつきあってね♪♪

は〜い♪♪　もちろんです！　最後の最後まで頑張りま〜す！

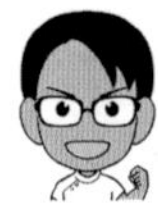

テーマ㊽と同様に、遺伝子型の表記方法について確認していきましょう！
伴性遺伝ではX染色体が関係するため、少〜しだけ複雑ですよ。

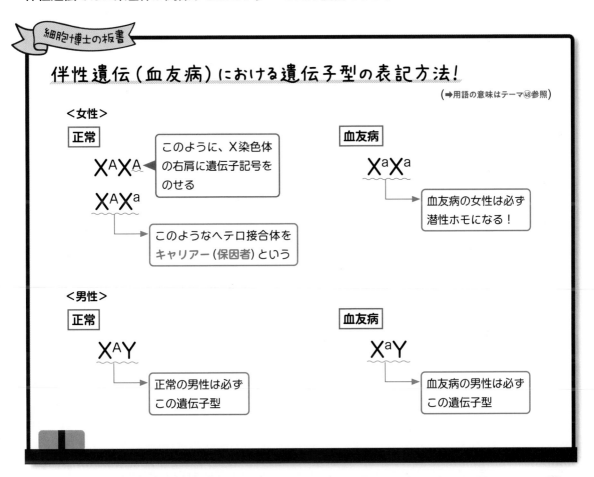

細胞博士の板書

伴性遺伝（血友病）における遺伝子型の表記方法！

（➡用語の意味はテーマ㊽参照）

<女性>

正常

X^AX^A ◀ このように、X染色体の右肩に遺伝子記号をのせる

X^AX^a → このようなヘテロ接合体を**キャリアー（保因者）**という

血友病

X^aX^a → 血友病の女性は必ず潜性ホモになる！

<男性>

正常

X^AY → 正常の男性は必ずこの遺伝子型

血友病

X^aY → 血友病の男性は必ずこの遺伝子型

ふむふむ…Xの右肩にアルファベットを置くのか〜　女性はXXで、男性はXYだから、表記方法が男女で違うことに注意しなきゃだね！

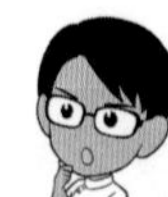

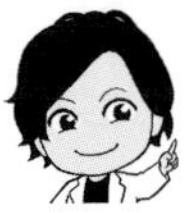

ゴル君、よい心がけです♪♪　とくに男性は、**1つのX染色体によって表現型が決まるので、遺伝子型も決定しやすい**です！　また、男性は異常な遺伝子であるaが1つでもあれば発症するので、血友病は圧倒的に男性に多いんですよ〜！

あ〜！　それ、私がテーマ㊾のときに感じた疑問だったんです〜！　何で血友病患者って男性ばっかりなんだろうなって…。無事解決〜！　すんごく納得しました〜！

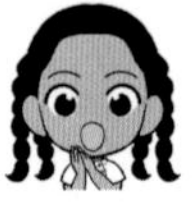

テーマ50　血友病と遺伝

それでは、先ほど勉強した遺伝子型の表記方法をもとに、伴性遺伝の計算問題を解いていきましょう！

細胞博士の板書

伴性遺伝の計算問題！

ある家系の血友病に関して調べたところ、下図のようなことがわかった。ただし、潜性血友病遺伝子ホモ個体の女子が胎児期に致死しないものとする。

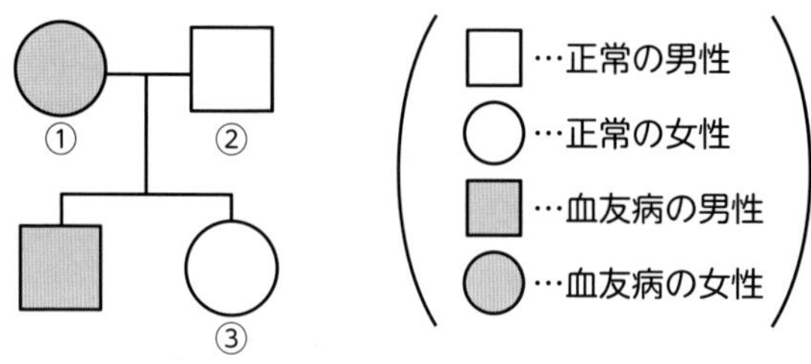

問１　図の①～③のそれぞれの遺伝子型を示せ。ただし、血友病異常遺伝子をａ、その対立遺伝子をＡとし、X^AX^a、X^aYのように示せ。

問２　図の③の女性と正常の男性が結婚すると、第一子に血友病の子が生まれる確率は何％か。

よし、ラストの遺伝計算問題だ！　気合い入れて解くぞ～！　まずは、問１から考えようっと。…確かさっき博士は「男性の遺伝子型は決定しやすい」っていっていたなあ…

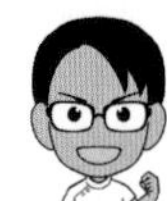

とすると、男性である②の遺伝子型から考えていくとよさそうだ。…あれ？　でも、①は女性だけど、血友病だからすぐに遺伝子型が決まるぞ～！

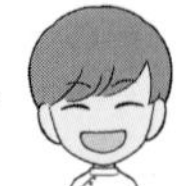

③の女性は正常だから、遺伝子型はX^AX^AとX^AX^aのどっちかだけど、③のお母さん（①の女性）が血友病であることを考えると…

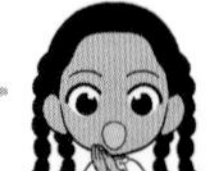

すごい！　③の女性の遺伝子型もわかったから、問２も簡単に解けるね！　あとは、正常の男性との家系図をていねいに書きあげていけばよいだけだね！

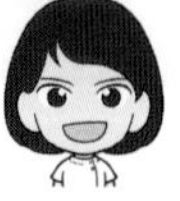

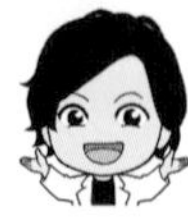

みんなすばらしい♪♪　もうわかっているかもしれないけど、一応解説を次にまとめておきますね。伴性遺伝でもテーマ㊽で勉強した遺伝と同様、交配の様子を家系図で表していくとよいですよ。

細胞博士の板書

演習問題の解説!!

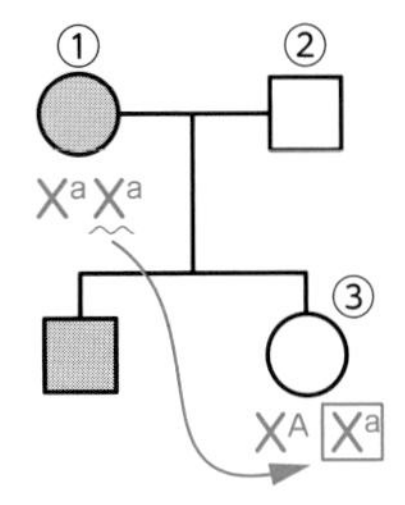

問1　①：血友病の女性なので、遺伝子型はX^aX^aである。

②：正常の男性なので、遺伝子型はX^AYである。

③：正常の女性なので、遺伝子型は**X^AX^AとX^AX^aのいずれかであるが**、右図より、③の女性は必ず①の女性の**X^a**を受け継ぐことから、遺伝子型はX^AX^aになることがわかる。

（答え）①X^aX^a　②X^AY　③X^AX^a

問2　③の女性が正常の男性との間に子を授かると右図のようになる。

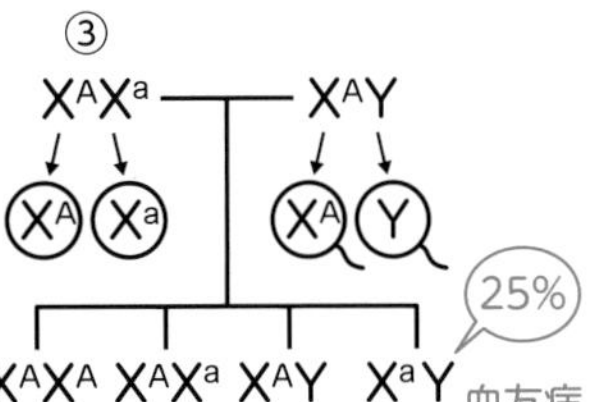

したがって、第一子に血友病の子が生まれる確率は25%である。

（答え）25%

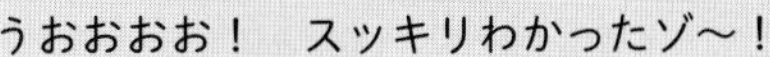

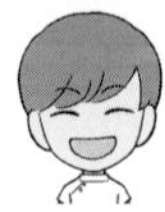

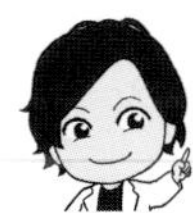

テーマ㊽のときもいいましたが、とにかく遺伝の計算問題では、上記のように、“つくられる精子や卵子の遺伝子型をしっかりと表記した”家系図を書いていくことが大切です。遺伝計算の際には、これだけは絶対に忘れないでくださいね♪

国試の類題にチャレンジ！

Q1 血友病B型の原因因子はどれか。

1．ハーゲマン因子　2．プロアクセリン　3．スチュワート因子　4．クリスマス因子

Q2 血友病に関して、キャリアー（保因者）の女性と血友病の男性が結婚すると、第一子に血友病の子が生まれる確率は何％か。ただし、潜性血友病遺伝子ホモ個体の女子が胎児期に致死しないものとする。

1．25%　2．50%　3．75%　4．100%

解答&解説

〈Q1〉4：血友病B型の原因因子はクリスマス因子（第Ⅸ因子）です。血友病A型の原因因子は抗血友病因子（第Ⅷ因子）です。

〈Q2〉2：血友病異常遺伝子をa、その対立遺伝子をAとします。キャリアーとはX^AX^aの状態のことを表します。この女性が血友病の男性との間に子を授かると右図のようになります。

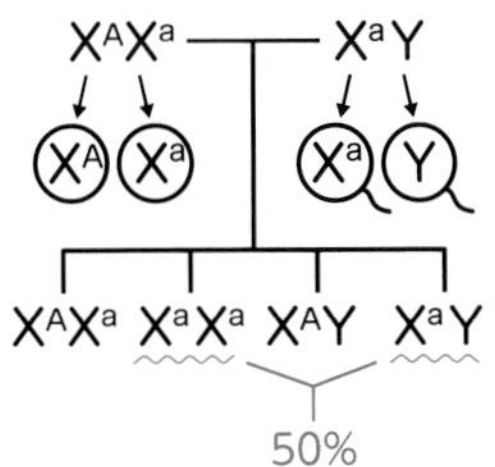

さくいん

お

か

き

く

す

せ

そ

た

ち

つ・て

と

な

に

ぬ・ね・の

は

ひ

ふ

わかるから楽しい解剖生理 テーマ50

編著者	鈴川 茂（すずかわしげる）
発行人	中村雅彦
発行所	株式会社サイオ出版 〒101-0054 東京都千代田区神田錦町 3-6 錦町スクウェアビル7階 TEL 03-3518-9434 FAX 03-3518-9435
カバーデザイン	Anjelico
カバーイラスト	青木まい子
DTP	マウスワークス
本文イラスト	青木まい子・渡辺富一郎
印刷・製本	株式会社朝陽会

2023年8月10日 第1版第1刷発行

ISBN 978-4-86749-013-6

●ショメイ：ワカルカラタノシイカイボウセイリ テーマ50